AF357528

L'ANTHROPOLOGIE

CRIMINELLE

PAR

LE Dr XAVIER FRANCOTTE

Professeur à l'Université de Liège.

Avec figures intercalées dans le texte.

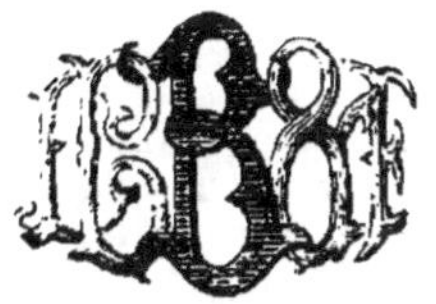

PARIS

LIBRAIRIE J.-B. BAILLIERE ET FILS

19, RUE HAUTEFEUILLE, près du boulevard Saint-Germain

1891

L'ANTHROPOLOGIE

CRIMINELLE

PAR

Le Dr Xavier FRANCOTTE

Professeur à l'Université de Liège.

Avec figures intercalées dans le texte.

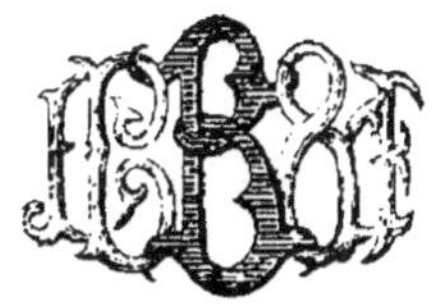

PARIS

LIBRAIRIE J.-B. BAILLIÈRE et FILS

19, RUE HAUTEFEUILLE, près du boulevard Saint-Germain

1891

Tous droits réservés

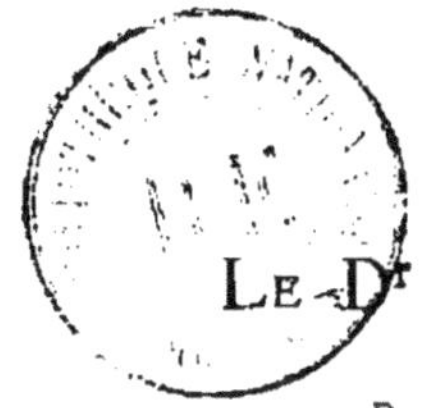

A mon cher Maître et vénéré Collègue,

MONSIEUR LE PROFESSEUR MASIUS,

*Modeste Hommage
d'attachement et de reconnaissance.*

AVANT-PROPOS

L'anthropologie criminelle est née d'hier, et déjà les travaux auxquels elle a donné lieu se sont multipliés dans d'énormes proportions.

C'est que cette science nouvelle est bien faite pour exciter la curiosité et pour provoquer les recherches.

Elle soulève les questions les plus élevées, les problèmes les plus graves ; elle intéresse non seulement le médecin, l'aliéniste, mais encore le magistrat, le juriste, le législateur.

Elle ne se renferme pas dans le domaine purement spéculatif ; mais elle cherche à pénétrer dans la pratique et à provoquer des réformes législatives et sociales.

En écrivant ce livre (1), je me suis proposé de

(1) Ce livre est le développement d'une conférence que j'ai faite à *la Société scientifique de Bruxelles* en avril 1890 et qui a paru ensuite dans la *Revue des questions scientifiques*, publiée par cette société.

contribuer à sa vulgarisation ; j'ai cherché à en fixer l'état actuel, à dégager les faits acquis, les données positives et, à la lumière de ces faits et de ces données, d'apprécier la valeur des théories qui ont été émises et des conclusions qui ont été formulées.

Je me suis particulièrement attaché au côté anthropologique proprement dit, c'est-à-dire, à l'exposé des caractères organiques, biologiques et psychologiques des malfaiteurs tels que l'école d'anthropologie criminelle nous les a fait connaître. L'ensemble de ces recherches constitue le meilleur résultat des travaux modernes, le mérite le plus incontestable de l'école nouvelle.

La voie est ouverte : aux observateurs de s'y engager et de s'efforcer de contrôler, de multiplier les documents ; de la sorte, il deviendra sans doute possible d'édifier la théorie de la criminalité sur des bases solides et vraiment scientifiques.

Parmi les méthodes capables de fournir des matériaux pour le développement de l'anthropologie criminelle, la *méthode des signalements anthropométriques* du Dr Bertillon est particulièrement précieuse : aussi, ai-je cru utile d'en présenter, sous forme d'appendice, un exposé sommaire.

Liège, le 5 mars 1891.

L'ANTHROPOLOGIE
CRIMINELLE

INTRODUCTION

Poursuivre l'histoire de la criminologie jusque dans l'antiquité est un travail de médiocre intérêt, auquel personne ne trouvera mauvais que je renonce, et l'on me permettra de commencer cette histoire vers le milieu du siècle présent.

Ce n'est vraiment qu'en ces dernières années, que l'homme criminel est devenu l'objet d'études systématiques et suivies et que l'anthropologie criminelle s'est constituée à l'état de science ou de branche autonome, indépendante.

Parmi les travaux qui ont précédé immédiatement le grand mouvement scientifique auquel nous assistons actuellement, celui de Lauvergne (1) peut être cité en premier lieu : il contient l'examen .des malfaiteurs au point de vue de leurs caractères physiques, moraux et intellectuels et rattache le penchant criminel au développement exagéré d'une partie du cervelet. C'est l'étude du régime pénitentiaire et des moyens de réforme et de correction des prisonniers qui fait l'objet du livre

(1) Lauvergne, *Les forçats considérés sous le rapport physiologique, moral et intellectuel, observés au bagne de Toulon*, Paris, 1841.

de Ferrus (1). On y trouve très nettement énoncé ce principe d'individualisation que l'on donne souvent comme une conquête des recherches contemporaines. Dans un livre que l'on consulte toujours avec fruit, P. Lucas (2) affirme l'hérédité du crime et réunit à l'appui de son opinion une foule de documents fort curieux, sinon toujours absolument démonstratifs.

Vers la même époque, Casper (3), en Allemagne, publie ses études sur la physionomie des assassins et, en Angleterre, Winslow (4) démontre la fréquence de la folie chez les malfaiteurs.

C'est en 1857 que paraît l'ouvrage de Morel (5), *Des dégénérescences*, qui a exercé sur toute la psychiatrie une influence si considérable et si féconde. Morel s'est appliqué à étudier le rôle de l'hérédité dans la genèse de la folie, à poursuivre dans la suite des générations l'évolution du processus psychopathique, à déterminer les transformations qu'il éprouve et il est arrivé, de la sorte, à montrer l'affinité de la dégénérescence morale et de la folie proprement dite.

Parmi les précurseurs de l'anthropologie criminelle contemporaine, le nom de Despine (6) doit occuper aussi une place de premier ordre. C'est surtout le côté psychologique du criminel qui fait l'objet de ses recherches ; d'après lui, le délinquant d'habitude est affecté d'une anomalie morale, consistant dans l'ab-

---

(1) Ferrus. *Des prisonniers, de l'emprisonnement et des prisons*, Paris, 1850.

(2) P. Lucas, *Traité de l'hérédité*, Paris, 1847,

(3) *Vierteljahreschrift für gerichtliche und öffentliche Mediţin*, juillet, 1854.

(4) Winslow, *Lettsomian lectures on Insanity*, 1854.

(5) B.-A. Morel. *Des dégénérescences physiques intellectuelles et morales*, Paris, 1857.

(6) Prosper Despine, *Psychologie naturelle*, t. III, Paris, 1868. Voir aussi *De la folie*, (*Etude psychologique sur les criminels,*) Paris, 1875, p. 578.

sence de conscience, dans le défaut du remords et il insiste sur la nécessité de donner à la peine le caractère d'un traitement moral. L'étude du médecin Thompson (1), basée sur l'examen de 5,432 détenus des prisons anglaises, embrasse à la fois les caractères biologiques et les caractères psychiques. Nicholson (2) publie des recherches psychologiques sur les criminels.

Si remarquables que soient ces travaux, ils pâlissent singulièrement en présence de ceux de Maudsley (3), qui ont acquis rapidement une grande popularité. Maudsley a cherché à établir l'existence d'une zone mitoyenne où la santé mentale côtoie la folie et à montrer les analogies existant entre la criminalité et certains états de maladie psychique.

Je puis passer légèrement sur les noms de Wilson (4), de Clapham et de Clarke (5), pour m'arrêter quelques instants au créateur de l'anthropologie criminelle moderne, à l'initiateur du grand mouvement scientifique contemporain, au chef d'école, à Lombroso. Il a commencé ses études en 1871 et depuis lors, avec une activité qui ne se ralentit point, avec un zèle et une patience que rien ne rebute, il n'a cessé d'accumuler des matériaux pour consolider et pour achever l'édifice de l'anthropologie criminelle. L'ensemble de ses recherches et de ses doctrines est exposé dans l'*Uomo delin-*

(1) Thomson, *Psychology of criminals*, London, 1870.

(2) Nicholson, *The morbid psychology of criminals*. (*Journal of mental science*, july and october 1878.)

(3) Maudsley, *Mental responsability*, 1873. — Voir aussi, *Le Crime et la Folie*, Paris, 1888.

(4) Wilson, *Rivista delle discipline carcerarie*, 1870.

(5) Clapham et Clarke, *The criminal outline of the insane and criminal*, London, 1846.

quente, dont la première édition a paru dans les années 1871-1876. Ce livre a été traduit dans un grand nombre de langues et a eu plusieurs éditions qui ont apporté plus d'une modification aux idées et aux conclusions primitives.

Lombroso a suscité autour de lui toute une pléiade de travailleurs qui se recrutent non seulement parmi les médecins et les aliénistes, mais aussi parmi les juristes, les magistrats et les avocats et qui ont porté leur activité sur les différents points du domaine de la science nouvelle. Je citerai Tamassia, Virgilio, Morselli, Roseri, Bono, Giacomini, l'avocat Puglia, Ferri, Sergi, Garofalo (1), substitut du procureur à Naples, Marro (2) que Lombroso appelle le Jussieu de l'anthropologie criminelle et dont les recherches patientes et minutieuses ont accumulé tant de précieux matériaux.

En présence de cette éclosion si abondante de travaux, il fallait des revues destinées à communiquer au public le fruit de ces recherches et l'on a vu se fonder l'*Archivio di psichiatria, scienze penali e anthropologia criminale;* l'*Anomalo* de Zuccarelli; l'*Archivio di freniatria* de Reggio.

En France, Bordier (3) fut un des premiers à prendre part au grand mouvement des recherches criminologiques : en 1879, il fit connaître les résultats de ses études sur les crânes des criminels.

Un peu plus tard, Manouvrier (4) publiait ses mensurations craniennes chez les criminels.

Mais le véritable promoteur des études criminologiques, en France, est le professeur Lacassagne de

(1) Garofalo, *La criminologie, étude sur la nature du crime et la théorie de la pénalité.* Traduction française, Paris, 1888.
(2) Marro, *I caratteri dei delinquenti*, Turin, 1887.
(3) Bordier, *Revue d'anthropologie*, 1879.
(4) Manouvrier, *Bulletin de la société zoologique*, 182.

Lyon, auquel on doit des recherches sur le tatouage chez les criminels et sur les caractères comparatifs du malfaiteur et de l'homme primitif (1) et qui a fondé les *Archives de l'anthropologie criminelle.* Ces Archives constituent une source précieuse d'information et un répertoire des travaux les plus importants. Parmi les collaborateurs de ces Archives, il convient de citer le nom de Tarde (2) qui a publié ailleurs d'autres travaux estimés.

La plupart des auteurs français se sont refusés à suivre Lombroso dans toutes ses déductions. Ils ont revendiqué pour les facteurs sociaux, un rôle important dans la production de la criminalité ; « Ce n'est pas l'atavisme, mais le milieu social qui fait le criminel. » Voilà le principe de cette école que l'on peut appeler l'*école sociologique* et dont Tarde et Lacassagne sont les représentants les plus éminents.

D'autres auteurs, Guillot (3), Joly (4), Proal (5), Riant (6), se sont prononcés nettement contre les doctrines lombrosiennes et ont consacré à leur réfutation des ouvrages de haute valeur.

Il y aurait injustice de ma part à ne pas signaler

---

(1) Lacassagne, *Les tatouages*, Paris, 1881. — *L'homme criminel comparé à l'homme primitif*, Lyon, 1882.

(2) Tarde, *La criminalité comparée*, Paris, 1889. — *La philosophie pénale*, Paris et Lyon, 1890. — Citons encore comme collaborateurs des Archives, Lannois, Fallot, Gautier, E. Laurent.

(3) N. Guillot, *Les Prisons de Paris*, Paris, 1890.

(4) H. Joly, *Le Crime*, Paris, 1888, et *La France criminelle*, Paris, 1889.

(5) L. Proal, *L'anthropologie criminelle. Le Correspondant*, 10 février 1890. — *La criminalité féminine. Id.*, 10 mai 1890. — *Les médecins positivistes et les théories modernes de la criminalité. Id.*, 10 et 25 octobre 1890. — *Le déterminisme et la pénalité. Archives de l'anthropologie criminelle*, t. V, p. 369.

(6) Riant, *Les irresponsables devant la justice*, Paris, 1889.

encore les livres de Corre (1) qui, à côté de données originales, contiennent un exposé si touffu de renseignements, de statistiques et de documents de toutes sortes et auxquels j'ai fait de nombreux emprunts.

L'Allemagne n'a pris jusqu'ici qu'une part assez restreinte aux études criminologiques.

Dans le domaine des recherches anatomiques, nous n'avons à citer que les travaux de Benedikt (2) et de Flesch (3) sur les cerveaux des criminels.

Knecht (4) et Sommer (5) se sont surtout appliqués à étudier les rapports du crime et de la folie. C'est également le point de vue psychiatrique qui domine dans les ouvrages récents, de Mœli (6), de Richter et Sander (7). Quant à Krauss, il a spécialement envisagé le côté psychologique du sujet.

La Belgique n'est pas restée étrangère aux recherches d'anthropologie criminelle. Je signalerai notamment le remarquable travail d'Héger et de Dallemagne (8) les recherches de Warnots, de Ramlot et autres à la suite d'une enquête instituée par la Société d'Anthropologie de Bruxelles (9).

(1) Corre, *Les criminels, caractères physiques et physiologiques,* Paris, 1889. — *Crime et suicide, étiologie générale, facteurs individuels, sociologiques et cosmiques,* Paris, 1891.

(2) Benedikt. *Studien über Verbrechern-Gehirne,* Vienne, 1879.

(3) Flesch, *Untersuchungen über Verbrechern.* Wurzbourg, 1881.

(4) Knecht, *Über die Verbreitung physicher Degeneration bei Verbrechern und die Beziehungen zwischen Degenerations zeichen und Neuropathien. Allg. Zeitschr. f. Psychiatrie,* Berlin, 1883.

(5) Sommer, *Beiträge zurkenntniss der Criminal-Irren,* Berlin, 1883.

(6) Moeli, *Ueber irre Verbrecher,* Berlin, 1886.

(7) Sander et Richter, *Die Beziehungen zwischen Geistesstörung und Verbrechen,* Berlin, 1886.

(8) Krauss, *Die Psychologie des Verbrechens.* Tubingen, 1884.

(9) *Etudes sur les caractères craniologiques d'une série d'assassins exécutés en Belgique,* Bruxelles, 1881. — *Bulletin de la société d'Anthropologie de Bruxelles,* t. III.

En Russie, les *Archives de psychiatrie, de neurologie et de psychopathologie judiciaire* de Charkow ont publié des travaux de Bielakow et de Troizki sur les caractères physiques des criminels.

L'Espagne a son journal d'anthropologie criminelle, la *Revista d'Anthropologia criminal* de Talladriz et une société consacrée à la science nouvelle s'est établie à Buenos-Ayres, *Société d'Anthropologie criminelle de Buenos-Ayres*.

Comme on le voit, l'anthropologie criminelle s'est rapidement propagée et a trouvé des adeptes dans tous les pays.

Des congrès internationaux lui ont donné une sorte de consécration officielle. La première réunion internationale a eu lieu à Rome en 1887 : un second congrès s'est tenu à Paris en 1889 et a démontré, d'une façon éclatante, les progrès rapides et brillants réalisés en peu d'années, par l'anthropologie criminelle. Mais, au milieu de ces discussions, de ces recherches, la théorie de Lombroso n'est pas demeurée incontestée. Elle a eu à subir de rudes et fréquents assauts et l'on peut dire qu'elle a éprouvé de graves avaries.

Il faut d'ailleurs se garder de confondre l'anthropologie criminelle qui est une science positive n'ayant point, à vrai dire, dépassé encore la phase embryonnaire, avec la théorie de Lombroso qui est une conception personnelle, plus ou moins hypothétique. Assurément, les idées et les doctrines de Lombroso ont exercé sur la criminologie, une influence prépondérante. Ce sont ces doctrines qui serviront de canevas à notre exposé.

Parmi les criminels, Lombroso distingue deux catégories : d'une part, *le criminel d'occasion*, qui commet le méfait sous l'influence de circonstances extérieures et fortuites, et qui n'appartient point, rigoureusement parlant, à l'anthropologie criminelle et, d'autre part, le *criminel-né*, le *criminel instinctif*, qui est vicieux et pervers de naissance, par nature.

Le penchant inné au crime est la résultante de son organisation ; celle-ci offre des caractères spéciaux dont la réunion forme le *type criminel*.

Quelle est la signification, quelle est l'origine du type criminel ? Suivant Lombroso, c'est un produit de l'hérédité de retour, de l'*atavisme*. Le criminel-né est comme une réminiscence de l'homme primitif, dont les caractères sont conservés, aujourd'hui encore, dans les races inférieures, et réapparaissent aussi, au milieu de la civilisation, chez le fou moral et chez l'épileptique.

Fatalement entraîné au mal, vicieux par le fait de l'hérédité atavique et de son organisation, le criminel-né peut être considéré comme irresponsable. Il ne s'ensuit pas que la société doive rester passive à son égard : elle a le droit de se défendre contre ses mauvais penchants, de le mettre hors d'état de nuire ; puisqu'il est incorrigible, elle doit l'éliminer de son sein et lui imposer une détention perpétuelle.

Voilà, dans ses traits principaux, la doctrine de Lombroso : *existence d'un type criminel*, c'est-à-dire d'une organisation spéciale, liée au penchant criminel inné et incurable ; *origine atavistique du type criminel et affinité de ce type avec celui du fou moral et de l'épileptique ; irresponsabilité du criminel-né.* Ces trois points formeront les divisions de notre travail et serviront de canevas pour l'étude générale des doctrines de l'anthropologie criminelle contemporaine.

PREMIÈRE PARTIE

LE TYPE CRIMINEL D'APRÈS LOMBROSO

Non multa, sed multum. Un bon signalement se distingue par des traits peu nombreux, mais bien nets et bien accusés. Tel n'est pas le signalement de l'homme criminel indiqué par Lombroso. Les caractères qui le constituent sont extrêmement nombreux et divers.

Ils sont empruntés à l'organisation physique, aux conditions physiologiques et pathologiques, aux qualités psychiques de l'individu.

Nous étudierons successivement les caractères de chacune de ces trois catégories. Nous aurons, en outre, à exposer les faits relatifs à la transmission héréditaire du crime et à faire connaître la signification qui leur a été attribuée.

CHAPITRE PREMIER

Caractères anatomiques du type criminel.

Parmi les caractères dont se servent les anthropologistes, ceux que fournit l'examen du squelette sont les plus importants. Les os sont en quelque sorte la forme d'après laquelle se développent les différents organes, les différentes parties du corps ; grâce à leur structure, ils échappent plus longtemps à la désagrégation et ils sont souvent les seuls documents qui permettent de reconstituer le type des races disparues.

ARTICLE PREMIER. — CRANE.

Le crâne emprunte une signification toute particulière au rôle qui lui est dévolu : il abrite l'instrument de l'activité psychique, l'organe des facultés affectives, des tendances, des penchants et il en traduit, au dehors, certains caractères.

Aussi l'école d'anthropologie criminelle s'est-elle appliquée à son étude avec une vive ardeur et un soin particulier. Ses efforts n'ont abouti jusqu'ici qu'à de bien minces résultats : les données précises et incontestables font à peu près défaut, tandis que les contradictions et les divergences surgissent de toutes parts.

Capacité cranienne. — Ces contradictions apparaissent tout d'abord lorsqu'il s'agit de déterminer la capacité cranienne chez les criminels.

Lombroso (1) déclare que les criminels offrent une prédominance des capacités minimes. Ils l'emportent en nombre sur les individus normaux pour les capacités de 1,101 à 1,200 centimètres cubes, de même que pour les capacités de 1,251 à 1,300. Ils sont à peu près en même nombre que les normaux pour les capacités de 1,401 à 1,450 ; de 1,451 à 1,500, la proportion des criminels est légèrement supérieure ; elle redevient égale pour les capacités de 1,551 à 1,600 et pour les capacités de 1,651 à 1,700, tandis qu'elle est inférieure pour les chiffres de 1,601 à 1,650. Les ca-

---

(1) Lombroso, *L'homme criminel*, traduit sur 4e édition italienne, Paris, 1887, p. 142. Lorsque dans la suite, nous citons Lombroso sans autre indication, c'est de cet ouvrage qu'il s'agit.

pacités dépassant 1,700 font défaut chez les criminels.

Ranke (1) constate que les variations individuelles
sont plus étendues dans les extrêmes chez les criminels que chez les individus normaux, mais, sauf
cette particularité, la capacité cranienne est égale
dans l'une et l'autre catégorie.

D'après les recherches faites par Héger et Dallemagne (2), sur 132 crânes d'assassins exécutés en
Belgique, cette capacité serait supérieure à la capacité ordinaire.

Ils ont obtenu les moyennes suivantes :

Assassins bruxellois.	1538
Bruxellois non assassins.	1490
Assassins liégeois.	1487
Assassins gantois.	1553

Bordier (3) a également reconnu chez les assassins une capacité supérieure : il est arrivé au chiffre
de 1,547.

Manouvrier (3) a cubé 61 crânes de décapités. La
moyenne qu'il a obtenue (1,573 cc.) ne diffère pas
beaucoup de la moyenne ordinaire (1,560 cc). La différence observée est égale, d'après lui, à celle que l'on
trouve entre deux groupes de Parisiens quelconques
dont la taille moyenne diffère de 2 centimètres. Or,
il est très probable que la taille moyenne des assassins est un peu plus élevée que la taille moyenne
générale. Dans ce cas, la faible supériorité cérébrale

(1) Corre, *Les criminels*, Paris, 1889, p. 21.
(2) Héger et Dallemagne, *Etudes sur les caractères craniologiques d'une série d'assassins exécutés en Belgique*, Bruxelles
1881, p. 161.
(3) Corre, *Les criminels*, p. 21.
(4) Manouvrier, *Les crânes des suppliciés*, *Archives de l'anthropologie criminelle et des sciences pénales*, t. I, 1886,
p. 132.

constatée chez les assassins s'évanouirait ; elle se convertirait même en une infériorité, s'il était démontré que la taille des assassins dépasse de plus de 3 centimètres la taille ordinaire. Mais nous verrons plus tard que ce point n'est aucunement établi ; il n'est donc pas permis d'en faire état pour expliquer la supériorité de la capacité cranienne chez les assassins.

Sans se laisser décourager par des résultats aussi contradictoires, on a cherché à établir une différence entre la capacité cranienne chez les voleurs et chez les assassins : supérieure à la moyenne ordinaire chez ces derniers, elle serait inférieure chez les autres. Mais cette conclusion n'a pas été, jusqu'à présent, établie d'une manière incontestable.

Poids du crâne. — La pesée du crâne chez 21 criminels italiens a donné à Lombroso un chiffre supérieur à la moyenne du poids du crâne chez les individus de même race. Au contraire, Manouvrier, qui a comparé 41 crânes d'assassins français et 50 crânes de sujets normaux a obtenu un poids légèrement inférieur chez les premiers :

POIDS DU CRANE	Chez assassins.	Chez normaux.
De 450 à 550 grammes.....	20.4 } 56.7	24.28 } 52
De 550 à 650 —	36.5	28
De 650 à 750 —	27.2	34
De 750 à 850 —	15.9 } 43 1	10 } 48
De 850 à 950 —	0 0	4

Circonférence horizontale cranienne totale. — Les chiffres fournis par différents auteurs relativement à la circonférence horizontale du crâne chez les criminels ne sont pas plus concordants que les moyennes indiquées pour la capacité cranienne.

Dans notre race, la circonférence horizontale

mesure en moyenne, chez l'homme 525 millimètres, chez la femme 498 millimètres.

Or, les chiffres obtenus par Héger et Dallemagne (1) montrent que les criminels, ou du moins les assassins, dépassent la moyenne :

Assassins liégeois...............	529 millimètres.
Assassins gantois...............	527 —
Assassins bruxellois..............	534 —
Bruxellois normaux............	525 —

D'après Corre (2), au contraire, la circonférence horizontale semble inférieure chez le plus grand nombre des criminels. C'est aussi l'opinion de Bordier, qui a comparé ses mensurations sur des criminels aux chiffres obtenus par Lebon sur des individus appartenant à différentes classes. En ramenant les chiffres à 100, il obtient :

Savants......................	100
Domestiques...................	100
Nobles.......................	98.9
Bourgeois....................	98
Assassins....................	96.4

Admirons en passant cette donnée si précieuse et si originale de l'égalité de la circonférence cranienne chez les savants et chez les domestiques. Elle ouvre de bien vastes horizons ! Servir la science ou servir des maîtres, c'est tout un, au point de vue de la circonférence horizontale du crâne !

Comparaison de la circonférence antérieure et de la circonférence postérieure. — La mesure de la circonférence totale englobe dans un seul chiffre deux faits dont la signification est bien distincte, et jusqu'à un certain point opposée.

La partie antérieure du cerveau, et par conséquent

(1) *Op. cit.*, p. 162.
(2) Corre, *Op. cit.*, p. 24.

la moitié antérieure de la circonférence horizontale, paraît être en rapport avec l'activité psychique consciente, tandis que la partie postérieure serait en rapport avec l'activité instinctive, avec les penchants, les dispositions affectives de l'individu.

Si le pouvoir conscient prédomine, c'est la partie antérieure du crâne qui atteindra le développement le plus élevé, et l'on aura affaire au *type frontal*.

Au contraire, si l'activité instinctive, si les penchants prennent le dessus, ce sera la partie postérieure qui se développera davantage, et il en résultera le *type pariéto-occipital*. En comparant, chez les criminels, la circonférence antérieure à la circonférence postérieure, on constate que ceux-ci doivent être rangés parmi les *pariéto-occipitaux*. C'est du moins la déduction qui ressort des recherches d'Héger et de Dallemagne :

Demi-circonférence antérieure.	Moyennes.
Assassins bruxellois............	244 millimètres.
Bruxellois non assassins........	248 —
Assassins liégeois..............	240 —
Assassins gantois..............	236.4 —

Demi-circonférence postérieure.	Moyennes.
Assassins bruxellois............	290 millimètres.
Bruxellois non assassins........	277 —
Assassins liégeois..............	289 —
Assassins gantois..............	291.2 —

La supériorité de la circonférence totale chez les assasins est due, comme le montrent ces tableaux, au développement plus considérable de la circonférence postérieure.

Il y a donc, chez les assassins, une prédominance du cerveau postérieur, « qui serait le signe d'une organisation où l'inconscient prédomine » (Héger et Dallemagne).

Au Congrès d'anthropologie de Paris, Bajenoff a exprimé la même opinion ; résumant ses recherches craniométriques, il a dit que les gens honnêtes sont surtout des frontaux, tandis que les criminels sont des pariétaux et des occipitaux (1).

Bordier a également reconnu une notable différence en faveur de là moitié postérieure de la circonférence horizontale.

Lombroso n'attache point grande importance à ce caractère : il attribue l'infériorité relative de la circonférence antérieure à l'étroitesse du front.

Sur 93 criminels, il a constaté :

L'égalité des deux circonférences...........   1 fois.
L'infériorité de la circonférence antérieure...   76 —
L'infériorité de la circonférence postérieure..   16 —

D'autre part, sur un total de 76 criminels, Marro (2) a obtenu des proportions différentes : il a constaté :

La prédominance de la circonférence antérieure......................................   65 fois.
La prédominance de la circonférence postérieure......................................   20 —
L'égalité des deux circonférences...........   5 —

Sur 28 individus normaux, il a obtenu :

La prédominance de la circonférence antérieure......................................   23 fois.
La prédominance de la circonférence postérieure......................................   5 —

Courbe transverse sus-auriculaire. — Cette courbe, qui va d'un point situé au-dessus du trou auditif sur le trajet de la racine longitudinale de l'apophyse zygomatique au point analogue du côté opposé en

(1) *Archives de l'anthropologie criminelle*, t. IV, 1889, p. 515.

(2) *I Caratteri dei Delinquenti*, Turin, 1887, p. 115.

passant par le bregma (Voir fig. 2, B), correspond aux régions pariéto-temporales du cerveau et spécialement, à la région des circonvolutions pariétales ascendantes, c'est-à-dire, au siège des centres moteurs ou impulsifs. Son étude présente donc un intérêt spécial chez les criminels.

Malheureusement, cette étude n'a fourni aucun résultat positif : les recherches des différents auteurs sont en contradiction formelle.

Héger et Dallemagne ont constaté que la courbe transversale sus-auriculaire transverse est plus grande chez les criminels.

Dans la série de Ten Kate et de Pawlowsky (1), elle apparaît légèrement inférieure chez les criminels et légèrement supérieure chez les suicidés.

Elle montre une diminution encore plus considérable dans la série d'Orchansky (1). Cet auteur a obtenu comme moyenne 304.5 avec un maximum de 355 et un minimun de 270 ; or, d'après Broca, la courbe sus-auriculaire chez les Parisiens contemporains est de 312. 4 pour les hommes, de 291.5 pour les femmes.

Dans sa série de crânes osseux, Corre est arrivé aux chiffres suivants :

	Moyenne.	Maxim.	Minimum.
Viol......................	287.5	310	265
Meurtre sous l'influence génésique...................	295	300	290
Meurtre sous influences diverses...................	304	328	290
Meurtre et vol............	310		
— comploté.........	309	325	300
— suivi de suicide...	288		

Ces chiffres ne permettent pas non plus une déduction positive.

(1) Corre, *Les criminels*, p. 33.

COURBES PARTIELLES.	Broca.		Ten Kate et Pawlowsky			Corrē.	Ardouin.	Bordier.	Moyenne des criminels des diverses séries.
	Parisiens contemp.		Suicidés.	Criminels.					
	Hommes.	Femmes.		Hommes.	Femmes.				
Frontale sous-cérébrale.	18.1	16.5	20.0	22.3	20.0	18.6	19.0	26.3	21.5
Frontale cérébrale	110.9	106.1	105.9	104.8	99.8	103.1	97.0	99.0	100.7
Pariétale...............	126.3	121.4	126 9	124.0	120.2	122.8	125.0	127.0	123.8
Occipitale (sus-iniaque).	71.5	68.5	65.2	57.6	67 0	68.1	119.0	117.0	87.7
Occipitale (sous-iniaque)	47.9	46.1	45.4	48.0	41.4	46.5	»	»	45.3

Courbe antéro-postérieure. — La courbe antéro-postérieure se décompose en plusieurs sections, à savoir : 1° *La courbe sous-cérébrale* ou sous-jacente au cerveau qui va du point nasal au point sus-orbitaire (voir fig. 2) ; 2° *la courbe cérébrale ou frontale* qui va du point sus-orbitaire au bregma ; 3° *la courbe pariétale* étendue du bregma au lambda ; 4° *la courbe occipitale* du lambda à l'inion ou protubérance occipitale externe, puis de l'inion à l'opisthion, c'est-à-dire au bord postérieur du trou occipital sur la ligne médiane.

Corre (p. 34) a réuni dans le tableau précédent les chiffres que différents auteurs ont obtenu par la mensuration de ces courbes chez des individus normaux et chez des criminels.

Si nous analysons ces chiffres, nous reconnaîtrons avec Corre que, chez les criminels, la courbe cérébelleuse et la courbe pariétale sont à peu près identiques à celles des sujets ordinaires, mais que, chez les premiers, il y a prédominance notable des courbes sous-cérébrale et occipitale, amoindrissement relatif non moins remarquable de la courbe frontale cérébrale. La prédominance de la courbe occipitale accuserait la prédominance des lobes occipitaux et de leur activité, c'est-à-dire la sensitive impulsive. L'amoindrissement de la courbe frontale cérébrale traduirait l'amoindrissement des lobes frontaux et de leur activité qui est tout intellectuelle et pondératrice.

L'examen des courbes antéro-postérieures partielles viendrait donc confirmer l'enseignement fourni par la comparaison de la circonférence horizontale antérieure et de la circonférence horizontale postérieure et permettrait à son tour de ranger le criminel dans le type occipital.

Angles auriculaires. — Les angles auriculaires (fig. 1)
sont des angles ayant leur sommet commun au milieu
de l'axe bi-auriculaire et mesurant les arcs compris
entre les rayons (rayons auriculaires) qui vont de cet
axe aux points singuliers de la tête. On les détermine
sur les projections obtenues avec le craniographe.
Manouvrier a mesuré ces angles sur plus de 150
crânes appartenant à des catégories bien tranchées.

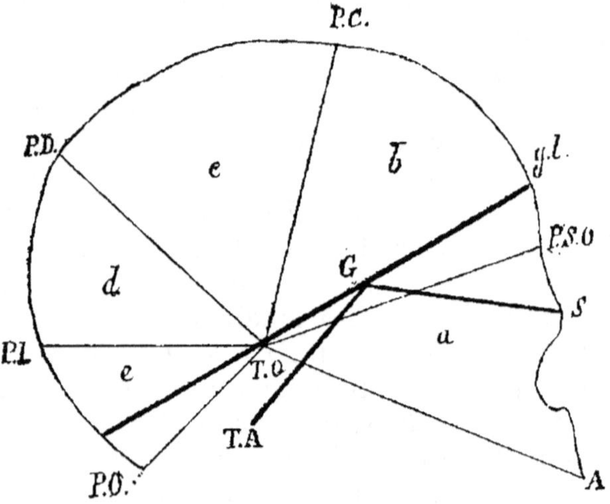

Fig. 1. Angles auriculaires (Corre).

TO, centre du trou auditif; A, point alvéolaire; PSO, point sus-orbitaire ;
PC, bregma ; PD, lambda ; PI, inion ; PO, opisthion.
a, angle orbito-nasal ; *b*, angle frontal ; *c*, angle pariétal ; *d*, angle occipital;
e, angle cérébelleux.

Le tableau suivant, que j'emprunte à Corre, donne
en résumé les résultats des mensurations de Manouvrier.

	Orbito-nasal (1).	Angles auriculaires.				Cérébral total (2).
		Frontal.	Pariétal.	Occipital.	Cérebelleux.	
Gorille........................	61°	35°	58°	»	»	»
Chimpanzé...................	59.5	35	54	19	13	108
Microcéphales.............	52.5	41.2	59.3	36.5	35.7	138.5
Idiots non microcéphales.	47 5	44	62.5	38.3	32.3	144.6
Néo-Calédoniens.... { H..	»	49	63	36	30	148
{ F..	»	52	61	32	27	145
Nègres africains..........	43.3	51.4	61.7	36.6	35.1	155
Assassins français (22)....	51.8	50.0	67.1	40.9	29.9	153.5
Parisiens modernes. { H..	50.3	54.6	59.7	40.1	30.6	154.4
{ F..	48.5	55.4	59.8	37.7	30.1	152.9

Manouvrier nous donnera lui-même l'interprétation des chiffres qu'il a obtenus.

Le tableau ci-dessus montre avec évidence, dit-il, que l'*angle auriculaire frontal* (Voir fig. 1, *b*) s'élève à mesure que l'on remonte des anthropoïdes aux races humaines supérieures et que les assassins sont encore bien mal partagés sous ce rapport.

La petitesse de l'angle frontal des criminels les abaisse presque au niveau des races les plus inférieures. Il est juste cependant de faire observer que l'angle auriculaire frontal ne donne la mesure du développement de la région frontale que dans le sens antéro-postérieur. Il est certain qu'en tenant compte du développement dans le sens transversal, on relèverait les assassins fran-

(1) Répond à la projection faite.
(2) Comprend les angles frontal, pariétal et occipital qui répondent à la projection du crâne cérébral.

çais jusqu'au niveau des nègres et même au-dessus ; mais cette considération n'a plus de raison d'être si l'on compare les assassins aux hommes de même race, car la différence qu'ils présentent dans leur angle frontal ne peut être compensée par un plus grand développement en largeur. Au contraire, le diamètre transverse frontal minimum est aussi plus petit chez les assassins (96, 3 au lieu de 100). — Cette petitesse du front chez les assassins est d'autant plus frappante que l'on ne trouve qu'une très légère différence dans les autres angles ou lignes qui peuvent exprimer le développement des régions pariétale et occipitale-cérébrale. On peut voir, dans le tableau précédent, que l'angle auriculaire pariétal est un peu plus grand chez les 22 assassins que chez les Parisiens ; mais la courbe transversale sus-auriculaire est au contraire un peu plus petite (308 au lieu de 312), ce qui rétablit peut-être l'égalité pour la région pariétale. — Un fait sur lequel je crois devoir appeler l'attention, c'est la valeur un peu moins grande de l'angle cérébral total chez les assassins. La somme de tous les angles auriculaires, frontal, pariétal et occipital total est plus faible chez les assassins que chez les Parisiens. Il est évident que la longueur absolue de la voûte cranienne descend moins bas, en avant et en arrière, par rapport à la situation du trou auditif, centre commun des angles auriculaires, de sorte qu'une ligne droite menée par les deux points extrêmes de cette voûte, le point sus-orbiculaire (PSO) et l'opisthion (PO), tend à passer au-dessus du trou auditif (TO), cas auquel la somme des angles auriculaires serait inférieure à 180°. Or, puisque la partie antérieure et la partie postérieure de la voûte cranienne descendent moins bas l'une et l'autre, par rapport au trou auditif, il s'ensuit que l'axe antéro-postérieur du cerveau, chez les assassins, tend à se rapprocher de la direction rectiligne. C'est là évidemment un caractère inférieur, car l'incurvation de l'axe cérébral est due au plus grand développement de ses parties antérieure et postérieure par rapport à sa partie moyenne ou pariétale, qui est si manifestement prédominante chez les microcéphales, chez les anthropoïdes et chez les quadrupèdes. — Le résultat du défaut de proportionnalité qui existe entre le développement de la région pariétale et le développement des régions antérieure et postérieure du crâne, c'est le relèvement du trou occipital et de la base du front chez les espèces et les individus dont l'accroissement frontal et occipital ne peut suivre l'accroissement pariétal. Ainsi s'explique le mouvement de bascule qui se produit chez l'anthropoïde lorsqu'il passé à l'état adulte. La région pariétale s'agrandit et le trou occipital, qui était situé à la partie inférieure du crâne, comme chez l'homme, se trouve porté à la région postérieure. C'est ce qui aurait lieu à un faible degré chez les assassins, d'après les chiffres d'Orchanski. — Le relèvement du point sus-orbiculaire et de l'opisthion, par rapport à la base du crâne, me semble exprimé par les angles auriculaires d'une façon saisissante. Il résulte de ce double relèvement, ou plutôt de ce défaut d'abaissement des parties antérieure et postérieure de la voûte crânienne que l'angle sphénoïdal (Voir fig. 1, S, G, T, A.) doit se trouver agrandi chez les assassins. L'angle sphénoïdal, en effet, n'exprime pas autre chose que le degré d'incurvation de la base du crâne. C'est, je suppose, l'idée que Virchow et Welcker ont eue lorsqu'ils ont imaginé et mesuré cet angle. En tout cas, je tiens à faire remarquer, car cela contribue beaucoup à augmenter la valeur craniologique des angles auriculaires de Broca, que ces angles servent, non seulement à mesurer le développement des régions faciale, frontale, pariétale et occipitale, mais ils servent encore à mesurer, sur la voûte cranienne elle-même, le degré d'incurvation de cette voûte de même, que l'angle sphénoïdal mesure l'incurvation de la base du crâne. De plus, les angles auriculaires présentent sur l'angle sphénoïdal le grand avantage de nous faire savoir aux dépens de quelle partie du cerveau et du crâne se produit la diminution de la courbure cranienne et cérébrale

Cette incurvation paraît moins prononcée chez les femmes que chez les hommes, mais aux dépens de la partie postérieure du crâne ; au contraire, la

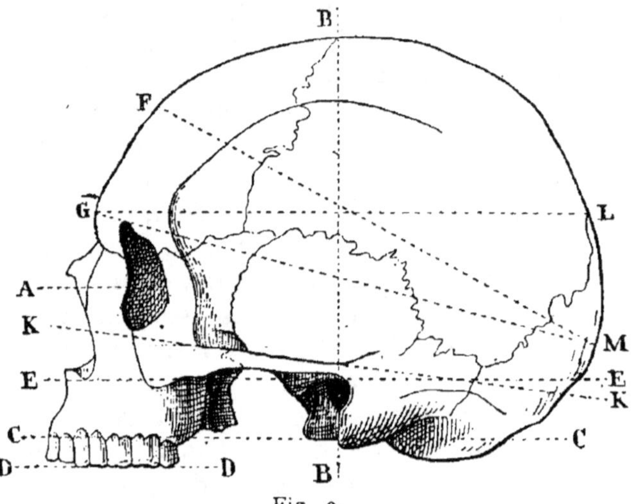

Fig. 2.

B, bregma ; L, lambda ; M, inion ou protubérance occipitale externe ; GM, diamètre antéro-postérieur maximum (Topinard).

diminution porte sur la partie frontale chez les assassins.

Diamètres principaux du crâne. — Le tableau suivant (page 32) composé par Corre rassemble les chiffres obtenus par Broca sur les Parisiens normaux et les chiffres obtenus sur des criminels et des suicidés par Ten Kate et Pawlowsky et par Corre lui-même.

Si nous laissons de côté les suicidés, qui, par certains côtés, se rapprochent des criminels et par d'autres s'en

DIAMÈTRES.	BROCA.		Série Ten-Kate et Pawlowsky.		
	Parisiens contemp.		Criminels.		
					Suicidés.
	Hommes.	Femmes.	Hommes.	Femmes.	
Antéro-postérieur max.	182.7	174.3	178.8	170.0	179.1
Transverse max	145.2	135.5	144.2	336.8	145.3
Vertical (basilo-bregmatique)	132.0	125.1	131.6	121.2	129.2
Transverse frontal min. ou inférieur	100.0	93.2	97.7	94 4	97.3
Transverse frontal max. ou supérieur (stéphanique)	121.7	113.1	113.2	108.4	117.0
Occipital max	112 5	106 5	113.8	107.6	112.8

Série Corre (Crânes osseux).

DIAMÈTRES.	Viol.	Meurtre sous l'influence génésique.	Meurtre sous diverses influences.	Meurtre et vol.	Meurtre et suicide.	Meurtre comploté.	Moyenne de la série.
Antéro-postérieur max.	175.5	182.6	184.0	175.0	168.0	183.0	178 0
Transverse max.	143.0	142.6	143.0	146.0	139.0	146 0	143 0
Vertical (basilo-bregmatique)	130 0	127 0	132.0	136 0	131.0	131.3	131.3
Transverse frontal min. ou inférieur	107.0	98.0	98.8	108.0	100.0	100.0	101.9
Transverse frontal max. ou supérieur (stéphanique)	121.0	120.0	115.4	129 0	129.0	123.5	122.9
Occipital max	110.5	113.3	114.8	122.0	120.0	116.3	116.1

éloignent ou se relient plutôt aux aliénés, nous constatons qu'en l'ensemble des séries de condamnés, il y a :

1° Amoindrissement plus ou moins notable des diamètres antéro-postérieur, transverse maximum et vertical : comme ces trois diamètres commandent, en réalité, le volume cranien, leur diminution indique une réduction relative déjà mise en évidence par la courbe horizontale totale et, souvent, par la courbe transverse sus-auriculaire ; dans la série de Bordier, cependant, la hauteur verticale, chez les assassins, dépasse un peu celle des Auvergnats (135.9 au lieu de 130.4).

2° Prédominance du diamètre occipital, et, dans notre série, du diamètre transverse maximum, essentiellement pariétal : résultat à mettre en regard de l'excès habituel de la courbe occipitale ; la prédominance du diamètre occipital, mesuré d'un angle latéral à son opposé, entre les astérions, est bien en rapport avec celle des lobes occipitaux, puisque la mensuration est prise en dehors de la région cérébelleuse : d'ailleurs, nous avons vu que la courbe cérébelleuse subissait plutôt une réduction chez les criminels. Ainsi se trouverait détruite une opinion jadis émise par Lauvergne, d'après l'appréciation erronée d'un fait exact en lui-même. Lauvergne avait remarqué l'ampleur particulière de la région occipitale, qu'il reconnaissait ainsi : « Formez un triangle dont la base soit à l'écartement des apophyses mastoïdes et le sommet à la vertèbre proéminente, l'écartement de la base vous donnera la mesure de la prédominance cérébelleuse... »

Non, mais la mesure de la prépondérance occipitale, en même temps peut-être que la notion d'un développement particulièrement remarquable des apophyses mastoïdes, qui nous a d'ailleurs frappé sur un grand nombre de têtes de forçats, et qui n'est pas sans relation avec le développement mandibulaire dont nous aurons bientôt à parler.

FRANCOTTE. — Anthropologie criminelle.   3

Mais les caractères dont il vient d'être question exis-
tent-ils avec un amoindrissement proportionnel des éléments du front ? ou plutôt, l'amoindrissement général du
volume cranien résulte-t-il, d'après l'étude des diamètres
comme d'après celle des courbes, de la réduction du

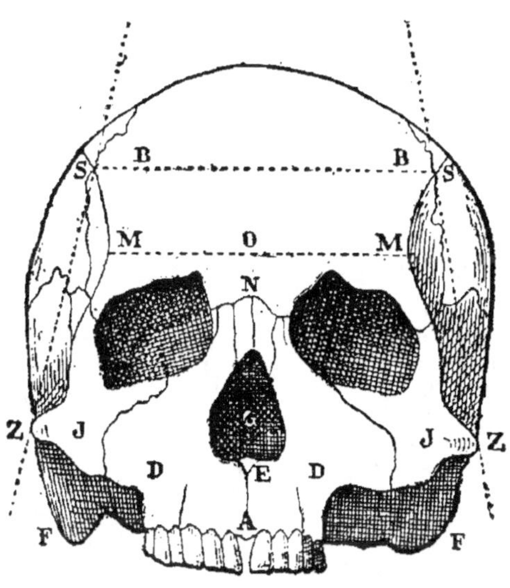

Fig. 3.

MM, diamètre frontal minimum ; SS, diamètre frontal supérieur de Broca
ou bistéphanique ; SZ, lignes obliques de M. de Quatrefages détermi-
nant l'angle pariétal O, point sus-orbitaire ou sus-nasal, sur le milieu de
la largeur frontale minimum ; N, point nasal sur le milieu de la suture
naso-frontale ; E, épine nasale ou point sous-nasal ; A, point médian de
l'arcade alvéolaire supérieure ou point alvéolaire supérieur ; S, point de
rencontre de la crête temporale et de la suture coronale, ou stephanion ;
B, endroits où se trouvent les bosses frontales ; D, os maxillaires ; J, os
malaires ; G, narines antérieures, Z, arcades zygomatiques ; F, asso-
physes mastoïdes.

cerveau antérieur, de la région frontale ? Ten Kate et
Pawlowski, Bordier et d'autres observateurs ont apporté
des chiffres qui entraînent l'affirmative. Ferri surtout
insiste sur l'infériorité du diamètre frontal minimum

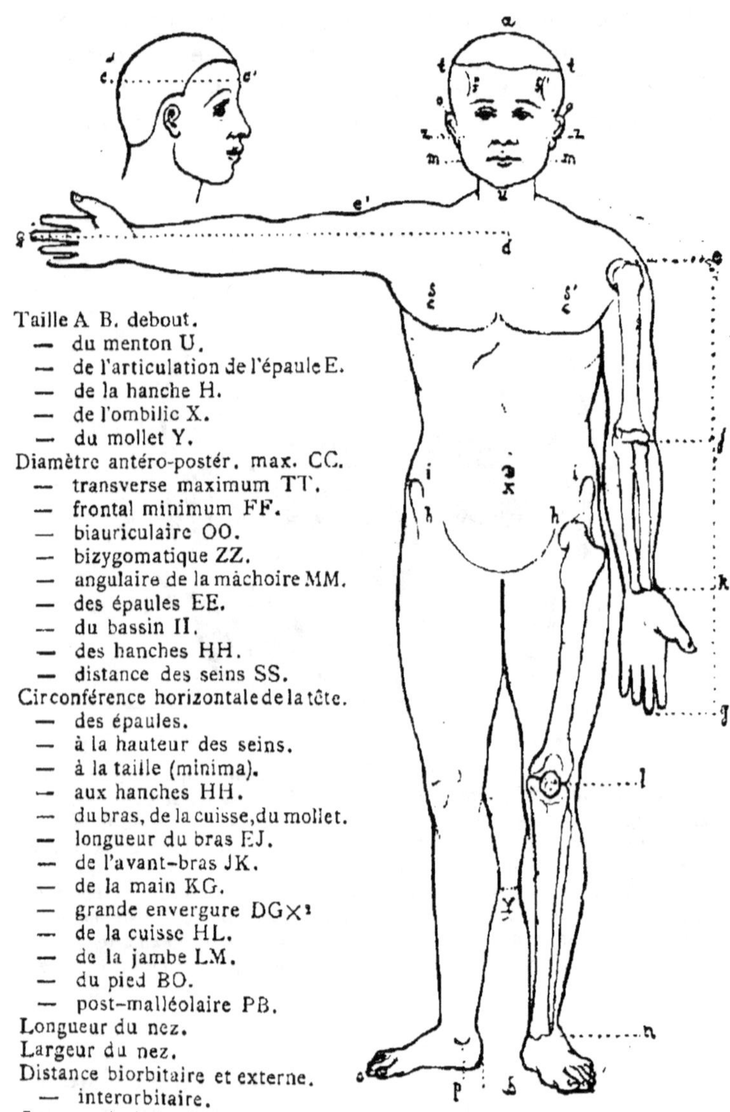

Fig. 4. — Tableau de la mensuration du laboratoire d'Anthropologie
du Muséum.

chez tous les criminels : sous ce rapport, ajoute-t-il, les assassins sont au-dessous des voleurs de grands chemins, les voleurs ordinaires au-dessous des simples délinquants pour coups et blessures ; les escrocs offrent le plus grand diamètre frontal. Notre série, à côté des dimensions frontales inférieures, présente des dimensions frontales supérieures.

Celles-ci se remarquent : chez le fameux Cognard (meurtre? et vol) ; en son ensemble, le crâne de ce criminel est petit, mais la dominante frontale, et les diamètres du front rectifient ce que la mensuration des courbes horizontale antérieure et frontale médiane a pu nous occasionner d'étonnement, par sa caractéristique sous-intellectuelle, chez un homme qui a montré une intelligence d'exception durant une trop longue carrière ; — chez un forçat qui, après avoir commis un meurtre, s'est donné la mort en des conditions trop particulières pour qu'on ne soit pas autorisé à songer à une aliénation mentale : il s'agit d'un ancien matelot, admis au corps des vétérans (par conséquent ayant eu à faire preuve d'excellentes notes), qui, envoyé au bagne à un âge déjà avancé, et pour un crime dont le registre du musée n'a pas fait mention, tue un maître cordier de l'arsenal, et s'ouvre ensuite le ventre ; nous avons noté sur le crâne des dimensions antéro-postérieure, transverse maximum et verticale inférieures, une prédominance accentuée du diamètre transverse occipital, un diamètre transverse frontal minimum ordinaire, mais une courbe frontale cérébrale et un diamètre transverse frontal maximum tout à fait supérieurs ; nous n'en concluons pas à un développement frontal prédominant, car nous trouvons, dans nos annotations, que le front est très aplati et, d'autre part, nous sommes en droit d'attribuer l'excès du diamètre transverse frontal maximum, non pas à un grand développement des lobes antérieurs, mais bien plutôt, à celui des lobes sphénoïdo-temporaux, qui influencent bien certainement les mensurations pratiquées entre les stéphanions. Ce sont là les deux seules exceptions qui établissent une différence entre nos moyennes et celle des autres observateurs ; il n'y a là rien de surprenant, lorsqu'on sait distinguer entre les criminalités, le plus souvent basses ou d'infériorité, mais quelquefois hautes ou comportant une certaine supériorité. Quant aux chiffres fournis par la colonne « meurtre comploté », sans doute, on pourrait chercher l'interprétation de la légère prédominance frontale qu'ils expriment, dans l'espèce de la criminalité, qui suppose le calcul et de longs raisonnements ; ils coïncident d'ailleurs avec des dimensions sous-normales de la courbe frontale médiane (Corre).

Indice céphalique ou indice de largeur. — L'indice céphalique est le rapport du diamètre transverse maximum au diamètre antéro-postérieur maximum.

Il exprime la forme générale du crâne et constitue un des éléments essentiels de la différenciation des races humaines.

A. Retzius, qui l'a introduit en craniométrie (1842), en a fait la base d'une division des races humaines en deux grandes classes : celle des *dolichocéphales* ou à tête longue et celle des *brachycéphales* ou à tête courte, arrondie. A cette division, se rattachait toute une théorie ethnogénique qui, pendant long-temps, a régné sans conteste. La race brachycé-phale (1) était considérée comme la race inférieure, la race primitive ; au début des temps historiques, une race supérieure, la dolichocéphale se serait mêlée à elle et lui aurait apporté l'agriculture, les métaux et les langues à flexion. La première, repré-sentée aujourd'hui encore par les Finnois, les La-

______

(1) On supposait que leur cerveau ne recouvrait pas complètement le cervelet.

pons et les Basques, était autochtone. La seconde,

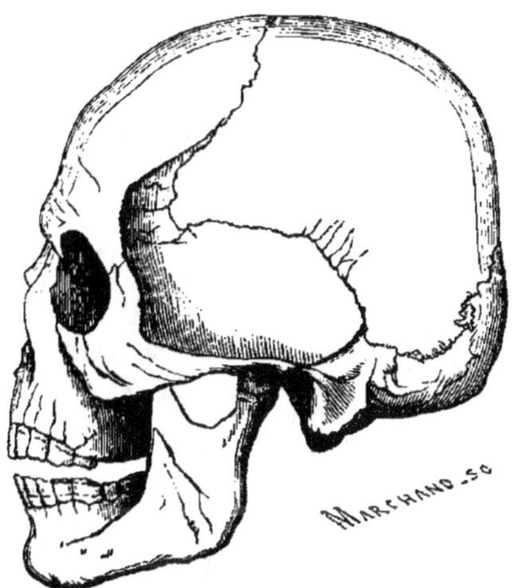

Fig. 5.
Tête de brachycéphale du dolmen de Meudon, profil. (de Quatrefages).

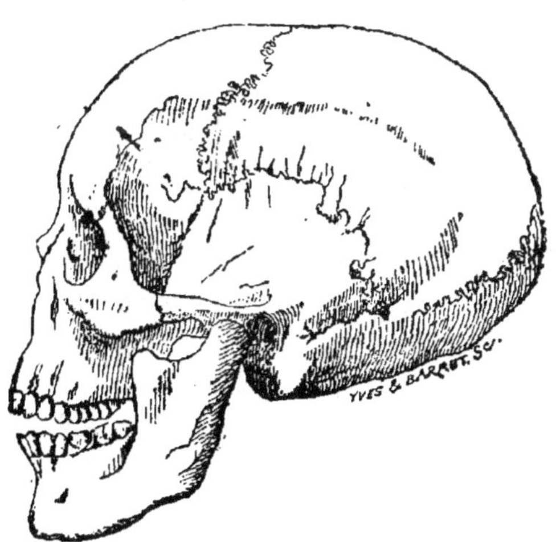

Fig. 6.
Tête de dolichocéphale du dolmen de Meudon,
profil. (de Quatrefages).

d'origine asiatique, aurait constitué les migrations

des légendaires Aryens ; d'elle, descendaient la plupart des populations européennes.

Cette théorie ne fut renversée que vingt ans après, lorsque Broca eut constaté l'existence de plus d'un tiers de brachycéphales parmi les Basques et les Parisiens et qu'il eut reconnu que, contrairement à

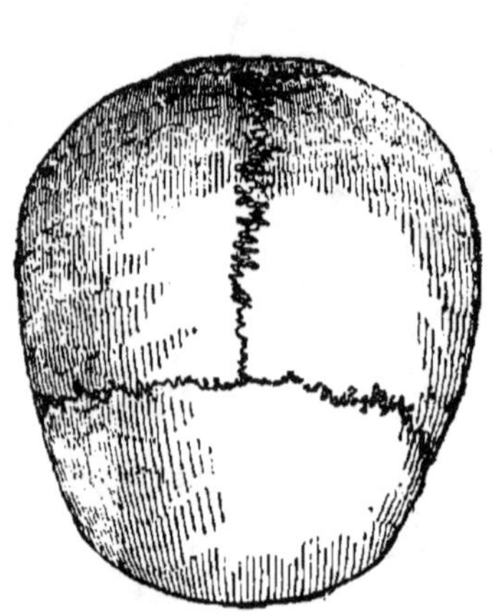

Fig. 7.

Tête de brachycéphale du dolmen de Meudon, *norma verticalis.* (de Quatrefages).

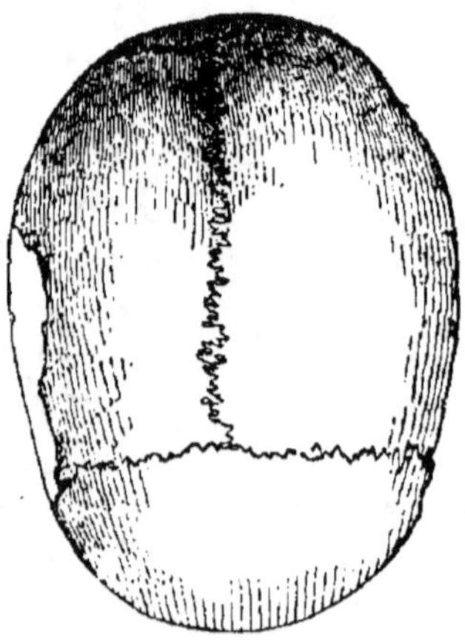

Fig. 8.

Tête de dolichocéphale du dolmen de Meudon, *norma verticalis.* (de Quatrefages.)

leur soi-disant infériorité, ces brachycéphales présentaient une capacité cranienne supérieure à celle des dolichocéphales.

D'ailleurs, la classification de Retzius fut trouvée insuffisante, et à sa division dichotomique, on substitua le groupement suivant :

Dolichocéphales.	Dolichocéphales vrais au-dessous et jusqu'à.....	75 %
	Sous-dolichocéphales......	75.01 à 77.77
Mésaticéphales		77.78 à 80
Brachycéphales.	Sous-brachycéphales	80.01 à 83.33
	Brachycéphales vrais au delà de...................	83.33

Ainsi, entre les crânes dolichocéphales ou longs et les crânes brachycéphales ou ronds, on établit un type intermédiaire constitué par les crânes mésaticéphales et chacun des types extrêmes est divisé en deux catégories (1).

Les recherches entreprises sur l'indice céphalique chez les criminels n'ont point abouti à des résultats caractéristiques ; Lombroso (2) se borne à conclure de ses chiffres que l'indice céphalique subit généralement l'influence régionale en l'exagérant : brachycéphalie exagérée en Piémont, 44 sur 55 ; dolichocéphalie en Sicile, en Sardaigne et en Calabre, 33 sur 39.

En comparant un groupe de 49 criminels et de 83 individus honnêtes du Piémont, il a obtenu :

	Criminels.	Honnêtes.
Dolichocéphalie	8 %	10 %
Mésaticéphalie	12	19
Brachycéphalie	80	69

Il y aurait donc chez les criminels une certaine supériorité de brachycéphales et une remarquable infériorité en fait de mésaticéphales et de dolichocéphales.

Les criminels de Ten Kate et Pawlowsky et surtout les femmes, sont franchement brachycéphales (hommes 83.9, femmes 84.8); les suicidés sont tous brachycéphales (81.2).

Dans la forte série de moulages étudiés par Corre (3 et Roussel, la plus grande proportion est fournie en

(1) Hovelacque et Hervé, *Précis d'anthropologie*, Paris, 1887, p. 242.
(2) *L'homme criminel*, p. 153.
(3) *Les criminels*, p. 52.

première ligne par le type sous-brachycéphale (plus
de la moitié chez les assassins et les empoisonneurs, 56 pour 100 ; près de la moitié chez les incendiaires, 40 pour 100 et un peu plus du tiers dans les
autres groupes, 33.6 pour 100) ; en seconde ligne, par
le type brachycéphale souvent exagéré (de 24 à 32
et 40 pour 100). Il y a donc prédominance très accentuée des crânes courts chez les criminels de race française. « Mais jusqu'à quel point, se demande Corre,

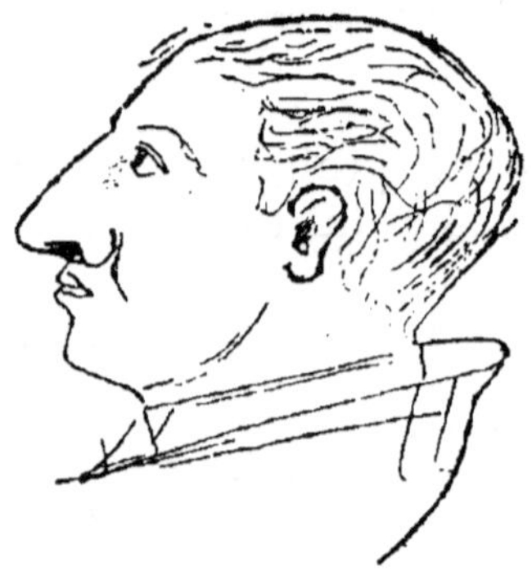

Fig. 9. — Dolichocéphalie, vols répétés. (Laurent).

cette prédominance sort-elle de la répartition habituelle du type dans la race, c'est ce qui n'apparaît
pas très clairement. Les moyennes que nous possé-
dons ne s'écartent pas beaucoup des chiffres fournis
par les différentes catégories ethniques qui peuplent
notre pays, tantôt se rapprochant du type parisien,
tantôt du type auvergnat ou bas-breton. Mais on
n'en saurait tirer aucun indice d'infériorité. »

Bordier, au contraire, a obtenu des chiffres qui
tendent à indiquer une espèce de rétrogradation vers
un type inférieur.

Dans sa série, appartenant à la race française de
type mésaticéphale (Parisiens, 79) ou brachycéphale

(Auvergnats, 84), la majorité des crânes d'assassins sont mésaticéphales (moyenne 78.23), mais inclinent vers la dolichocéphalie.

Laurent(1) déclare que la brachycéphalie, et surtout la dolichocéphalie exagérée, ne sont pas rares parmi les criminels (Voir fig. 9).

Indice vertical ou de hauteur. — C'est le rapport du diamètre antéro-postérieur maximum au diamètre vertical; celui-ci est mesuré du basion (bord antérieur du trou occipital sur la ligne médiane) au bregma (point de rencontre de la suture coronale et de la suture sagittale).

L'indice vertical donne la forme du crâne suivant une coupe antéro-postérieure qui partagerait l'ovoïde cranien en deux moitiés latérales.

Les mensurations de Bordier, Ardouin, Orchansky établissent que cet indice est plus élevé chez les criminels que chez les sujets ordinaires de même race. De 72.2 chez les Parisiens, de 73.6 chez les Auvergnats, il atteint 74.35 et 75.3 chez les criminels.

Par contre, Héger et Dallemagne ont obtenu pour les criminels une moyenne inférieure à celle des individus normaux :

Assassins bruxellois...............	69.56
Bruxellois non assassins..........	71.14

Indice frontal. — C'est le rapport du diamètre frontal minimum (voir fig. 4, ff.) au diamètre transverse maximum. Il exprime le développement transverse relatif de la région cranienne antérieure.

De même que pour l'indice vertical, Lombroso

(1) *Op. citat.*, p. 182.

n'a pas trouvé pour l'indice frontal de différence nette chez les criminels.

Dans la série de Bordier, il est de 70.36 chez les assassins, tandis qu'il n'est que de 68.8 chez les Parisiens ordinaires; dans la première série de Corre, la moyenne dépasse le chiffre de Bordier (71).

Configuration générale du crâne, asymétries. — Pour apprécier la configuration générale du crâne, on peut, comme l'ont fait Corre et Roussel, étudier les projections du crâne d'après les traits obtenus avec la lame de plomb, suivant le plan horizontal, le plan vertical transverse, le plan vertical antéro-postérieur.

Ils ont reconnu de la sorte la fréquence de formes particulières du crâne chez les criminels.

Ainsi, les projections suivant le plan horizontal (*norma verticalis*) leur ont montré notamment le *type en gourde*, le *type hexagonal*.

A l'examen des projections suivant le plan vertical transverse, ils ont rencontré le *type scaphocéphale* ou caréné et la *tête en pain de sucre*. Pour la courbe médiane antéro-postérieure, ils ont observé le *type platycéphale*, crâne aplati du sinciput, et par suite très réduit dans ses dimensions verticales; *le type acrocéphale* caractérisé par un aplatissement bregmatique avec développement conique du sinciput; le *type cymbocéphale* consistant en la dépression bregmatique et post-bregmatique entre un relèvement léger du front et du sinciput; un type où les pariétaux sont très aplatis en arrière et où cet aplatissement coïncide ou non, avec un aplatissement du bregma en même temps qu'avec un développement variable des bosses frontales; *le type oxycéphale* où il y a réduction antéro-postérieure prononcée des bosses frontales.

Lombroso (1) relève également la fréquence des formes craniennes anormales chez les criminels. Il a trouvé :

La trococéphalie (crâne très rond)........	9 fois °/₀
La subscaphocéphalie.................	6.1 —
L'oxycéphalie,......................	4.5 —

De son côté, Rossi (2) a noté :

L'oxycéphalie......................	5 fois °/₀
La platycéphalie...................	5 —
La scaphocéphalie..................	4 —
La plagiocéphalie (crâne oblique ovalaire).	5 —

Parmi les malformations du crâne, il en est deux que le docteur Laurent (3) a rencontrées beaucoup plus fréquemment que toutes les autres : c'est le front plat avec crâne quadrangulaire, ou bien le front fuyant et étroit avec acrocéphalie, c'est-à-dire avec forme conique et allongée du crâne. La « tête en pain de sucre », comme on dit vulgairement, se rencontre très souvent chez les criminels.

Asymétrie cranienne. — L'asymétrie du crâne se présente même chez des individus normaux : elle serait particulièrement fréquente parmi les malfaiteurs.

Corre (4) a relevé :

	Asymétries craniennes.
Individus condamnés pour attentats contre la vie, dans la proportion de............	60 °/₀
Faussaires et banqueroutiers............	63.6
Voleurs..........................	67.5
Condamnés pour attentats aux mœurs.....	70.3

(1) *L'homme criminel.* p. 165.
(2) Lombroso, *L'anthropologie criminelle*, p. 41.
(3) *Les habitués des prisons de Paris*, p. 181.
(4) *Les criminels*, p. 68.

Amadei (1), qui a fixé l'indice de l'asymétrie cranienne en choisissant le rapport entre les deux diamètres obliques dont le plus long serait égal à 100, a reconnu deux faits intéressants :

1° L'exagération de l'asymétrie cranienne chez les criminels; ainsi, il a trouvé l'indice de :

Chez R. assassin..............	99.5
Chez W. parricide.............	98.7
Chez C. brigand..............	98.6
Chez B. assassin..............	96.3

2° La prédominance de l'asymétrie à gauche. Tandis que pour les personnes saines, d'après Manouvrier, la proportion des asymétries est la même des deux côtés, et que chez les fous, suivant Sommer, elles existent 75 pour 100 du côté droit, Lombroso a trouvé chez 44 criminels :

Prédominance à droite dans....	41°/₀
— gauche........	20
Symétrie.....................	38

La proportion est renversée chez les femmes criminelles : en effet, Lombroso a reconnu 14 sur 23 asymétries à gauche, 7 à droite.

Anomalie des sutures. Persistance de la suture métopique ou frontale médiane. — En raison du développement prédominant des lobes antérieurs du cerveau, la soudure des deux frontaux primitifs se fait tardivement chez l'homme. Il arrive que les deux moitiés du frontal se joignent trop tard pour se souder et restent alors séparées par une suture persistante, la suture métopique.

Cette suture est assez commune dans les races eu-

(1) Lombroso, *L'homme criminel*, p. 182.

ropéennes ; la proportion est d'environ 1 sur 10 pour les crânes français, anglais et allemands.

D'après Lombroso, elle se présenterait plus fréquemment chez les malfaiteurs que chez les individus honnêtes.

Ten Kate et Pawlowsky l'ont observée cinq fois sur leur série de 54 crânes.

Synostose précoce ou soudure précoce des sutures. — Chez l'homme, la synostose des os du crâne débute normalement bien avant la vieillesse. Dans les races inférieures, elle est plus précoce : les sutures ont parfois disparu chez des sujets de 30 à 40 ans ; chez les nègres, c'est vers 25 ans que débute la soudure.

Les criminels se rapprocheraient à cet égard, des races inférieures : chez eux, la soudure des sutures se ferait de bonne heure. C'est ce qu'enseignent Lombroso, Mingazzini et Romiti (1).

Simplicité plus grande des sutures dentelées. — Lombroso (2) la signale dans 18 pour 100 des criminels qu'il a observés.

Fréquence des os wormiens. — Les os wormiens, qui impliquent une expansion du cerveau plus rapide et plus prolongée par rapport au développement du crâne, se présentent dans une proportion de 16 pour 100 chez les normaux : chez les criminels, la proportion serait d'après Lombroso de 23 pour 100 ; Marimo (3) a obtenu cette même proportion.

Développement de la ligne crotaphitique du temporal. — Cette ligne qui sert d'insertion au muscle temporal est à peine marquée sur les crânes normaux. Lombroso a constaté qu'elle était remar-

---

(1) Lombroso, *L'anthropologie criminelle*, p. 30.
(2) *L'homme criminel*, p. 165.
(3) Lombroso, *L'anthropologie criminelle*, p. 30.

quablement dessinée chez 26 individus sur 66 criminels : en outre, elle se trouvait beaucoup plus rapprochée de la sagittale qu'elle ne l'est habituellement : dans 16 cas, elle présentait des saillies osseuses.

Développement de la ligne courbe demi-circulaire pariétale. — Cette ligne qui, normalement, est à peine indiquée, est souvent bien apparente chez les criminels.

Fossette occipitale moyenne ou fossette vermienne. — D'après Lombroso, la fossette occipitale moyenne est la plus caractéristique et certainement la plus atavistique des anomalies craniennes des criminels.

Cette fossette est constituée par une dépression siégeant au niveau de la crête occipitale interne, dans la région correspondant au vermis ou lobe médian du cervelet. (Voir fig. 10.)

Lombroso a constaté que chez les normaux, elle n'existe que dans 4 pour 100 des cas, tandis que chez les criminels, elle se présente dans une proportion de 16 pour 100 et qu'elle y acquiert des dimensions beaucoup plus considérables que chez les honnêtes gens.

Marimo (1) a également reconnu la fréquence de cette anomalie ; il l'a trouvée dans la proportion de :

Européens normaux (1320)..........	4.19 %
Européens criminels (150)..........	13
Zélandais (22).....................	50
Australiens (222).................	22
Américains (46)...................	26
Egyptiens et étrusques (126).......	19

(1) *Archivio di Psichiatria*, 1889. Cité par Lombroso, *L'anthropologie criminelle*, p. 29.

Romiti, Tenchini, Mingazzini et Frigerio (1) ont obtenu des proportions numériques encore plus grandes.

La fossette occipitale correspond, suivant Lombroso, à un développement exagéré du vermis ; cette hypertrophie du vermis fait descendre le cervelet,

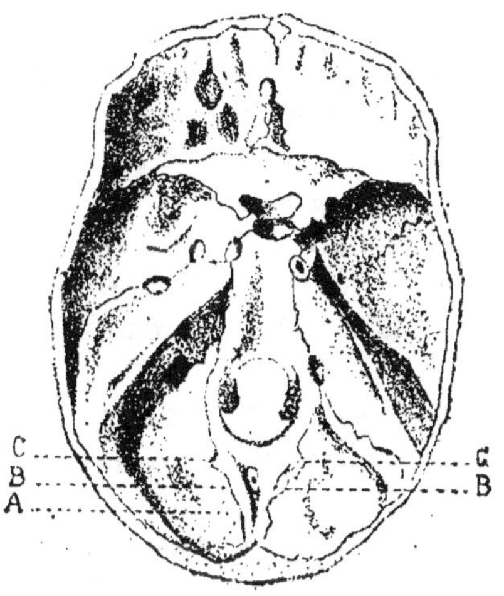

Fig. 10. — Crâne de criminel. (Lombroso).

A, fossette occipale moyenne ; B, crêtes limitantes de la fossette ; C, tubercules osseux de ces crêtes.

du rang élevé des primates, au niveau des rongeurs, des lémuriens, ou bien, de l'homme développé, au fœtus dans le troisième ou quatrième mois de son évolution.

Mais l'interprétation donnée par Lombroso a suscité de vives contradictions.

Au Congrès d'anthropologie de Paris, Benedikt (2)

(1) Cités par Lombroso, *L'anthropologie criminelle*, p. 29.
(2) *Archives de l'anthropologie criminelle*, t. IV, 1889, p. 555.

l'a critiquée en termes d'une cruelle ironie : « Il est facile, a-t-il dit, de faire des hypothèses : pourquoi ne pas dire que la fossette moyenne indique une prédisposition aux hémorroïdes, par exemple ?»

Au surplus, le fait même de la fréquence de la fossette occipitale chez les criminels a été contesté. Héger et Dallemagne ne l'ont rencontrée qu'une seule fois.

A la Salpêtrière, où les vieillards ne sont admis qu'à la condition d'avoir un casier judiciaire absolument net, Féré (1) l'a trouvée bien marquée 12 fois sur 80, soit 15 pour cent.

Anomalies du trou occipital. — Orchansky a constaté que le plan du trou occipital, chez les criminels, est situé plus en arrière comme dans les races inférieures.

Il a aussi reconnu que sa superficie était plus considérable. Les recherches de Lombroso sont, à cet égard, contradictoires.

Indice céphalo-spinal. — Sous ce nom, on entend le rapport entre la superficie du trou occipital indiquée en millimètres carrés et la capacité cranienne exprimée en centimètres cubes. Cet indice donne donc la valeur relative du trou occipital.

Topinard (2) a trouvé comme moyennes :

20 Italiens	19.9
6 nègres	16.8
3 Néo-Zélandais	17.9
2 Australiens	17.2

Chez les anthropoïdes, l'indice est plus faible encore que chez les nègres.

(1) *Dégénérescence et criminalité*, Paris, 1888, p. 73.
(2) *L'anthropologie*, Paris, 1884, p. 256.

A en croire Varaglia et Silva (1), les criminels se rapprocheraient, sous ce rapport, des uns et des autres. Leurs chiffres ont été obtenus chez soixante femmes coupables de différents délits :

Crime.	Nombre de sujets examinés.	Superficie du trou occipital.	Indice céphalo-spinal.
Incendie..........	3	790	16.7
Blessures.........	4	767	17.4
Empoisonnement.	5	767	18.0
Vol..............	12	748	17.5
Assassinat........	10	739	17.0
Infanticide........	11	733	17.6
Homicide.........	10	728	17.0
Viol.............	2	710	16.6
Prostitution......	3	705	17.8

Altérations du tissu osseux. — Des altérations diverses du tissu osseux ont été observées avec une certaine fréquence chez les criminels.

Lombroso (page 165) a constaté :

L'hypertrophie des os dans.........	28.9 %
Les ostéophytes du clivus..........	10.1
Les os craniens minces.............	8.4
Des pertes de substances résultat d'ostéites.......................	5.6
Des ostéomes du rocher et de l'occipital........................	4.8
Grande épaisseur des os, ostéoporose.	43.4

La sclérose du crâne serait un caractère saillant : dans un cas, elle simulait un véritable ostéome ; chez un voleur examiné par Flesch, elle réduisait la capacité cranienne à 1080 cc, et donnait au visage un aspect de lion ; dans un autre cas, le crâne avait un poids de 1,143 grammes, quasi le double du poids normal.

(1) Cités par Lombroso, *L'homme criminel*, p. 161

Association de diverses altérations du crâne. — Les anomalies du crâne ne se rencontrent pas isolées;

Mais d'après Lombroso (p. 183), 43 fois sur 100, elles sont groupées et présentent un nombre d'altérations vraiment singulier sur un seul individu. C'est ainsi que nous pouvons voir chez Vilella, non seulement les synostoses et l'atrophie de l'atlas, mais une atrophie des fosses occipitales latérales, une hypertrophie de la fosse médiane, une obliquité du crâne, etc. Sur un assassin de Trapani, presque microcéphale (p. 1130), existait la synostose de l'atlas, l'obliquité du crâne, de la face et de la fosse occipitale moyenne. Sur un voleur de Pavie, microcéphale aussi, on trouva l'emboîtement de l'ethmoïde, des synostoses précoses, de la sclérose cranienne, du prognathisme, un front fuyant, des temporaux élevés et un grand nombre d'os wormiens.

Le Calabrais Gatti présentait une vraie microcéphalie, l'emboitement de l'ethmoïde, la sclérose du crâne, l'atrophie des lobes frontaux.

Lacenaire avait soudure des sutures, ostéoporose, asymétrie (Bordier). — B..., voleur turinois, avait un crâne avec un grand développement des os de la face, diploé abondant, suture soudée, oxycéphalie et submicrocéphalie, prognathisme alvéolaire, arcade sourcilière saillante, mâchoire inférieure fort développée, nombreux os wormiens correspondant à l'apophysie mastoïde gauche. — Chez Brusaferro, vénitien, assassin célèbre, mort après avoir commis 99 homicides, la face était très petite comparée au grand développement du crâne, la suture était complètement soudée; il y avait des traces de suture malaire, subscaphocéphalie, saillie des temporaux, plagiocéphalie pariétale gauche. — Chez Scissack, outre la nanocéphalie, il y avait du progénéisme, de la trococéphalie (Lenhossek).

ARTICLE II. — FACE

Longueur simple ou hauteur de la face. — On entend par *longueur simple de la face*, la distance du point sus-orbitaire, c'est-à-dire le point médian du diamètre frontal minimum (Voir fig. 4, *ff*) au point alvéolaire, c'est-à-dire au point médian de l'arcade dentaire supérieure. D'après Lombroso (1), la moyenne chez les criminels est de 92, tandis que, chez les normaux, elle est de 86.

Cela ressort du tableau suivant qui renseigne en même temps, sur la largeur de la face dont nous parlerons ultérieurement :

	HAUTEUR DE LA FACE.	
	40 criminels.	38 normaux.
71-80............	5.0 %	13.1 %
81-90............	32.5	63.1
91-100...........	55.0	21.0
101-110..........	7.5	2.6
114-120..........	2.5	»

	LARGEUR DE LA FACE.	
	40 criminels.	38 normaux.
116-120..........	0.0 %	2.6 %
121-125..........	5.0	10.5
125-130..........	27.5	28.10
131-135..........	32.5	36.0
136-140..........	35.0	13.1
141-145..........	»	5.2

Corre (1) a obtenu chez les criminels une moyenne de 89.7, chiffre supérieur à la normale qui, d'après Topinard, est pour les Parisiens de 87.7.

(1) Page 85.

Longueur totale de la face. — La longueur totale de la face va du point sus-orbitaire au point mentonnier. La différence entre les criminels et les normaux est plus accentuée encore, ce que l'on doit attribuer au développement de la mâchoire inférieure dont il sera question tout à l'heure.

La longueur totale de la face était de 128 chez les Parisiens normaux, de 124 chez les nègres, tandis que chez les criminels, Corre (1) a noté les chiffres suivants :

Viol.....	135.5
Meurtre sous influence génésique.	131.0
Meurtre sous diverses influences..	132.2
Meurtre et viol.................	138.0
Meurtre et suicide..............	133.0
Meurtre comploté...............	140.0

Largeur. — Elle se mesure d'une arcade zygomatique à l'autre (Voir fig. 4).

Les chiffres empruntés à Lombroso et reproduits ci-dessus fournissent une moyenne assez semblable chez les normaux et chez les criminels en même temps qu'ils indiquent chez ces derniers une très grande infériorité dans les chiffres minima et maxima.

Indice facial. — L'indice facial, qui est le rapport de la largeur maximum à la longueur simple, ne diffère pas notablement chez les criminels de celui des sujets normaux.

La moyenne, un peu plus forte dans la série de Corre (67.0) que dans la série d'Orchansky (65.3), reste cependant à peu près la même que chez les Auvergnats (67.9).

Mâchoires. — On accorde au développement des

(1) Page 85.

mâchoires une signification toute spéciale. Il y aurait comme un balancement entre l'appareil mandibulaire, instrument des appétits grossiers et la partie supérieure de la face qui se rapporte aux opérations supérieures de l'activité psychique.

Comme les animaux carnassiers, les peuplades obligées de déchirer la chair des animaux ont un appareil mandibulaire plus robuste, plus développé que celui des races se nourrissant de fruits et de végétaux. Les premières ont en même temps des instincts plus féroces, plus belliqueux.

Les criminels devraient être rapprochés de ces peuplades : doués des mêmes instincts, ils présentent la même exagération de l'appareil mandibulaire.

Poids de la mâchoire inférieure. — Les recherches de Lombroso sur le poids de la mâchoire ont donné les chiffres suivants :

Chez les criminels...........	84 grammes.
— fous................	78 —
— normaux.............	80 —

Diamètre mandibulaire. — D'après Lombroso (1), on voit prévaloir chez les criminels les chiffres de 100 et 110, en même temps que l'on constate une absence de chiffres inférieurs de 80 et 90 que l'on trouve par contre chez les individus bien constitués et plus souvent encore, chez les fous. Les diamètres inférieurs de 70 à 80 se trouveraient bien souvent chez les fous qui présentent une grande infériorité pour les diamètres les plus considérables :

(1) Page 158.

Distance.	Individus sains.	Fous.	Criminels.
110 à 120	1	1	0
100 à 110	14	22	29
90 à 100	11	24	15
80 à 90	3	4	0
70 à 80	0	1	1
Moyennes	93.2	97.8	103

Autres mesures de la mâchoire inférieure. — Les mesures de la largeur bigoniaque, de la largeur mentonnière, de la hauteur symphysienne fournies par Orchansky (1), confirment l'existence du développement plus considérable de la mâchoire inférieure chez les criminels. Voici les chiffres d'Orchansky :

	Assassins français.	Races caucasiques.	Races mongoles.	Races nègres.
Largeur bigoniaque du maxil. inférieur............	99.4	95.0	98.0	»
Largeur bimentonnière du maxil. inférieur	46.1	45.0	»	46.0
Hauteur symphysienne du maxil. inférieur.........	32.9	31.0	»	33.0
Hauteur molaire du maxil. inférieur	27.2	26.0	»	»
Longueur de la branche montante	66.4	57.0	»	62.0
Largeur de la branche montante...................	33.0	30.0	»	»
Indice moyen..	50.0	53.45	»	»
Angle mandibulaire moyen.	117°6	123°0	»	»
Borde gonio-symphysienne moyenne................	86.4	82.0	»	86.0

Je donnerai aussi, sans vouloir en tirer de conclusion, mais purement à titre de document, les men-

(1) Cité par Corre, page 93.

surations que j'ai faites sur 9 crânes d'assassins lié-
geois :

	Largeur bigoniaque du maxillaire inf.	Largeur de la branche montante.	Hauteur symphysienne
Crâne n° 2......	80	32	30
— n° 3.....	86	33	30
— n° 4.....	94	30	31
— n° 8.....	102	35	26
— n° 10.....	81	30	35
— n° 12.....	80	30	30
— n° 14.....	83	35	35
— n° 16.....	90	33	33
— n° 18.....	91	35	35

Si l'on voulait prendre les moyennes, on obtien-
drait :

Largeur bigoniaque 86.3
— de la branche montante..... 32.5
Hauteur symphysienne............. 31.5

Prognathisme. — Le prognathisme est l'allongement oblique, la projection de la face. Il est habituel
dans les races noires d'Afrique et d'Océanie.

Il peut être mesuré de différentes façons, notamment par le degré d'obliquité de la ligne de profil de
la face sur la ligne de l'horizon, c'est-à-dire l'angle
facial de Camper (fig. 11). Cet angle est en moyenne,
dans les races d'Europe, de 80° maximum et 62°
minimum (fig. 12). Il est beaucoup plus aigu chez le
singe (fig. 13).

Or, chez 40 criminels examinés par Lombroso, il
n'atteignit que trois fois 80°, 81°, et chaque fois, il
s'agissait d'assassins ou de chefs de brigands qui présentaient tous les plus grandes capacités cérébrales.
Chez les 38 autres, la mesure de cet angle n'atteignit
pas la moyenne ordinaire, et cela presque sans différence ethnique; ainsi, chez deux meurtriers piémontais, il y avait 69°, chez deux faussaires et

voleurs lombards 70°, et même chez un Sicilien 68°, chez un voleur lombard 69°, chez un Romain 72°, et chez des Toscans 74°. Il faut observer

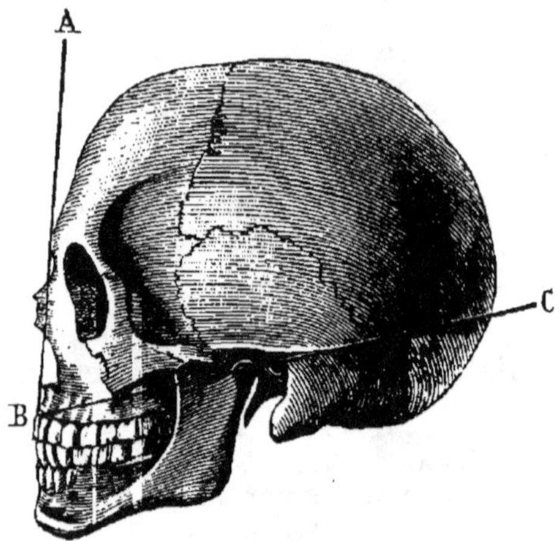

Fig. 11.

Angle facial de l'homme.

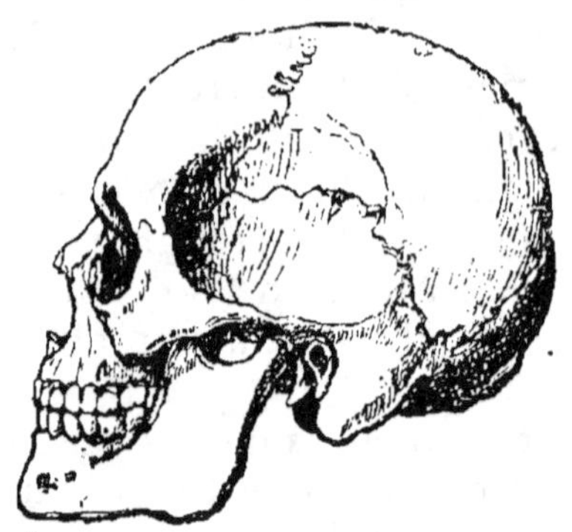

Fig. 12.

Type européen, non prognathe.

que les Romains et les Toscans sont en Italie ceux qui présentent l'angle facial le plus ample. Chez 60 femmes criminelles, on a trouvé :

	Maxim.	Minim.	Moyenne.
Empoisonnement......	80	75	76.2
Blessures.	78	75	76
Incendie............	79	71	75
Vol.................	78	72	74.9
Infanticide..........	79	70	74.9
Assassinat.	77	71	74.3
Homicide.............	81	69	72.9
Viol.................	73	72.5	72.7
Prostitution........	73	70	71

Les angles les plus amples se trouvent dans les empoisonneuses et dans les condamnées pour blessures ; les moindres dans les crimes sexuels et dans les meurtrières.

Mais le prognathisme vrai, celui qui sert à caractériser les races est le prognathisme alvéolo-sous-nasal, c'est-à-dire la projection de la portion sous-nasale du maxillaire à partir de l'épine nasale.

La figure 15 empruntée à Schack (1) nous en fournit un exemple.

L'individu dont il s'agit était fils unique d'un pauvre colporteur qui avait toujours été forcé d'emmener avec lui son fils encore tout jeune dans ses longues pérégrinations, soit à cause de sa pauvreté, soit parce que, en dépit des plus vertes corrections, il ne cessait de maltraiter ses deux petites sœurs. Tant qu'il était sous les yeux de son père, l'enfant se conduisait d'une manière irréprochable ; mais, livré à lui-même par suite des absences forcées de son père, il manifestait de nouveau sa nature bestiale et cruelle. Son passe-temps consistait d'abord à prendre les mouches, puis à leur arracher successivement pattes et ailes, au lieu de les tuer, et à

(1) *La physionomie chez l'homme et chez les animaux*, Paris 1887, p. 365.

observer avec satisfaction ces insectes mutilés se dé-
battre jusqu'à la mort. Mais son champ étroit d'expériences ne put satisfaire sa méchanceté, et il résolut de

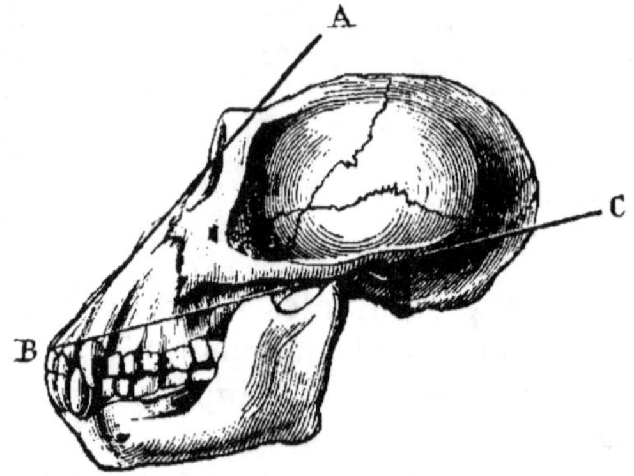

Fig. 13.
Angle facial de chimpanzé.
AB, ligne faciale ; BC, ligne horizontale.

l'étendre à des animaux de plus grande taille. C'est
ainsi qu'il arrachait les pattes à un canari, ou dépouillait

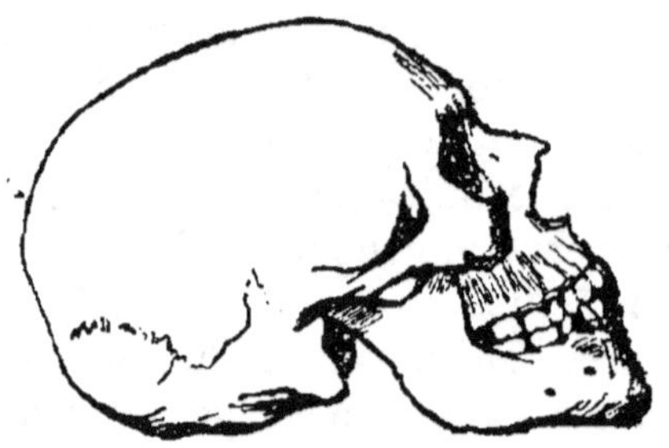

Fig. 14.
Crâne de criminelle italienne,
prognathe. (Lombroso).

de leurs plumes des petits oiseaux pour les abandonner
dans cet état, tout sanglants et sans secours, ou bien, il
retenait les poules et les canards par les plumes de

l'arrière-train jusqu'à ce que les pauvres bêtes se fussent
délivrées d'elles-mêmes. C'est avec une adresse extraordinaire pour son âge qu'il s'emparait d'un chat, le fixait
au mur en lui enfonçant un clou dans la queue, puis se
riait des contorsions désespérées que l'animal faisait pour

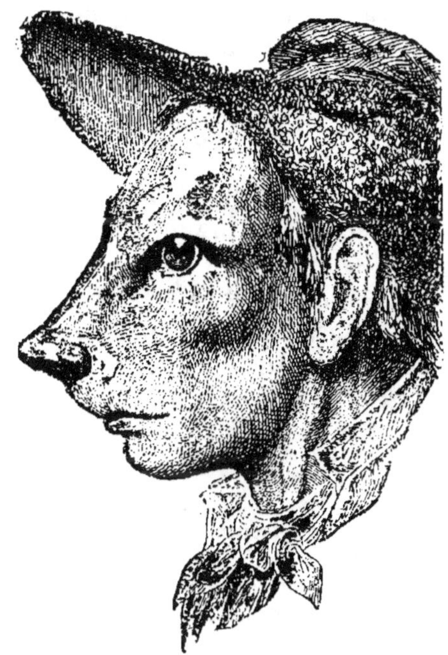

Fig. 15. — Un paysan à instinct sanguinaire. Prognathisme alvéolo
sous-nasal.

se détacher. Comme ni les réprimandes ni les plus durs
châtiments ne purent dissiper ses instincts féroces, son
père finit par le mettre en apprentissage chez un boucher. Sa singulière passion de voir couler le sang trouva
l'aliment qui lui manquait, et le jeune garçon resta
plusieurs années dans sa place, devint associé, enfin
patron à son tour.

Cependant il ne se contenta pas dans la suite de cette occupation, et lorsque l'emploi de juge de paix devint vacant dans le pays, il se porta candidat ; il fut heureux de remplir ses nouvelles fonctions en conservant celles de son métier.

Son instinct cruel et sanguinaire se traduit chez lui par l'expression particulière et la forme de son œil sauvage, inquiet, toujours aux aguets, dans les lignes saillantes du nez, dans son menton fuyant, enfin dans ses lèvres serrées qui achèvent de définir son caractère impitoyable.

Diamètre palatin. — Le diamètre palatin est le rapport de la largeur à la longueur de la voûte palatine.

Il est de 74.7 chez les Parisiens (Topinard), de 81.5 chez les assassins (Orchansky).

Dents. — Les anomalies des dents se rencontrent assez fréquemment chez les criminels. Rossi (1) a constaté :

Dents enchevêtrées	8 %
Incisives médianes absentes	2 %
Canines absentes	1 %
Incisives médianes hypertrophiées	3 %
Canines hypertrophiées	2 %

D'après Lombroso (p. 230), on a noté chez 4 pour cent des homicides, le développement démesuré des dents canines. Sur 7, les dents présentaient d'autres irrégularités, telles que l'absence des incisives latérales, leur ressemblance avec les canines, la mauvaise direction des canines ou leur superposition.

(1) Lombroso, *L'anthropologie criminelle*.

Asymétrie de la face. — Comme le crâne, la face est sujette, même à l'état normal, à de fréquentes asymétries.

Ces asymétries seraient particulièrement communes et bien évidentes chez les criminels.

Corre est arrivé, à cet égard, aux résultats suivants :

	Asymétries faciales.
Chez les voleurs................	28.9 %
Chez les faussaires..........	18.1
Chez les violateurs.........	32.0
Chez les assassins..........	24.0
Au total...................	25.0

Front. — Au point de vue esthétique et physiognomonique, le front est assurément une des parties les plus importantes de la face. Comme l'attestent un grand nombre d'expressions, la sagesse populaire y a cherché la manifestation des mouvements de l'âme, l'indication des qualités psychiques. On a particulièrement tenu compte, à cet égard, de la hauteur et de la direction du front: le front bas, déprimé d'une part et le front fuyant d'autre part, ont toujours été considérés comme des marques d'infériorité.

Hauteur du front. — Marro (1) a mesuré la hauteur du front chez des normaux et chez des délinquants et il a obtenu les chiffres que voici :

Hauteur du front en centimètres.	Délinquants.	Normaux.
De 2.5 à 3.0.........	5	»
De 3.1 à 3.5.........	7	2
De 3.6 à 4.0.........	38	6
De 4.1 à 4.5.........	29	21
De 4.6 à 5.0.........	26	14
De 5.1 à 5.5.	10	8
De 5.6 à 6 et au-delà.	6	1
Total...........	121	52

1) *Op. citat.*, p. 125.

En fixant à 4 centimètres la limite des fronts bas, les proportions seraient :

FRONT.	DÉLINQUANTS.		NORMAUX.	
	Nombre de sujets.	Proportion.	Nombre de sujets.	Proport.
Bas, au-dessous de 4..	5o	41.3 °/₀	8	15.3 °/₀
Au-dessus de.........	71	58.6 °/₀	44	84.6 °/₀

Diamètre frontal minimum. — Voir plus haut, page 31.

Indice frontal. — Voir page 42.

Front fuyant. — Le front est partagé en deux plans réunis en angle plus ou moins obtus, au niveau des bosses frontales. Chez la plupart des Européens, l'angle a relativement peu d'ouverture : le front est

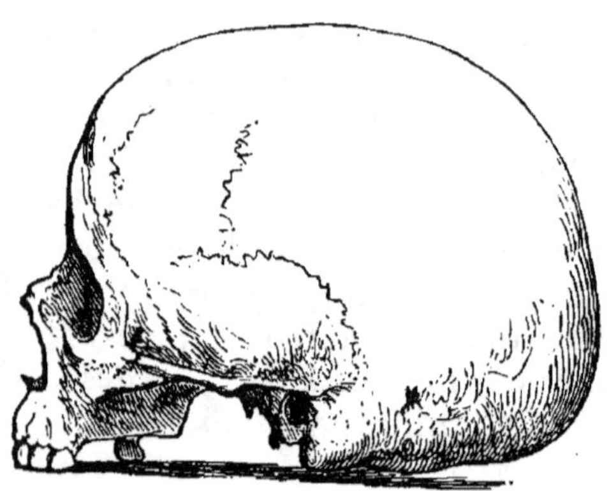

Fig. 16 — Exemple de front droit aux bosses élevées et saillantes. (Topinard).

droit ou *bombé*, (fig. 16) tandis que chez les micro-céphales, dans la race préhistorique de Néander-thal et les nègres d'Océanie (fig. 17) l'angle est fort obtus et le front est *fuyant*.

Dans notre race, tandis que les honnêtes gens ne présentent que 4 pour 100 de fronts fuyants, les criminels atteignent la proportion de 28 pour 100 et même 33 pour 100 (1).

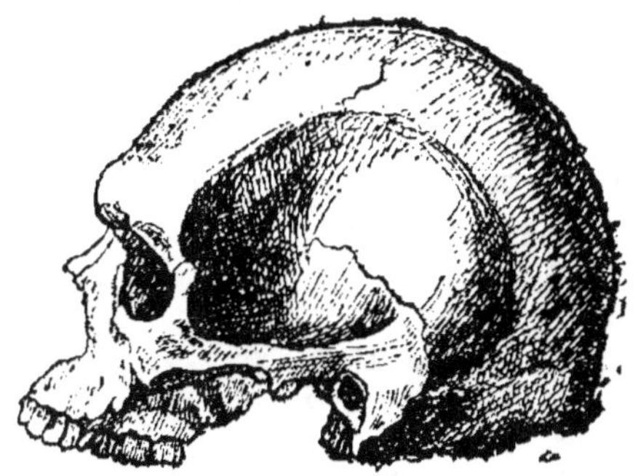

Fig. 17. — Front fuyant, type australien. (Topinard).

Développement exagéré d'une ou des deux bosses frontales. — Lombroso a rencontré ce caractère chez un bon nombre de criminels. Laurent (1), qui en a également reconnu l'existence, cite notamment le cas d'un vagabond peu intelligent, brachycéphale, fils d'une paralytique et dont les bosses frontales faisaient une saillie telle qu'il semblait presque avoir des cornes naissantes.

Développement exagéré des arcades sourcilières avec effacement, ou même dépression de la glabelle. — Lombroso signale la saillance excessive des arcades sourcilières, dans une proportion de 58.2 pour 100 de criminels.

Cette saillance des arcades sourcilières s'accompagne fréquemment de l'effacement, ou même de la dépression de la glabelle, c'est-à-dire de la région intermédiaire aux deux arcades sourcilières qui présente normalement une certaine proéminence, du

(1) *Op. citat.*, p. 113.

moins chez les Européens, plus encore chez les Américains et chez les Noirs Océaniens. Elle est au contraire peu marquée chez les Noirs Africains.

Pommettes saillantes. — La saillance exagérée des pommettes a été souvent relevée chez les criminels.

Cavités orbitaires (fig. 18). — L'augmentation de la cavité orbitaire chez les criminels ressort notamment des recherches entreprises par Bono (1). Il a trouvé :

		Capacité orbitaire.
Chez les Lombards honnêtes....		56.5
— — coupables...		61.5
— — aliénés		56.2
Chez les Piémontais honnêtes....		56,5
— — coupables...		57.7
— — aliénés......		55.6

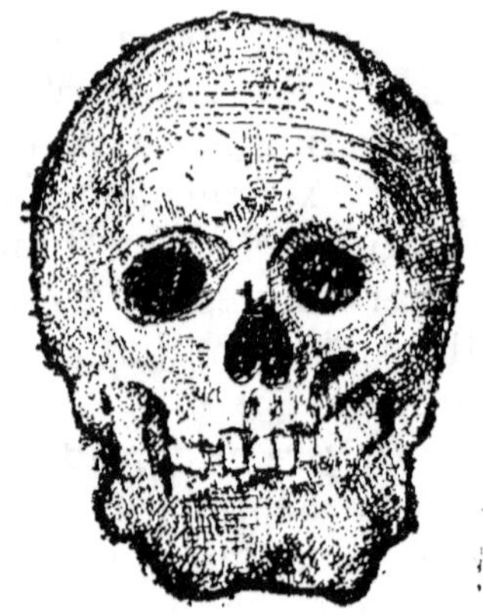

Fig. 18. — Crâne de criminel.

Cette figure, empruntée à Lombroso, reproduit une photographie composite ou galtonienne de cranes de criminels présentant les caractères suivants : Sinus frontaux très apparents, zygomas et mâchoires très volumineux, orbites très grands et très éloignés, asymétrie du visage, type ptéléiforme de l'ouverture nasale, appendice lémurien des mâchoires.

D'après Lombroso, le plus grand développement de la capacité orbitaire s'explique, comme chez les

(1) Lombroso, p. 161.

oiseaux de proie, par la coordination des organes, en suite d'un exercice plus fréquent ; c'est pourquoi, cette capacité paraît encore plus développée chez les voleurs que chez les assassins.

Indice orbitaire. — C'est le rapport du diamètre vertical de la base de l'orbite à son diamètre horizontal.

De 83.7 en moyenne chez les Parisiens, il atteint 88.4 chez les assassins (Orchansky).

Nez. — Les anomalies du nez chez les criminels ont été étudiées avec un soin particulier par Ottolenghi (1).

Cet auteur a examiné l'échancrure nasale de 526 crânes dont 397 normaux, 129 de criminels, 50 de fous.

Il y a trouvé des anomalies dans la proportion de 23.92 pour 100 chez les normaux, 39.52 pour 100 chez les criminels (48.14 pour 100 d'hommes ; 33.33 pour 100 de femmes).

Mais, ce qui est plus important, il a rencontré dans le plus haut degré d'anomalie la vraie gouttière simienne dans le rapport de 1.70 pour 100 chez les normaux et de 16.60 pour 100 chez les criminels.

Sur 20 crânes de crétins de la Lombardie et du Piémont, l'anomalie de l'échancrure nasale était dans le rapport de 55 pour 100. Chez les fous (presque tous Piémontais), il a trouvé presque aussi fréquemment cette anomalie (42 pour 100) ; 15 épileptiques ont donné 38.46 pour 100. Il a cherché les anomalies de l'épine nasale dans les crânes de 60 normaux, de 30 criminels, de 13 épileptiques, de 50 fous et de 20 crétins, et il l'a rencontrée très développée chez les criminels (48.7 pour 100), surtout chez les assassins et chez les fous (40 pour 100) ; et moins fréquemment chez les normaux (24 pour 100).

(1) Lombroso, *l'Anthropologie criminelle*, p. 42.

On a ensuite étudié la dimension, l'inclinaison, la surface, la direction et la protubérance des os nasaux.

Ce sont les criminels (surtout les assassins) qui offrent les os nasaux les plus développés (40 pour 100), tandis que chez les normaux, la proportion n'est que de 4 pour 100.

Pour la direction, Ottolenghi a constaté fréquemment (36 pour 100) la déviation des os nasaux chez les criminels, 30 pour 100 chez les épileptiques, tandis qu'elle était de 16 pour 100 chez les normaux.

M. Ottolenghi a observé aussi l'ouverture nasale asymétrique, appelée, par M. Welecker, *pléléiforme* : Celle-ci, très rare chez les normaux (8 pour 100), prédomine parmi les criminels (36 o/o), spécialement chez les voleurs (37.5 pour 100) et presqu'autant chez les fous (32 p. 100); chez les crétins (sur 20 individus, 20 p. 100), et chez les épileptiques (sur 13 individus, 32 pour 100).

Il a étudié, sur le vivant, la forme du nez, son profil, sa base, sa largeur, sa protubérance (selon les règles tracées par M. Bertillon), chez 630 normaux, 392 criminels, 40 épileptiques et 10 crétins.

Le criminel, en général, présente le nez rectiligne (60.31 pour 100) à base horizontale (60.97 pour 100), de longueur moyenne (48.73 pour 100), plutôt large (54.14 pour 100), pas trop protubérant (38.53 pour 100), souvent dévié (48.13 pour 100).

Parmi les criminels, on a pu déterminer suffisamment bien le nez du voleur et celui du violateur.

Le voleur présente en grande partie le nez rectiligne (40.4 pour 100); souvent concave (23.32 pour 100); à base souvent relevée (32.13 pour 100) ; fréquemment court (30.92 pour 100); large (53.28 pour 100); écrasé (31.32 pour 100) et bien des fois dévié (37.5 pour 100).

Les violateurs ont le plus souvent le nez rectiligne (54.5 pour 100) ; écrasé (50 pour 100) et dévié (50 pour 100), mais de dimensions moyennes.

Chez les normaux, le nez est tantôt crochu (26.87 pour 100) ; tantôt onduleux (25.4 pour 100) ; plutôt long (57.7 pour 100) ; de moyenne largeur (54.8 pour 100) ; à base très souvent abaissée (42 pour 100) et très rarement écartée (6 o/o) ; surtout protubérant (30 pour 100).

On voit donc que si le profil le plus souvent rectiligne et la direction écartée distinguent le nez du criminel de celui du normal, la longueur, la largeur et la protubérance distinguent suffisamment entre eux les différents types de criminels.

Le nez de l'épileptique est souvent onduleux (42.8 pour 100) et crochu (32.8 pour 100) ; à base horizontale (72.3 pour 100) ; très long (75 pour 100) ; plusieurs fois bien large (30 pour 100) ; souvent dévié (25 pour 100), presque toujours protubérant (59.94 pour 100).

Le crétin a le nez camus ; très souvent concave (50 pour 100) ; à base horizontale (100 pour 100) ; court (60 pour 100) ; large (100 pour 100) ; écrasé (100 pour 100) ; souvent dévié (40 pour 100).

Laurent (1) confirme la fréquence des déviations du nez tantôt à gauche, tantôt et plus souvent à droite. Il a même observé un criminel chez qui cette déviation du nez était héréditaire. L... est un vagabond de trente ans, qui a déjà subi six condamnations. Son nez est remarquablement dévié. Or, cet homme est fils d'une névropathe et d'un alcoolique, qui, dit-il, avait comme lui le nez dévié à droite.

Oreilles. — Morel est le premier qui ait attiré l'attention sur la coexistence de malformations de l'oreille et de certains troubles psychiques, en particulier de la dégénérescence héréditaire : aussi

(1) *Op. citat.*, p. 185.

a-t-on donné le nom d'*oreille de Morel* à l'oreille
atteinte de certaines déformations, à savoir un pavillon mal développé, dépourvu de lobule, à bords
irréguliers ou festonnés et présentant souvent la
tubercule de Darwin, c'est-à-dire une petite saillie
siégeant à la partie supérieure du bord retroussé de
l'hélix.

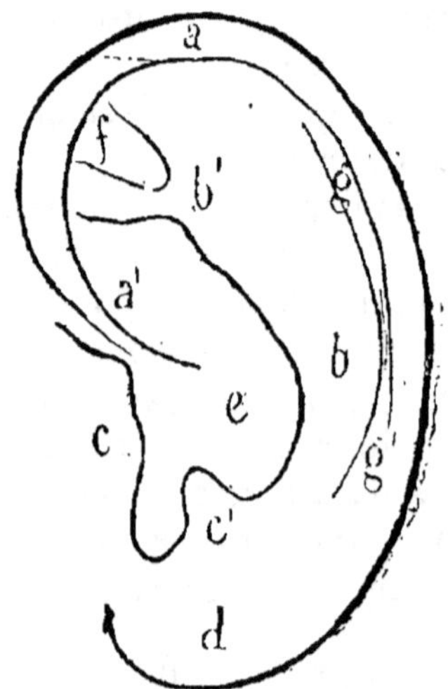

Fig. 19. — Pavillon normal chez l'adulte. (Frigerio).
a. Hélix; *a'*, crête de l'hélix; *b*, anthélix; *b'*, crura furcata; *c*, tragus;
c', antitragus; *d*, lobule; *e*, conque; *f*, fossette intercurale; *gg'*, fossette scaphoïde.

Ces anomalies de l'oreille, observées chez les aliénés, se rencontrent aussi assez fréquemment chez les
criminels.

Elles ont été spécialement étudiées par Frigerio (1),
qui s'est servi pour ses observations d'un compas
spécial imaginé par lui et appelé *l'otomètre*.

Voici les conclusions auxquelles il est arrivé :

(1) *L'oreille externe, Archives de l'anthropologie criminelle*,
t. III, 1888, p. 438.

1º **Le** pavillon de l'oreille doit être placé en première ligne parmi les organes qui offrent des caractères de dégénérescence ;

2º L'angle auriculo-temporal mérite la plus grande attention au point de vue de l'anthropologie et de l'identification personnelle ;

3º L'angle auriculo-temporal dépasse 90º dans les conditions normales avec des chiffres de beaucoup inférieurs à ceux que l'on constate chez les fous et chez les criminels ;

4º La moyenne pour cent tend à augmenter, de l'homme sain à l'aliéné et au criminel. Elle est dépassée chez les singes, sur lesquels elle est rarement inférieure à 100º.

5º L'indice de la conque et celui du pavillon décroissent chez les individus sains du premier âge et de l'âge adulte. Ils semblent, avec l'ampleur de l'angle auriculo-temporal, liés au développement de l'intelligence.

6º La plus grande variation de l'indice de la conque, comparée à celle du pavillon chez les individus sains, permet de croire que, du premier âge à l'âge mûr, il y a, spécialement dans la conque, un plus grand développement dans le sens longitudinal que dans le sens transversal.

Si, chez les aliénés, on adopte l'indice moyen des deux oreilles pour la conque et le pavillon, on observe, bien que l'indice de la conque soit supérieur à celui de l'individu normal, que l'indice du pavillon lui est au contraire inférieur. Cependant, chez les aliénés, la conque a un développement plus grand que le pavillon, surtout dans le sens transversal.

8º D'après l'indice moyen de la conque, les aliénés et les criminels se succèdent comme suit, en ordre décroissant : non héréditaires, o. 69 ; dégénérés et violateurs, o. 67 ; voleurs de grands chemins, o. 66 ; homicides, o. 55 ; voleurs et faussaires, o. 65 ; héréditaires, o. 64 ; incendiaires, o. 69.

Le professeur Gradenigo (1) a étudié le pavillon de l'oreille sur une plus grande échelle.

Les sujets qu'il a observés étaient très nombreux. Outre l'examen attentif de 650 personnes (350 hommes et 300 femmes), il a passé rapidement en revue les pavillons de 25,000 personnes (à Turin 15,000 hommes,

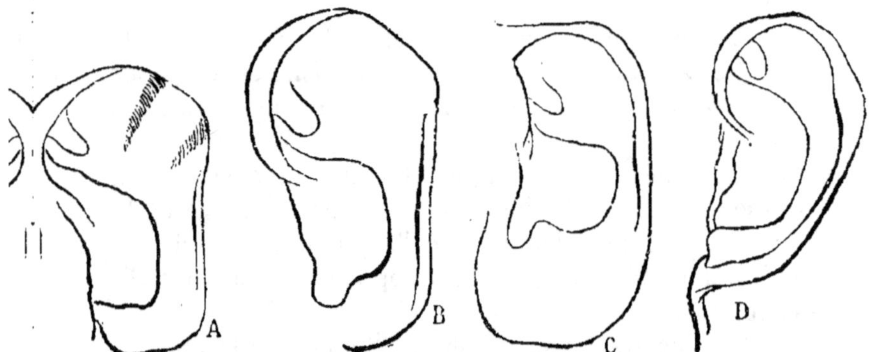

Fig. 20. — Anomalies de l'oreille, chez les criminels.
A et B, hélix incomplet chez deux criminels: oreilles mal ourlées. (Frigerio. — C, hypertrophie du lobule chez un criminel. (Frigerio.) — D, adhérence du lobule avec la peau de la face chez un criminel (Laurent).

10,000 femmes). Il a examiné 330 aliénés (180 hommes, 150 femmes) ; 76 crétins (50 hommes, 26 femmes) ; 352 criminels typiques (304 hommes, 48 femmes).
Voici ses résultats :

	CRIMINELS.	HOMMES HONNÊTES	
		Hommes.	Femmes.
Pavillons réguliers........	29.2 %	50.53 %	62 %
Lobes adhérents..........	25	28	22
Oreilles à anse..........	24	12.15	6
Oreilles Wildermuth (2)...	18	6.2	9.12

(1) Lombroso, *L'anthropologie criminelle*, p. 48.
(2) Dans ce type, la saillie de l'anthélix est plus accentuée comparativement à l'hélix.

Chez les personnes honnêtes, les oreilles à anse sont donc environ moitié moins fréquentes parmi les femmes que parmi les hommes ; les oreilles de Wildermuth, au contraire, sont plus fréquentes chez celles-ci.

Les anomalies dans la conformation du pavillon se rencontrent donc environ deux fois plus fréquemment chez les criminels que chez les adultes honnêtes à Turin. Quant au nombre des lobes adhérents, l'exception qui résulte des chiffres n'est qu'apparente : car chez les

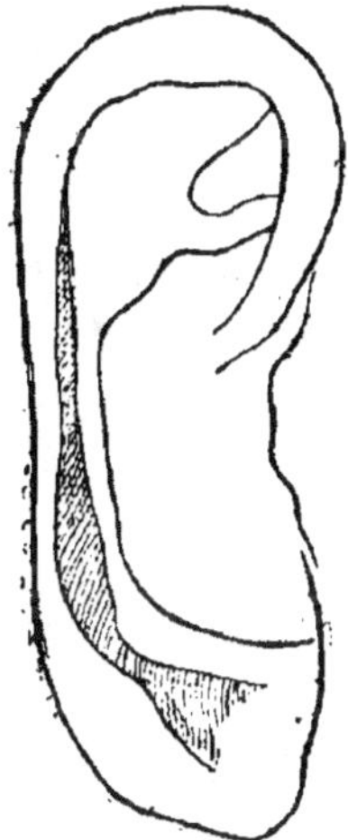

Fig. 21. — Fossette scaphoïde limitée au lobule. (Frigerio).

criminels, on trouve très souvent les lobes adhérents, prolongés le long de la joue, espèce d'anomalie plus grave que les lobes adhérents simples. De plus, Gradenigo a constaté, chez les criminels, une fréquence toute particulière des oreilles de Darwin, des malformations de l'hélix et de l'anthélix, et d'asymétrie d'implantations, d'anomalies de la fossette scaphoïde. De ses recherches, il résulte, en outre, que la proportion pour cent des anomalies du pavillon varie sensiblement — même en faisant abstraction du sexe — selon la région, la ville, la classe sociale, et même, pour certaines anomalies, aussi selon l'âge. Il a rencontré un nombre beaucoup plus considérable d'oreilles à anse chez les enfants (25 p. 100) que chez les adultes (12, 15 p. 100).

Lannois (1), qui a examiné 43 détenus, a été également frappé de la fréquence de l'écartement des oreilles, ou, en d'autres termes, de l'augmentation de l'angle auriculo-temporal. Il a rencontré aussi le tubercule de Darwin, l'exagération de longueur ou d'adhérence du lobule et la malformation décrite par Féré et Huet à la Société de biologie (1885).

« Mais il faut avouer, dit-il, qu'il n'y a rien en tout ceci de vraiment caractéristique et surtout rien de constant : toutes ces déformations peuvent se rencontrer sur des sujets sains d'esprit. S'il existe une formule qui puisse rendre des services au point de vue de l'anthropologie criminelle et de l'aliénation, elle est encore à dégager. »

ARTICLE III. — CERVEAU

Structure des circonvolutions cérébrales. — Comme le crâne, le cerveau du criminel a particulièrement sollicité l'attention des anthropologistes et a fait l'objet d'un grand nombre de travaux.

Parmi ces travaux, ceux de Benedikt (1) ont eu un retentissement spécial.

Benedikt a soutenu que le cerveau des criminels se distingue du cerveau des normaux (fig. 22 et 23) par des caractères particuliers de sa surface, que ces caractères suffisent pour faire des criminels une variété anthropologique, enfin qu'il offre une cer-

---

(1) *De l'oreille au point de vue anthropologique et médico-légal. Archives de l'anthropologie criminelle.* Tome II, 1887, p. 336.

taine analogie avec celui des singes, papion et chimpanzé (fig. 24, 25 et 26).

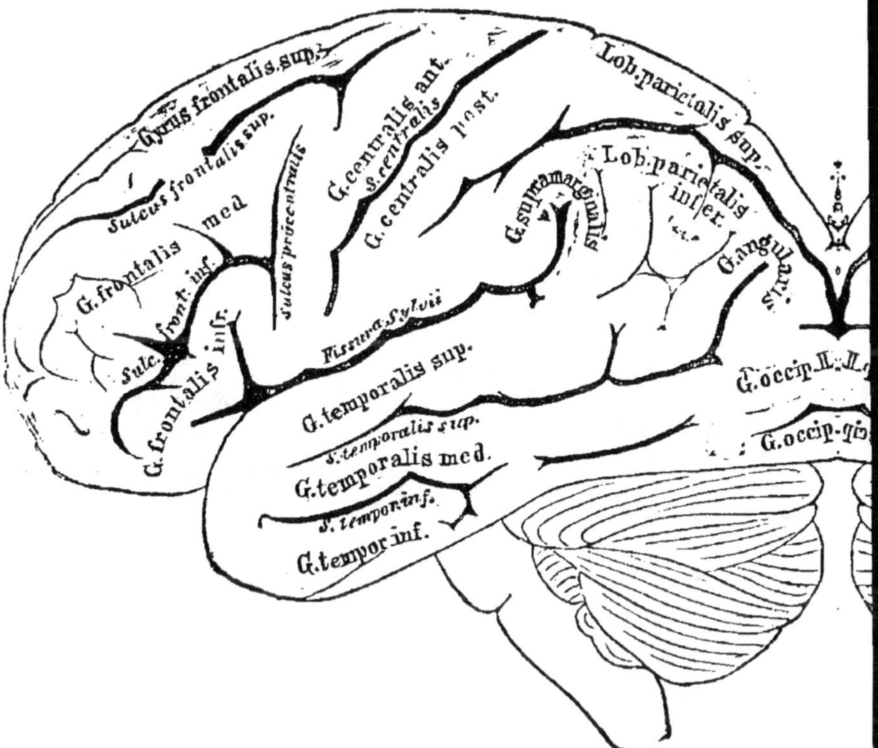

Fig. 22. — Face latérale d'un cerveau humain (hémisphère gauche).

Gyrus frontalis sup. Première circonvolution frontale; *G. frontalis med*. Seconde circonvolution frontale; *G. frontalis infr*. Troisième circonvolution frontale; *G. centralis ant*. Circonvolution frontale ascendante; *G. centralis post*. Circonvolution pariétale ascendante; *S. centralis*, sillon de Rolando; *Fissura Sylvii*. Scissure de Sylvius. *Lob. parietalis sup*. Lobule pariétal supérieur; *Lob. parietalis infer*. Lobule pariétal infér. *G. supramarginalis*, Lobule du pli courbe; *G. angularis*, pli courbe; *G. temporalis sup*. Première C. temporale; *S. temporalis sup*. Scissure parallèle; *G. temporalis med*. Seconde C. temporale; *G. temporalis inf*. Troisième C. temporale: *F. parieto-occipit*. Scissure occipitale ou scissure simienne, ou encore fente simiesque.

Il se distingue par l'existence de subdivisions plus nombreuses des circonvolutions et de plis de passage

qui font défaut à l'état normal. La seconde frontale
(Voir fig. 22 *G. frontalis med.*) subit souvent un dédoublement, de sorte que le lobe frontal possède quatre
circonvolutions ; Benedikt a rencontré ce dédoublement de la seconde frontale **27** fois sur 83 cas.

Flesch (1) a également relevé sur le cerveau du

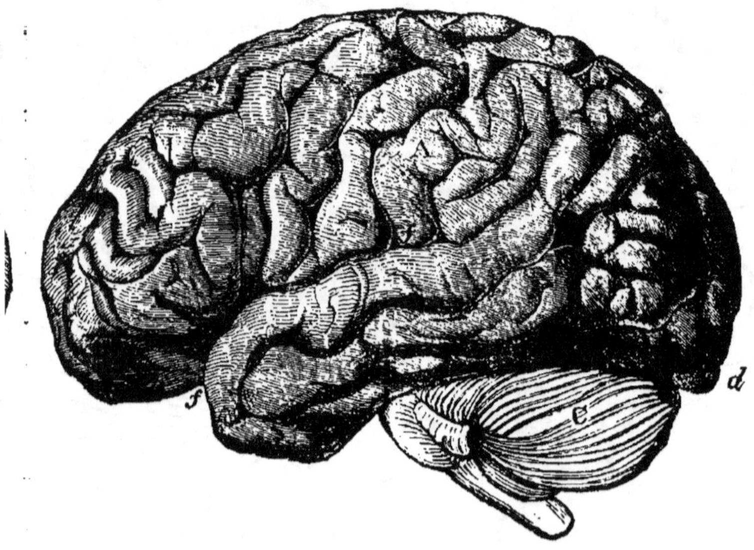

Fig. 23. — Face latérale d'un cerveau humain (hémisphère gauche).
A, hémisphère gauche ; *ff*, scissure de Sylvius ; C, cervelet ; *d*, extrémité
postérieure du lobe occipital.

criminel un certain nombre de particularités : ainsi,
dans une série de 5o cerveaux, il a trouvé deux fois
l'insula à découvert ; six fois, dans huit hémisphères,
le cervelet incomplètement recouvert par les lobes
du cerveau et la scissure simienne persistant entre
les lobes pariétaux et occipitaux (Voir fig. 22
F. parieto-occip.). En général, il a remarqué que le
nombre des circonvolutions des hémisphères était
plus restreint ; mais, dans certaines régions, il y

(1) *Untersuchungen über Verbrecher Gehirne.* Würzbourg, 1882.

avait parfois dédoublement de quelques circonvolutions : c'est ainsi qu'il a noté la subdivision de la

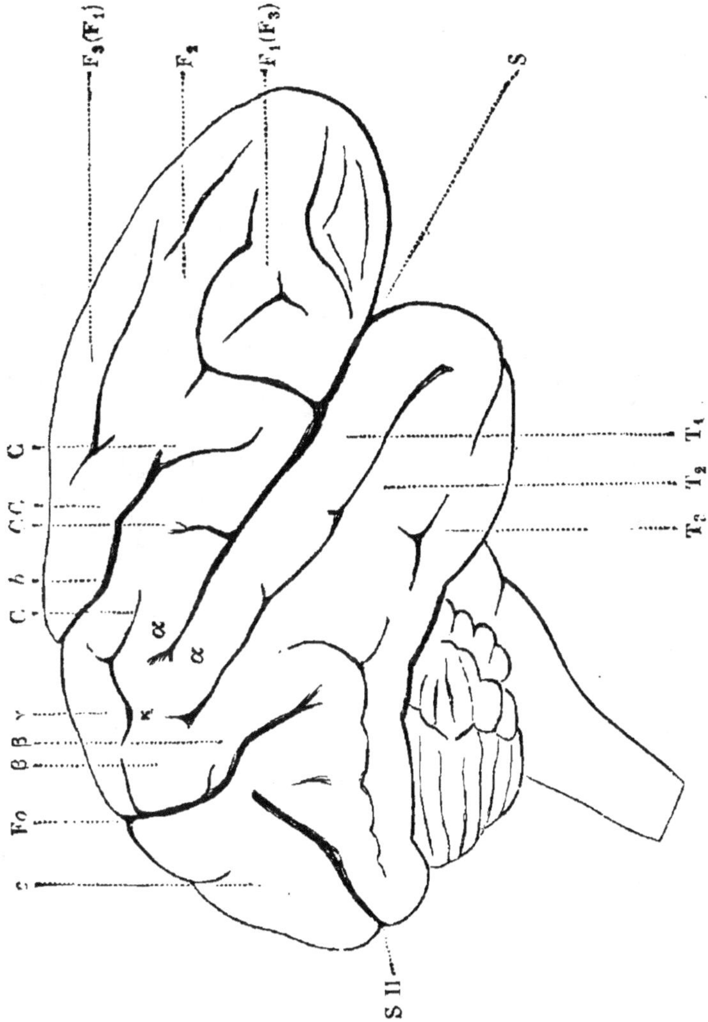

Fig. 24. — Cerveau du singe papion.

S, scissure de Sylvius; *SII*, incisure préoccipitale; *F.* scissure occipitale; *b*, scissure de Rolando;

première et de la deuxième frontales (fig. 22 *Gyrus
frontalis sup.*; *G. frontalis med..*), de la frontale
ascendante (fig. 22 *G. centralis ant.*), de la pariétale

ascendante (fig. 22 *G. centralis post.*). Une fois, la scissure de Rolando communiquait avec la scissure de Sylvius.

Mais les recherches de Giacomini (1) montrent que ces anomalies ne sont point particulières aux criminels : il les a retrouvées sur des cerveaux normaux.

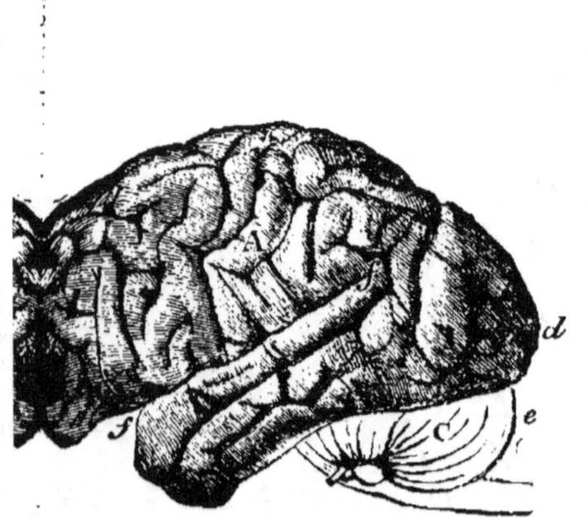

Fig. 25. — Face latérale d'un cerveau de chimpanzé (hémisphère gauche)
C, cervelet ; *ff*, scissure du Seylvius.

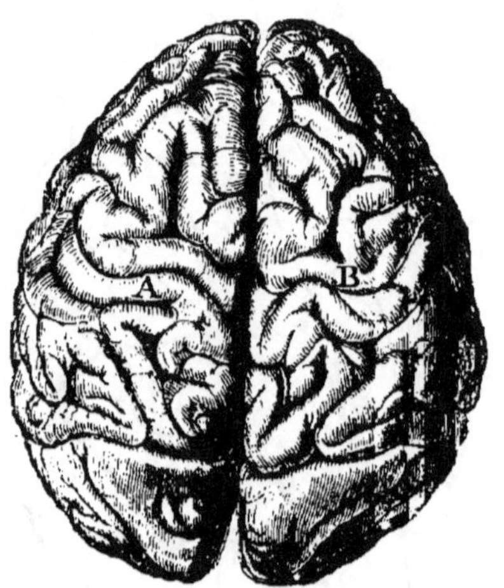

Fig. 26. — Face supérieure d'un cerveau de chimpanzé.
A, hémisphère gauche; B, hémisphère droit.

Ainsi, sur 164 cerveaux normaux, il a constaté :

Dédoublement de la 1° frontale ...... 9 fois.
— 2° — ...... 24 —
— 3° — ...... 14 —

Sur 56 cerveaux de criminels, il a reconnu :

— 1° — ...... 1 —
— 2° — ...... 2 —
— 3° — ...... 5 —

Bardeleben (2) est arrivé aux mêmes conclusions que Giacomini :

(1) *Varietà delle circonvoluzioni cerebrali*, 1882.
(2) *Deutsche medizinische Wochenschrift*, 1883.

Abstraction faite de la difficulté de donner une définition précise du criminel, l'examen de cerveaux provenant d'individus n'ayant jamais subi de condamnations montre que les anomalies de la configuration de la surface cérébrale attribuées en propre aux criminels se rencontrent également en dehors d'eux.

Poids du cerveau. — Jusqu'ici les recherches sur le poids du cerveau et sur les rapports de ce poids avec le degré de l'intelligence n'ont point encore abouti à des conclusions indiscutables.

D'une part, des cerveaux d'hommes distingués ont présenté des poids inférieurs à la moyenne (1) : celle-ci est de 1,390 grammes. Or, le cerveau du philologue Hermann ne pesait que 1,358 grammes ; celui du médecin Hugues Bennett 1,332 grammes ; celui de l'anatomiste Tiedemann 1,254 grammes ; celui du minéralogiste Haussman 1,226 grammes ; celui de Gambetta, 1,294 grammes.

D'autre part, on rencontre souvent, chez les aliénés, des cerveaux dont le poids dépasse la normale : un cerveau d'aliéné, présenté à la Société d'anthropologie, pesait 1,700 grammes (2).

En présence de pareils résultats, on ne s'étonnera pas que la pesée du cerveau n'ait fourni aucune donnée positive à l'anthropologie criminelle.

Le désaccord qui se manifeste entre les chiffres fournis par les différents auteurs s'explique d'autant plus facilement que, suivant la remarque de Fallot (3), le groupe des criminels est peu homogène.

Si, ce qui n'est pas invraisemblable, il y a quelque

(1) Charlton Bastian, *Le cerveau, organe de la pensée chez l'homme et chez les animaux*, Paris, 1882, t. II, p. 31.

(2) Corre, *op. cit.*, p. 4.

(3) *Le cerveau des criminels. Archives de l'anthropologie criminelle*, 1889, IV, p. 289 et *Revue d'anthropologie*, 1886, p. 354.

rapport entre le degré de vigueur psychique et le poids du cerveau — bien qu'il y ait, sans doute, à tenir compte plus encore de la qualité que de la quantité de substance cérébrale — on ne s'étonnera plus d'obtenir des résultats très divergents dans une « catégorie d'individus qui englobe à la fois de vulgaires malfaiteurs, d'intelligence sûrement bien au-dessous de la moyenne, et ce que l'on a appelé *les criminels de génie*. » (Fallot.)

Bischoff a comparé 137 cerveaux de criminels et 422 normaux. Il a trouvé pour les cerveaux de poids inférieur et moyen, nombre égal de criminels et d'individus normaux ; au contraire, pour les cerveaux pesant de 1,400 à 1,500 gr., les criminels seraient dans la proportion de 24 pour 100 et les normaux dans celle de 20 pour 100.

Vingt cerveaux d'aliénés, de criminels, de suicidés, pesés par Huschke, ont donné 125 grammes de plus que vingt autres cerveaux provenant d'individus normaux.

Topinard (1) a réuni les données fournies par la pesée de dix-huit cerveaux de criminels parmi lesquels figurent les cas de Lélut et de Parchappe : il leur a trouvé des poids variant de 1,183 à 1,396 grammes, avec une moyenne de 1,350 grammes. « Si, dit-il, on compare ces nombres avec ceux que les recherches de Broca attribuent à l'encéphale d'individus du même âge, on trouve, pour les criminels, une infériorité d'une trentaine de grammes environ. »

Varaglia et Silva (2) ont reproduit, d'après les registres du professeur Giacomini, le poids de 42 encéphales de criminels ; ils varient d'un mini-

(1) *Anthropologie générale*, p. 550.
(2) Fallot, *Archives de l'anthropologie criminelle*, 1889.

mum de 1,036 à un maximum de 1,328. Les cerveaux de 1,137 à 1,199 sont de loin les plus nombreux.

Absence de la commissure grise du troisième ventricule. — Sur 215 individus examinés, Ferras de Macedo (1) a constaté 43 fois, soit 20 pour 100, l'absence de la commissure molle ou commissure grise.

« Dans chacun de ces cas, sans exception, l'enquête a démontré que l'individu sans commissure présentait les caractères suivants : versatilité d'opinions, instabilité du caractère, turbulence publique et domestique, tendance au vice et au crime en général, irascibilité extrême, insolence et grossièreté, ingratitude, défaut de réflexion et de circonspection, en un mot manque de bon sens et d'harmonie psychique. Au contraire, les individus pourvus de la commissure grise auraient été constamment doués des qualités opposées aux défauts ci-dessus. Enfin, une autre particularité curieuse est qu'aucun des quarante-trois individus masculins privés de la commissure n'a eu d'enfants. »

Un peu de scepticisme est bien de mise à l'égard de constatations aussi originales. Voyez-vous cette commissure grise passablement méconnue, jusqu'ici élevée à la dignité d'arbitre de la vie morale, d'organe pondérateur de l'activité intellectuelle et veillant à la propagation de l'espèce humaine !

Des considérations renouvelées de Descartes, qui logeaient l'âme dans la minuscule glande pinéale, se présentent naturellement à l'esprit. Comme la commissure est bien placée pour remplir son rôle ! Au milieu de la masse cérébrale, elle coordonne l'action des deux hémisphères, règle leurs opérations et les fait converger vers le même but.

(1) Laurent, p. 325.

Mais ceci est du domaine de la fantaisie ; ce serait perdre son temps que d'y insister davantage.

Développement du cervelet. — Nous ne sommes assurément pas sur le terrain solide de la science, quand nous avons à parler des fonctions du cervelet, organe si admirablement complexe et si profondément ignoré.

Déjà Lauvergne avait attribué la tendance criminelle à une hypertrophie de cet organe.

D'après Lombroso (1), son plus grand développement contrastant avec le volume du cerveau serait un fait maintenant bien assuré ; même les femmes criminelles, qui ont toujours le minimum des anomalies, sont en cela très voisines des mâles. Le poids du cervelet et de ses annexes était de 153 gr. tandis que chez les femmes honnêtes, il est de 147; chez les mâles, il va jusqu'à 169.

Lésions cérébrales et méningées. — Pigmentation anormale, dégénérescence graisseuse des cellules ganglionnaires, altérations des vaisseaux ; ces lésions et d'autres encore, assez fréquentes chez les aliénés, se présenteraient aussi communément chez les criminels ; c'est notamment ce qui ressort des recherches de Flesch ; les altérations méningées sont particulièrement fréquentes ; elles existaient dans 5o pour 100 des cas.

L'autopsie a révélé la présence de lésions cérébrales et méningées chez Prunier, Menesclou, Pranzini (2).

Dans le cerveau de Guiteau qui fut pendu pour avoir assassiné le président Garfield, les espaces lymphatiques périvasculaires étaient remplis de

____

(1) *L'anthropologie et ses progrès récents*, p. 27.
(2) Brouardel, *Affaire Pranzini. Annales d'hyg.*, 1887, t. XVIII, p. 336.

masses granuleuses de pigment, résidus d'anciens épanchements sanguins. Les vaisseaux capillaires étaient en voie de dégénérescence granuleuse sur plusieurs points, particulièrement dans la substance grise. Le corps des cellules nerveuses était tellement pigmenté qu'il cachait souvent le noyau ; et il y avait des traces d'hyperplasie cellulaire tout le long des faisceaux de la substance blanche, comme dans un nerf optique atteint de névrite descendante. Tout cela se notait, surtout, dans le corps strié et dans les circonvolutions frontale, pariétale ascendante et pariétale supérieure (1).

Golgi trouva chez Gasparone une abondance de granulations pigmentaires dans les cellules nerveuses et jusque dans les connectives. Toute la substance corticale était parsemée d'une certaine quantité de granulations amyloïdes.

Dans le cerveau de ce Freud dont nous avons parlé plus haut, Villigk découvrit une grande quantité de pigment dans la tunique des capillaires, et surtout dans celle des vaisseaux artériels des seconde, troisième et quatrième couches de la substance grise.

Le pigment était moins abondant dans la couche superficielle, dans la substance blanche et dans les ganglions centraux ; il était très abondant dans les lobes frontaux ; il manquait dans le cervelet, dans le bulbe rachidien et dans les cellules cérébrales. Au contraire, les grandes cellules de Betz en étaient surchargées, tout près du noyau. Quelques groupes de ces cellules pigmentées se trouvaient aussi dans la circonvolution centrale antérieure. On observa,

(1) *Revue scientifique*, 1883. — Voyez Lutaud, *État mental de Guiteau! Ann. d'hyg.*, 1882, t. VIII, p. 52.

dans la moelle épinière, l'obstruction du canal central.

Spitzka (1) parle d'un certain Grappot qui, en plein jour et en présence de ses fils, tua un de ses voisins dont il était débiteur, et puis tenta de se suicider. Il fut condamné, mais il mit fin lui-même à ses jours. L'adhérence de la dure-mère était très tenace, il y avait des pigmentations dans les noyaux du nerf vague, du facial, de la cinquième paire.

Bergmann trouva dans le cerveau d'un assassin des adhérences dans les prolongements occipitaux des ventricules qui indiquaient qu'une inflammation avait existé précédemment (2).

Ch. Robin et Broca constatèrent chez Lemaire une asymétrie cranienne, un front étroit, les sutures soudées à 18 ans, la pie-mère adhérente à la substance cérébrale, la dure-mère épaissie et parsemée de petites exsudations fibrineuses ; le cerveau pesait 1,183 grammes.

Le voleur et parricide Benoist présentait un front fuyant, la pie-mère adhérente à l'hémisphère droit et la dure-mère épaisse (3).

Vaisseaux cérébraux. — Lombroso (p. 193) a fait connaître les anomalies qu'il a constatées du côté des vaisseaux cérébraux dans 71 cas :

Artères communicantes postérieures grosses......	18
— cérébelleuses plus petites................	5
— communicante antérieure double.........	1
— basilaire petite......................	1
— communicante postérieure manquante....	1

(1) *Evidence of insanity discoverable in te brain of criminals*, 1882, New-York.

(2) Virchow, *Abhandlungen*, 1873.

3) Lombroso, p. 194.

Sauf les deux dernières, ces anomalies ne sont pas rares. Flesch a également trouvé l'absence de l'artère communicante postérieure gauche en même temps que l'anomalie fort rare d'une artère d'un corps strié gauche atrophié, remplacée dans la partie antérieure par la communicante antérieure. Dans un autre cas, la vertébrale droite était atrophiée et remplacée par une branche anormale de la carotide gauche.

ARTICLE IV. — TRONC ET MEMBRES.

Taille et poids du corps. — Les indications fournies par différents auteurs sur la taille et le poids des criminels ne sont guère concordantes.

Thompson (1) a constaté chez des délinquants écossais, irlandais, anglais, un poids notablement inférieur à la normale, pour chaque élément ethnique.

Biliakow (2) chez des homicides russes, Bischoff (3) chez des criminels allemands, Franchini et Lombroso, chez des Italiens, ont obtenu un poids supérieur à celui des normaux et des fous.

Lauvergne a noté une taille plutôt faible chez les assassins corses.

L'étude de la grande envergure et de ses rapports avec la taille va compléter les indications et faire ressortir davantage le désaccord des différents auteurs.

Grande envergure, ses rapports avec la taille. — Sous le nom de *grande envergure*, on entend la distance d'un doigt médius à l'autre dans le plus grand écartement des bras étendus en croix.

L'envergure dépasse la taille d'une quantité variant de 0 à 89 pour 1000.

(1) Cité par Corre, *op. cit.*, p. 101.
(2) *Ibid*.
(3) *Ibid*.

Dans une série de 10,876 soldats américains, elle était à la taille comme 1,043 à 1,000; sur les anthropoïdes et spécialement le gibbon et l'orang, elle est infiniment plus grande. Son rapport à la taille était de 1,654 chez un gorille mesuré aussitôt après sa mort et de 1,428 environ chez un chimpanzé de l'espèce chauve (Topinard) (1).

En se fondant sur l'examen de 800 soldats du 2° bataillon d'infanterie d'Afrique, composé d'individus ayant subi une condamnation, Lacassagne est arrivé à conclure que les criminels présentent, en général, une grande envergure supérieure aux normaux et il voit là un caractère qui les rapproche des anthropoïdes. Sur ses 800 hommes, la grande envergure fut :

91 fois inférieure à la taille.
86 fois égale à la taille.
623 fois supérieure à la taille.

Les chiffres obtenus par Marro (2) ne confirment point la conclusion de Lacassagne. Il a constaté :

	Inférieure à la taille.	Égale.	Supérieure de 1 à 5 cm.	Supérieure de 6 à 10 cm	Supérieure de 11 à 15 cm.	Au delà de 15 centim.
ENVERGURE						
Normaux....	9.3%	2.3%	44.1%	30.%	11.6%	2.3%
Criminels...	9 7%	9.%	35.7%	35.3%	8.8%	1.4%

(1) *L'Anthropologie*, Paris, 1884, p, 38.
(2) *I Caratteri dei delinquenti*, p. 82.

En somme, ce tableau donne des moyennes sensiblement égales chez les normaux et chez les criminels.

La longueur démesurée des membres supérieurs a cependant été maintes fois signalée chez les malfaiteurs.

Elle était manifeste chez Troppmann et elle a été notée aussi chez le communard Werig et chez Thiebert.

Ouvrier terrassier, dit M. du Camp (1) en parlant du premier, petit homme, brun, sec, anguleux, nerveux, bondissant à tout propos, *ayant des bras d'une longueur démesurée, ce qui lui donnait la démarche d'un quadrumane,* âgé de 35 ans environ, propre à toutes les besognes où il ne faut que la cruauté et l'amour du mal.

Thiebert était un bandit de grand chemin de l'école de Cartouche et de Mandrin. Le tigre chez lui est doublé d'un singe, dit M. Du Camp, qui a eu l'occasion de le voir et qui en a tracé le portrait suivant :

Il est très grand et sa force a dû être colossale ; sa puissante mâchoire inférieure, sa large bouche presque sans lèvres, ses yeux très mobiles et son front fuyant lui donnent l'apparence d'un énorme chimpanzé, apparence que ne dément pas *la longueur démesurée de ses bras.*

La longueur des deux bras n'est pas toujours identique : Rossi (2) a mesuré 100 criminels presque tous voleurs et il a noté :

Bras droit plus long que le gauche...   43 fois.
— gauche   —   droit.....   54 —

(1) *Les convulsions de Paris,* t. I, p, 341.
(2) *Archivi di Psichiatria,* vol. X. 1889, p. 191.

Mains. — La main, cet organe d'une si haute importance dans l'existence de l'homme, et dont Galien a dit que la nature la lui avait donnée *pro omnibus simul defensoriis armis, instrumentum ad omnes quidem artes necessarium, paci vero non minus quam bello idoneum,* devait naturellement fixer l'attention de ceux qui cherchent dans les signes extérieurs du corps le reflet du caractère, des dispositions de l'âme.

Les mains des criminels se distingueraient par une conformation spéciale. Claude, chef de la Sûreté à Paris, et Vidocq attribuent aux assassins des mains larges et longues.

D'après Marro (1), les mains longues prédominent chez les voleurs, et les mains courtes chez les assassins.

Claude (2) a décrit les mains de Troppman :

Comme tous les meurtriers que j'ai connus, dit-il, comme pour Lacenaire, comme pour La Pommerais, c'était par les mains que le caractère de ce monstre se révélait tout entier. Quoique tout jeune, il avait la main sèche et rugueuse de Dumollard : c'était une main forte, décharnée, large, dont le pouce montait jusqu'à la phalange supérieure des autres doigts. L'écartement considérable qui existait entre le pouce et le doigt indicateur, donnait à sa main scélérate quelque chose d'atrocement difforme ; elle ressemblait à la serre d'un vautour, elle faisait aussi songer à la pieuvre.

L'abbé Moreau (3), le successeur de l'éminent aumônier Crozes à la Roquette, a été également frappé par la main de Campi :

(1) *I Caratteri dei delinquenti,* p. 80.
(2) Cité par Corre, p. 105.
(3) *Souvenirs de la petite et de la grande Roquette,* t. II, p. 373.

Sa main, dit-il, à la paume étroite, nerveuse, aux doigts longs et effilés, au pouce très écarté et s'allongeant presque autant que l'index, était bien celle d'un assassin.

Indépendamment de ces caractères particuliers des mains chez les assassins, on rencontre des malformations proprement dites telles que doigts palmés, doigts dédoublés, etc. (Laurent) (1).

Pieds. — Rossi a noté, sur 100 criminels, que le pied droit était plus long que le gauche chez 30 sujets; plus court chez 58 sujets; dans 12 cas, il y avait égalité.

La prévalence anatomique gauche observée aux extrémités supérieures se retrouve donc aux extrémités inférieures.

Amplitude thoracique. — Le développement plus considérable du thorax chez les criminels est signalé comme un nouveau rapprochement entre ces derniers et les singes anthropoïdes chez lesquels le volume du thorax est énorme. En effet, tandis que la circonférence thoracique prise par Hutchinson sur 1,080 Anglais fut de 94 centimètres, elle atteignait 157 centimètres chez un énorme gorille mesuré par Du Chaillu (2).

ARTICLE V. — PEAU, SYSTÈME PILEUX

Peau. — D'après Lombroso, la peau chez les criminels se distinguerait habituellement par une teinte foncée.

Ottolenghi (3) a étudié les rides chez 200 criminels et 200 normaux (ouvriers et paysans), et il les

(1) *Les habitués des prisons de Paris*, p. 208.
(2) Topinard, *L'anthropologie*, p. 69 et Huxley, *La place de l'homme dans la nature*, Paris, 1891.
(3) Cité par Lombroso, *L'anthropologie criminelle*, p. 52.

a trouvées bien plus fréquentes et plus précoces chez les criminels, 2 à 5 fois plus que chez les personnes normales, avec prédominance de la ride zygomatique (située au milieu de chaque joue) qu'on pourrait bien appeler la ride du vice, la ride caractéristique des criminels.

	AVANT 25 ANS		ENTRE 25 ET 50 ANS.	
	Normaux.	Criminels.	Normaux.	Criminels.
Rides du front....	7,1 %	34 %	62 %	86 %
Ride naso-labiale..	22	69	62	78
Ride zygomatique.	0	16	18	53

Dans les femmes criminelles aussi, les rides ont été trouvées plus fréquentes que chez les femmes normales, quoique avec une moindre différence. Qu'on se rappelle les rides des sorcières.

Cheveux et barbe. — « La science apparaît quelquefois... bien drôle en ses profondeurs. » Cette observation est suggérée à Corre par l'opinion de certains auteurs relativement à la signification de la chevelure. D'après ces auteurs, l'abondance de la chevelure de même que le plus grand développement de l'appareil mandibulo-dentaire, constitue un signe d'infériorité. L'homme perfectionné, l'homme de l'avenir sera chauve et il aura une incisive et une grosse molaire de moins que l'homme actuel !

Cette manière de voir pourrait trouver une confirmation dans l'observation des criminels : ils possèdent habituellement une riche chevelure.

Sur 507 criminels, Marro ne constata des cheveux rares que dans une proportion de 10 pour 100 ; dans 44 pour 100 des cas les cheveux étaient touffus ; les chiffres maxima se sont présentés chez les vagabonds (53) et chez les assassins, les rebelles et les voleurs de grands chemins (47). Le minimum (31 pour 100) se rencontra chez les escrocs.

Ottolenghi, qui a étudié avec Lombroso (1) la fréquence de la canitie et de la calvitie, en a démontré l'absence ou le retard, chez les criminels tout aussi bien que chez les épileptiques et chez les crétins. Parmi les premiers seulement, les escrocs s'approchent un peu plus des gens normaux.

Inversement, chez 280 femmes criminelles, on a trouvé plus fréquente la canitie et plus rare la calvitie que chez 200 ouvrières honnêtes.

Quant à la couleur des cheveux, Lombroso (p. 228) a trouvé que les cheveux noirs et châtains prédominent parmi les délinquants, tandis que les cheveux blonds y sont d'un tiers inférieurs en nombre. Marro (p. 142) a donné les chiffres suivants :

	Normaux.	Assassins.
Cheveux noirs..........	27.0	43.0
— châtains..... .	29.0	43.0
— blonds.........	30.2	13.0
— roux...........	3.1	0.7

Barbe. — *Méfiez-vous de l'imberbe*, dit un proverbe italien. Le conseil semble justifié. Si, chez les malfaiteurs, la chevelure est abondante, la barbe par contre, est souvent rare ou absente.

Lombroso a constaté l'absence ou la rareté de la barbe, chez 23 pour 100 des criminels. Ce caractère se présente aussi chez les aliénés et dans une proportion a peu près identique : il a été noté :

A Pavie, dans..	18 °/₀ des cas.
A Pesaro, dans.........	22 —

Marro a examiné 395 délinquants et 63 individus normaux âgés de plus de 21 ans et il a constaté :

(1) *L'anthroplogie criminelle*, p. 53.

Chez les délinquants, 55 fois l'absence de la barbe, soit 13.9 pour 100.

Chez les normaux, 1 fois, soit 1.5 pour cent.

Iris. — Comme la peau et les cheveux, l'iris chez les criminels présenterait aussi le plus souvent une teinte foncée, marron ou châtain.

Sur 4,000 criminels, Bertillon (1) a trouvé :

Iris couleur marron....................	33.2 °/₀
— châtain sombre...........	22.4
— jaune ou rouge............	32.4
Iris inpigmentés ou avec reflets verdâtres.	12.0

Toutefois, à défaut de point de comparaison avec l'état normal, Lombroso (p. 229) s'abstient de tirer des conclusions définitives.

CHAPITRE II

Caractères physiologiques et pathologiques du type criminel.

Physionomie, regard. — Lavater n'a fait que traduire le sentiment commun quand il a dit que la beauté et la laideur du visage ont un rapport étroit avec la constitution morale de l'homme : « Ainsi, ajoute-t-il, plus il est moralement bon, plus il est beau ; plus il est moralement mauvais, plus il est laid (2). »

Les expressions de *figure patibulaire, mauvaise*

(1) *Revue scientifique*, 1885.

(2) *Essai sur la physiognomie destiné à faire connaître l'homme et à le faire aimer*, La Haye, 1781, t. I, p. 135.

mine, mine de brigand, traduisent l'opinion populaire.

Sous l'ancien régime, d'après Loiseleur (1), les commentateurs des lois criminelles, Jousse et Vouglans, comptaient au nombre des motifs de suspicion la *mauvaise physionomie* de l'accusé.

En donnant la laideur comme une des marques de la physionomie des criminels, les auteurs contemporains n'ont fait qu'exprimer une manière de voir générale.

L'expression méchante ou cette mauvaise mine indéfinissable, qu'on est convenu d'appeler *patibulaire*, est très fréquente dans les prisons. Il est rare d'y trouver quelqu'un aux traits réguliers, à l'expression douce : la laideur extrême, la laideur repoussante, qui n'est pourtant pas encore une véritable difformité, est très commune dans ces établissements et, chose remarquable, surtout parmi les femmes (2).

La laideur des malfaiteurs dépend à la fois des caractères anatomiques et des conditions physiologiques.

Elle résulte d'une part de la conformation particulière de la face : front fuyant, arcades sourcilières saillantes, prognathisme, développement de la mâchoire inférieure, etc. ; et d'autre part, elle traduit au dehors par le jeu de la mimique, par l'expression de la physionomie, les passions mauvaises, les désirs pervers qui agitent l'âme du criminel.

De tous les traits de la physionomie, le plus expressif assurément est le regard, et de tous temps, il a été considéré comme un signe révélateur des

----

(1) *Les crimes et les peines*, Paris, 1863. Cité par Tarde, *La criminalité comparée*, p. 21.

(2) Garofalo, *La criminologie*, Paris, 1888, p. 69.

dispositions intimes de l'homme, comme le miroir de l'âme ; on parle d'un *œil mauvais*, d'un *mauvais regard*, d'un *regard louche*.

Chez les criminels, suivant Lombroso, le regard est souvent caractéristique, terne, froid, fixe chez l'assassin ; il est inquiet, oblique, errant chez le voleur.

Sensibilité générale. — Lombroso (page 292) a étudié la sensibilité sur 166 criminels, dont l'un seulement était un criminel d'occasion ; tous les autres étaient des criminels-nés ou d'habitude.

Il a trouvé la sensibilité générale émoussée dans 38 sur 66 :

A droite dans..............	16
A gauche.................	12
Des deux côtés.............	18

En l'étudiant avec l'appareil électrique de Du-Bois Reymond, toujours au dos de la main, il a trouvé le degré de 49.6 dans les criminels, de 64.2 dans les hommes normaux ; et tandis que les criminels ne commencent à ressentir le courant électrique qu'à un écartement des bobines de 14 à 12 millimètres, et ont les chiffres plus fréquents de 51-57, les hommes normaux commencent à s'en apercevoir à 52-88 et ont les chiffres plus nombreux à 60-67.

En étudiant avec Marro ces variations selon le crime, il trouva :

	SENSIBILITÉ GÉNÉRALE		ALGOMÉTRIE ÉLECTRIQUE	
	Droite.	Gauche.	Droite.	Gauche.
5 vols..........	112.8	112.8	58.8	62.6
5 blessures.....	109.8	111.8	59.8	60.8
5 meurtriers....	110.2	111.6	68.8	66.8
5 escrocs........	121.0	119.8	79.0	80.4

La sensibilité y paraît exquise dans les escrocs, émoussée dans les meurtriers et les voleurs ; mais ceux-ci n'ont jamais présenté la grande différence d'un côté, la latéralité qui s'observe dans les autres (1).

Chargé par la Société d'anthropologie de Bruxelles de l'examen de la sensibilité chez les délinquants, Ramlot (2) a borné ses recherches à la sensibilité musculaire. La première a été explorée par le compas de Weber, la seconde par la comparaison de poids variant entre 150 et 100 grammes.

Sur 37 observations de la sensibilité tactile, 18 renseignèrent une sensibilité moindre qu'à l'état normal ; sur 38 recherches de la sensibilité musculaire, 28 furent anormales.

Un fait plus curieux ressort de ces études sur la sensibilité, c'est ce que Lombroso appelle le *manci-nisme* ou la *gaucherie sensorielle*.

Parmi les normaux, il y a mm...	1.70 à droite,	1.79 à gauche.		
Parmi les criminels,	—	2.94	—	2.89	—
Les normaux ont une obtusion %..	18	—	29	—
Les criminels	—	36	—	28	—
Les criminels ont une parité (3)....	36	—	50	—

Fonction visuelle. — Bono, Holmgreen, Biliakow (4) ont constaté une fréquence relative du daltonisme parmi les délinquants.

(1) J'ai cité Lombroso textuellement : en ce passage comme en bien d'autres, on remarquera un certain défaut de clarté et l'emploi de termes mal définis : l'expression de sensibilité générale, par exemple, est employée ici d'une façon insolite.

(2) *Bulletin de la société d'anthropologie de Bruxelles*, t. III, 1884-1885, p. 276.

(3) Lombroso, p. 296.

(4) Lombroso, 296.

Chiffres de Bono:

	Proportion de daltoniques.
221 jeunes criminels....................	6.60 °/₀
800 étudiants	3.09
590 ouvriers................................	3.89

Chiffres de Holmgreen:

321 criminels..............................	5.60
32.000 honnêtes gens....................	3.25

Chiffres de Biliakow:

100 meurtriers............................	5
Russes normaux..........................	4.06

Sur 100 meurtriers, Biliakow a également rencontré 28 pour 100 de cas de dyschromatopsie, et constaté l'infériorité de leur acuité visuelle, ainsi que la fréquence de la myopie, de l'amblyopie, de l'hypermétropie.

Les Drs Coppez et Schuermans, qui ont exploré la vue des sujets, examinés par Ramlot au point de vue de la sensibilité tactile et de la sensibilité musculaire, ont reconnu certaines coïncidences entre les altérations de ces modes de la sensibilité et des anomalies de la fonction visuelle.

Acuité acoustique. — Chez les criminels russes, d'après les recherches de Biliakow, l'acuité acoustique est moindre que chez les soldats de même nationalité.

Tandis que 3 à 5 pour 100 seulement de ces derniers présentaient l'acuité à 1 centimètre, celle-ci existait chez 14 à 33 pour 100 des criminels; bien plus, 6 pour 100 étaient sourds.

Odorat. — Ottolenghi (1) a étudié l'odorat chez les criminels.

Il a composé, dans ce but, un *osmomètre* contenant

(1) Lombroso, *L'anthropologie criminelle*, p. 62.

douze solutions aqueuses d'essence de girofle qui variaient de 1 pour 50,000 à 1 pour 100.

Il a fait ses observations en plusieurs séries, une seule par jour, dans des conditions de ventilation à peu près identiques et en renouvelant les solutions pour chaque observation afin d'éviter les erreurs d'évaporation.

Il cherchait d'abord le degré le plus faible auquel commençait la perception de l'odorat.

D'autres fois, il procédait d'une manière différente: il déplaçait les différentes bouteilles et invitait ensuite le sujet à les replacer dans l'ordre de leur intensité d'odeur.

Il a distingué les erreurs de disposition qui s'étaient produites, en erreurs graves et légères, selon que dans l'ordre des solutions, il y avait la distance de plusieurs ou d'un seul degré. Il a examiné 80 criminels (50 hommes, 30 femmes) et 50 personnes normales (30 hommes, choisis la plupart parmi les gardes de prisons et 20 femmes honnêtes).

Voici ses résultats :

Tandis que dans les hommes normaux, l'odorat moyen variait entre le troisième et le quatrième degré de l'osmomètre, chez les criminels il variait du cinquième au sixième degré; 44 individus en manquaient tout à fait.

Tandis que les hommes honnêtes faisaient en moyenne trois fautes de disposition, les criminels en firent cinq, dont trois graves.

Les femmes normales touchèrent au quatrième degré de l'osmomètre, les femmes criminelles au sixième degré; chez deux, l'odorat manquait totalement.

Tandis que les premières firent en moyenne, environ quatre fautes, les criminelles en firent cinq.

Des huit cas d'anosmie constatés chez les criminels, deux étaient en relation avec des altérations nasales;

pour les autres, c'était une espèce de cécité olfactive ; ils ressentaient les excitations odoriférantes sans pouvoir les spécifier, et moins encore les classifier.

Pour vérifier ce qu'il y avait de vrai dans l'assertion, que les criminels contre les mœurs avaient l'odorat très développé, il examina chez 30 auteurs de viol et chez 40 prostituées. Il trouva, dans 33 pour 100 des premiers, la cécité de l'odorat, dans les autres, une moyenne correspondant au cinquième degré de l'osmomètre.

Faisant ensuite disposer les diverses solutions selon le degré de leur force, il remarqua trois erreurs graves. Chez 19 pour 100 de filles soumises, il a trouvé la cécité de l'odorat ; et pour les autres, une acuité moyenne correspondant au cinquième degré de l'osmomètre.

Comparant ces résultats avec ceux déjà obtenus pour les normaux et pour les criminels, l'odorat apparaît beaucoup moins développé dans cette catégorie.

Goût. — M. Ottolenghi a examiné le goût de 100 criminels (60 criminels-nés, 20 criminels d'occasion et 20 femmes criminelles), il les a comparés avec 20 hommes de la classe inférieure, 20 professeurs et étudiants, 20 femmes honnêtes et 40 filles de joie ; ses expériences ont été faites avec onze solutions de strychnine (graduées de 1/80,000 à 1/50,000), de saccharine (depuis 1/100,000 jusqu'à 1/10,000) et dix de chlorure de sodium (de 1/500 à 3/100). Les criminels montrèrent toujours une obtusion remarquable.

La moindre acuité gustative a été rencontrée chez 38 pour 100 de criminels-nés, 30 pour 100 de criminelles d'occasion. Chez 20 pour 100 de femmes criminelles, tandis qu'on a trouvé 14 pour 100 parmi les professeurs et les étudiants, 25 pour 100 parmi les hommes des classes inférieures, 30 pour 100 pour les filles de joie et enfin, 10 pour 100 chez les honnêtes femmes.

Sensibilité à l'aimant, sensibilité météorique (orages). — Inférieurs aux normaux, dans la plupart des modes de la sensibilité, les criminels les dépassent, au contraire, par rapport à la sensibilité à l'aimant, à la sensibilité météorique.

Bien qu'appuyée par des chiffres qui lui donnent une apparence scientifique, cette affirmation de Lombroso me paraît bien téméraire.

Que sait-on de positif sur ces deux modes de la sensibilité? Connaît-on leur manière d'être dans les conditions normales? Possède-t-on un moyen de les apprécier?

Résistance à la douleur. — De même que la culture intellectuelle et le développement des facultés de l'âme multiplient les causes de la souffrance morale et exagèrent l'impressionnabilité, de même l'accroissement du bien-être matériel, la civilisation, augmentent la sensibilité à la douleur physique.

Les races inférieures réagissent beaucoup moins vivement à l'égard des impressions douloureuses et supportent sans peine des souffrances qui seraient intolérables pour les hommes civilisés. C'est ce qu'attestent les récits des voyageurs.

« Il est intéressant, dit Hartmann (1), d'observer, chez la plupart des tribus africaines, l'insensibilité à la douleur physique même pour les blessures. »

Giraud (2), l'explorateur de l'Afrique équatoriale, raconte qu'un jour, interrogeant un sauvage qui avait les deux oreilles coupées, celui-ci lui dit qu'il avait été fait prisonnier à la guerre et que, suivant l'usage, on lui avait infligé l'amputation des deux oreilles. En même temps, il imitait le mouvement du couteau en portant un doigt à son oreille mutilée,

---

(1) Hartmann, *Les peuples de l'Afrique*, Paris, 1880, p. 248.
(2) *Les lacs de l'Afrique équatoriale*, Paris 1890, p. 112.

et il partait d'un grand éclat de de rire. Giraud ajoute : « Le fait est que la douleur physique n'a pas sur l'Africain la même prise que sur nous. »

Jephson (1), un des lieutenants de Stanley, parle d'un Soudanais qui avait l'os de la jambe brisé en plusieurs morceaux.

L'indifférence avec laquelle ces Soudanais supportent la douleur, dit-il, tient du merveilleux. Tandis qu'on tâtonnait et fourgonnait dans la fracture, excisant les chairs malades, le blessé ne se départit pas de son flegme, ne poussa pas un gémissement, ne fit pas une grimace. Un des nôtres n'eut pas manqué de s'évanouir. Souvent, j'ai vu des nuages de moustiques s'abattre sur un Soudanais qui ne prenait même pas la peine de l'écarter ; mais, un Européen óu même un Zanzibari en serait devenu fou. Les Zanzibaris sont plus sensibles que les Hatalastivais, les Européens bien plus encore que les Zanzibaris.

Les aliénés aussi présentent parfois une profonde obtusion de la sensibilité.

J'ai rapporté, dans un autre travail (2), un fait dont j'ai été témoin à la clinique de Westphal, fait qui n'a d'ailleurs rien d'extraordinaire. Il s'agissait d'une femme mélancolique. Plongée dans ses tristes pensées, elle ne s'apercevait pas des mauvais traitements dont elle était l'objet : on la piquait d'outre en outre, on la pinçait jusqu'à production d'ecchymoses, on lui traversait l'aile du nez avec une épingle, on lui appliquait le pinceau électrique : elle restait impassible, indifférente à toutes ces irritations.

(1) Mounteney Jephson, *Emin Pacha et la rébellion à l'Equateur*, Paris, 1891, p. 256.
(2) *Le magnétisme animal, Revue des questions scientifiques*, t. X, p. 435.

Ce qui montre mieux encore à quel point la sensibilité peut être déprimée chez les aliénés, et en particulier chez les lypémaniaques, ce sont les mutilations qu'ils s'infligent assez souvent. Mathieu Levat, après s'être déchiré les parties génitales, se crucifie à Venise en 1805 et s'expose ainsi aux regards du public ; un autre se scie le cou avec une mauvaise scie ébréchée (1).

Au dire des auteurs de l'École d'anthropologie criminelle, les malfaiteurs se distinguent aussi par leur résistance à la douleur : ils supportent sans se plaindre de cruelles opérations et s'infligent souvent sans sourciller des mutilations et des blessures profondes.

Un voleur, dont parle Lombroso, se laissa amputer la jambe sans pousser un seul cri, et s'amusa ensuite à jouer avec le tronçon.

C'est encore Lombroso qui rapporte le fait d'un assassin, qui, pour ne pas aller à Cayenne, se procura artificiellement des plaies aux jambes, et lorsque celles-ci furent guéries, il se passa, au moyen d'une aiguille, un cheveu à travers la rotule : il en mourut.

Mandrin, avant qu'on lui tranchât la tête, fut tenaillé en huit endroits différents, aux jambes et aux bras et ne poussa pas un soupir. Pour faire disparaître un signalement dénonciateur, B... se fit sauter trois dents avec de la poudre ; R... s'enleva la peau du visage avec des fragments de verre (Vidocq).

L'insensibilité à la douleur apparaît aussi bien nettement dans ce fait que je trouve rapporté dans l'histoire du marquisat de Franchimont (2). Il s'agit d'un nommé Bodet, assassin de sa femme.

---

(1) Beaunis, *Les sensations internes*, Paris 1889, p. 193.
(2) *Histoire du marquisat de Franchimont*, Liège, 1809, p. 143.

Ce malheureux, dit l'auteur, ne prit aucune mesure pour se ménager l'impunité du crime qu'il méditait d'assassiner sa femme ; elle était assez jolie et depuis quelque temps, il s'en était séparé par des sentiments de la jalousie la plus effrénée qu'il avait, pour ainsi dire, conçue de son ombre, car il ne fixait ses soupçons jaloux sur personne. Sa jalousie était une espèce de folie qui avait tous les hommes pour objet. — Un jour de l'an 1793, il en fut apparemment plus tourmenté qu'à l'ordinaire et le démon de la vengeance l'induisit à se défaire de sa femme. Ce jour-là, il lui fit porter des paroles de réconciliation qu'elle agréa du meilleur de son cœur ; elle ne différa pas d'un moment l'entrevue que son mari lui avait fait demander ; elle la fixa au même jour, après-midi, à la maison de sa tante. Son mari y vint, mais armé d'un fort couteau à pointe qu'il avait caché entre sa chemise et sa veste. Tout en arrivant, il embrasse sa femme et lui plonge le couteau dans le corps, recule un pas et avant que la tante qui était présente pût l'empêcher, lui porte un second coup d'une si terrible manière, que le couteau, donnant contre une côte, se brisa en deux morceaux ; mais le premier coup suffisait pour donner la mort à cette pauvre et malheureuse femme ; elle expira dans la minute. Le meurtrier ne prit pas la fuite comme il lui était très facile, étant près des terres étrangères, et il fut arrêté peu de moments après son crime qu'il a expié par le supplice.

Ce supplice fut affreux et j'éviterais d'en donner le détail, si l'insensibilité que ce scélérat montra pendant tout le temps qu'on le lui fit subir ne m'engageait à en parler.

Il fut tenaillé à la sortie de la prison et ensuite à l'endroit où il devait mourir ; là, il eut le poing coupé, les bras et jambes rompus à coups de barre, puis élevé sur une roue où il fut étranglé. Ce supplice dura plus de deux heures en calculant de la sortie de la prison. J'oubliais de dire que, de là au lieu du supplice, il fut traîné sur une claie.

Pendant tout le temps qu'il dura, pendant que les bourreaux lui pinçaient les chairs avec des tenailles rougies au feu ; pendant qu'on lui coupa le poing et qu'on lui brisa les os ; pendant qu'on l'éleva sur la roue et que les os brisés lui perçaient et lui traversaient les chairs, non seulement il ne poussa pas le moindre cri, ni le moindre gémissement, mais encore il ne témoigna pas le plus léger sentiment de douleur. Il n'eut pas le moindre frémissement en sentant brûler ses chairs ; il regardait tout faire avec une indifférence étonnante et ne paraissait pas plus souffrir que s'il avait été mort. Ceux qui le virent de près dans ces moments terribles croiront aisément ce que l'histoire nous rapporte de la fermeté des Iroquois et autres habitants de l'Amérique, dans les tourments que leurs ennemis leur font souffrir, lorsqu'ils les font prisonniers dans les guerres qu'ils ont les uns contre les autres.

Citons encore un exemple d'insensibilité emprunté à Corre.

Un assassin, renvoyé du bagne à l'expiration de sa peine, priait le directeur de le garder, en disant qu'il ne savait où trouver du pain : voyant sa prière repoussée, il se déchira les intestins avec le manche d'une grande cuiller, puis remonta tranquillement l'escalier et rentra dans son lit, où il expira peu d'instants après, sans avoir fait entendre le moindre gémissement.

Le P. Huc (1) a fait le récit de mutilations semblables accomplies par les Lamas Boktes sous l'empire de l'exaltation religieuse. A un moment donné de la cérémonie, le Bokte rejette brusquement l'écharpe dont il

____

(1) Gratiolet, *Anatomie comparée du système nerveux*, Paris, 1839-1857, t. II, p. 552.

est enveloppé, détache sa ceinture, et saisissant le coutelas sacré, s'entr'ouvre le ventre dans toute sa longueur.

Disvulnérabilité. — Plus résistantes à la douleur,
les races inférieures jouissent en outre de la disvulnérabilité, c'est-à-dire qu'elles supportent les blessures les plus graves et s'en guérissent facilement.

Dans son voyage en Afrique équatoriale, Giraud (1)
a été étonné de la facilité avec laquelle toutes les
plaies se cicatrisent. Il ne se rappelle pas en avoir
rencontré une seule qui suppurât.

Comme les sauvages, les malfaiteurs ont le privi-
lège de supporter les blessures les plus graves et
d'en guérir rapidement.

Lombroso rapporte le fait d'un voleur, qui, dans
une escalade, eut le frontal droit fendu latéralement;
en quinze jours, il était guéri sans la moindre réaction.

Le même auteur a vu, dans une prison, un meurtrier qui travaillait comme maçon, et qui, grondé
pour une faute légère, se jeta du troisième étage,
d'une hauteur de neuf mètres sur le pavé de la cour.
Tous le croyaient mort ; on était allé chercher le
médecin et le prêtre, quand tout à coup, on le vit se
relever en souriant et demander à continuer son
ouvrage.

Le professeur Benedikt relate l'observation d'un
brigand de la fameuse troupe de Rozza Sandor,
vrai géant par la taille et athlète par la vigueur, qui,
ayant pris part à une révolte de prisonniers, fut battu
par des gardiens de telle façon qu'il eut plusieurs
vertèbres fracturées. Toutes ses blessures guérirent,
mais le géant d'auparavant devint une sorte de nain ;

(1) *Op. cit.*, p. 256.

toutefois, il continua à travailler dans la forge de la prison et à se servir du lourd marteau comme dans les jours de sa plus grande vigueur.

Le crâne de ce brigand a été envoyé à l'exposition d'anthropologie de Rome par le professeur Lenhossek. Ce crâne avait une énorme dépression de l'os pariétal gauche, effet d'une blessure d'arme à feu qui ne l'avait pas empêché de tenir tête plusieurs jours de suite aux troupes autrichiennes et russes (1).

Les recherches si intéressantes de M. Delbeuf (2) sur les effets curatifs de l'hypnotisme, fournissent une interprétation du phénomène de la disvulnérabilité. Elles nous permettent de le rattacher à l'insensibilité physique, propre aux sauvages et aux criminels.

M. Delbœuf a montré que la douleur est souvent la grande cause de la modification morbide de l'organisme. Il a appuyé cette opinion sur une expérience très décisive. Il fait à une hypnotisée deux blessures parfaitement semblables sur chacune des deux épaules et lui suggère l'insensibilité à la douleur du côté droit ; or, la blessure a guéri très vite de ce côté, tandis qu'elle l'a fait très lentement à gauche.

La souffrance est donc un obstacle à la guérison ; c'est parce qu'elle manque ou est peu prononcée chez les criminels que leurs blessures sont si facilement réparables.

Tatouage. — Les anthropologistes criminologues attachent une haute importance au tatouage chez les criminels. Ils y voient un phénomène d'atavisme, le retour à une pratique propre à l'homme primitif et conservée de nos jours par les races sauvages.

(1) Lombroso, *L'anthropologie criminelle*, p. 60.
(2) *De l'origine des effets curatifs de l'hypnotisme*, Paris, 1887.

Rien de plus naturel, dit Lombroso, qu'une coutume si répandue parmi les sauvages et les peuples préhistoriques se montre de nouveau parmi les classes humaines qui, comme les bas-fonds marins, maintiennent une température constante, répètent les coutumes, les superstitions, jusqu'aux chansons des peuples primitifs. Comme ces derniers, ces classes humaines ont la même violence de passions, le même engourdissement de la sensibilité, la même puérile vanité, la longue oisiveté, et, chez les prostituées, la nudité. Voilà les principaux incitants de cette étrange coutume.

Lombroso a comparé un ensemble de 6,784 sujets dont 3,886 soldats et 2,896 criminels.

D'après ses recherches, en Italie comme en France ou même comme chez les sauvages, la proportion de tatouages chez les femmes est minime. Chez les hommes non criminels, cet usage tendrait à décroître, puisqu'en 1873, Lombroso trouve un chiffre dix fois moins élevé qu'en 1863. Cependant, cet usage persiste et même prend de très grandes proportions dans la population criminelle, soit militaire, soit civile, puisque sur 3,048 examinés, il en trouve 167 tatoués, soit 7.9 pour 100, chez les adultes et 40 pour 100, chez des jeunes gens mineurs.

Les recherches faites par Severi, Lucchini et Boselli (1) sur 4,000 criminels ont constaté chez ces derniers une proportion de tatouages octuple de celle des aliénés de la même région (Florence et Lucques). Cette proportion va jusqu'à 40 pour 100 chez les militaires criminels, à 33 pour 100 chez les mineurs; les femmes ne donnent que 1,6 pour 100, mais la proportion s'éleverait à 2 pour 100, si on voulait y comprendre certains tatouages-mouches ressemblant

(1) Lombroso, *L'anthropologie criminelle*, p. 68.

aux grains de beauté qui sont en usage jusque dans la plus haute prostitution.

Les sujets des tatouages se circonscrivent dans des limites peu étendues et se reproduisent assez fréquemment.

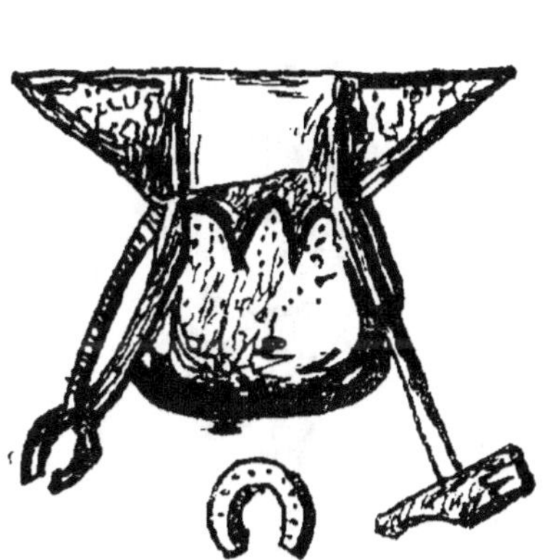

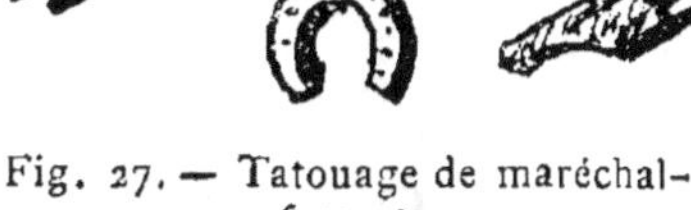

Fig. 27. — Tatouage de maréchal-ferrant.

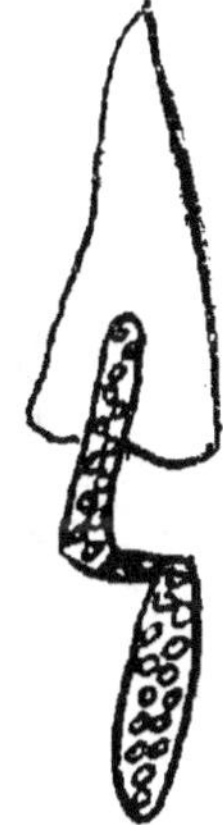

Fig. 28. — Tatouage de maçon.

Marro a groupé 76 cas de tatouages ; il a trouvé

Sujets religieux	10	fois.
— religieux associés à d'autres	15	—
— politiques	8	—
— professionnels	10	—
— érotiques	31	—
— anti-religieux	1	—
— obscènes	2	—
Souvenir d'amis, de parents	8	—
Animaux	12	—
Numéro d'inscription	5	—
Objets indifférents, armes	19	—
Noms propres	12	—
Choses militaires	3	—
Comètes, étoiles	4	—
Chiffre de l'année	4	—
Faits historiques	2	—
Faits mythologiques	1	—

Les 1,333 tatouages relevés par Lacassagne (1) sur

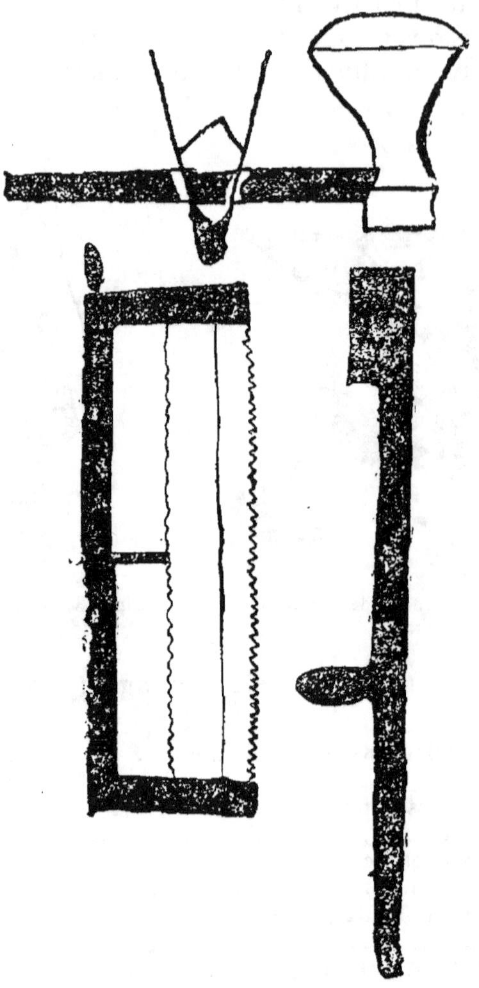

Fig. 29. — Tatouage de charpentier.

378 délinquants militaires se répartissent comme suit :

(1) Lacassagne, *Les tatouages*, Paris, 1881, p. 22.

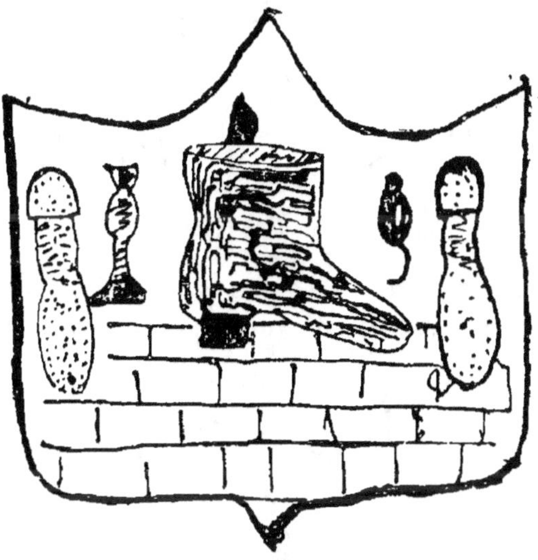

Fig. 3o. — Tatouage de cordonnier.

Les sujets érotiques constituent, on le voit, une grande part des tatouages : souvent, ils sont d'une obscénité qui dépasse toute imagination.

Les emblèmes professionnels sont les instruments ou les produits du travail : ainsi, figure 27, l'enclume, le marteau, les tenailles du maréchal ferrant; figure 28, la truelle du maçon; figure 29, la scie, l'équerre, la hache du charpentier; figure 3o, des souliers.

Les inscriptions s'inspirent, ou bien de la haine, de la vengeance, ou bien du sentiment de la fatalité (fig. 31 et fig. 32)

D'autres fois, elles se rapportent au crime. Dans un cas observé par Lacassagne, il y avait trois ins-

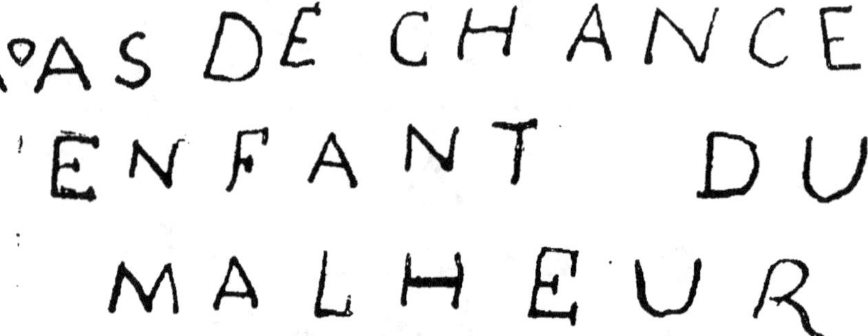

Fig. 31. — Tatouage inscription.

criptions : c'étaient les dates successives des trois conseils de guerre qui l'avaient condamné (fig. 31).

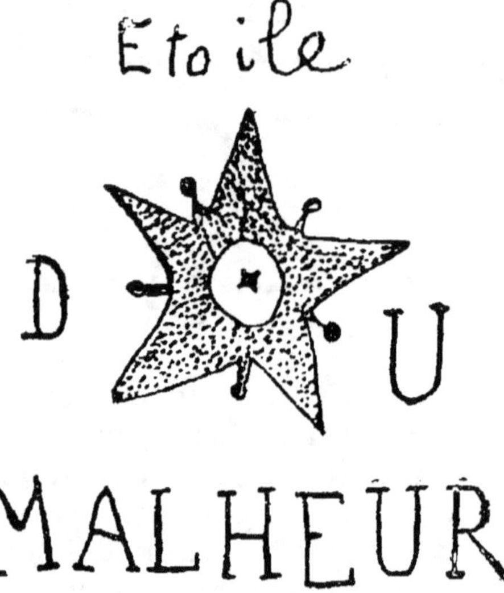

Fig. 32. — Tatouage inscription.

Souvent, les inscriptions ne sont formées que d'initiales ou de signes, d'emblèmes particuliers.

Beaucoup de camorristes de Naples portent un
tatouage, qui représente une grille derrière laquelle
se trouve un prisonnier, et au-dessous les ini-

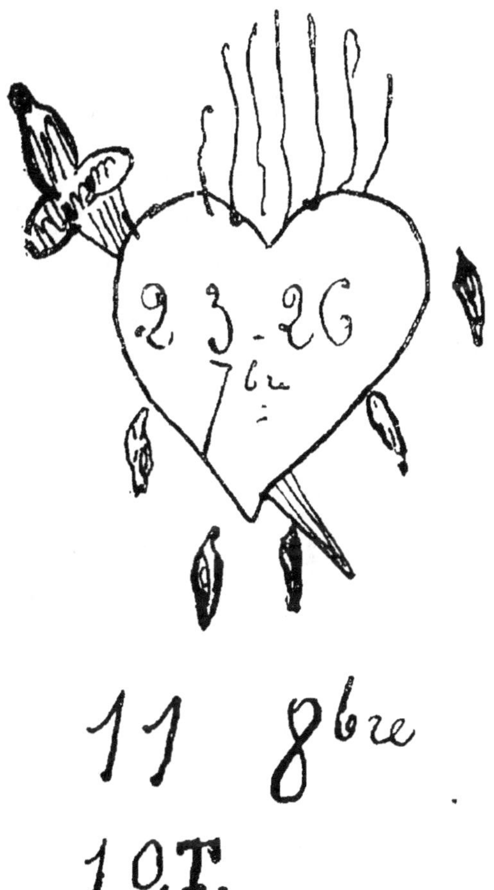

Fig. 33. — Tatouage inscription.

tiales Q.F.Q.P.M., c'est-à-dire : *Quando finiranno
queste pene ? Mai !* — « Quand finiront ces peines ?
Jamais ! »

Dynamométrie. — On a reconnu déjà depuis long-temps que l'énergie de l'effort momentané est en rapport avec l'exercice habituel des fonctions intellectuelles; dans ces derniers temps, Féré (1) a réuni un grand nombre de faits nouveaux qui mettent hors de doute cette influence du travail intellectuel. S'il est vrai, comme nous le verrons plus loin, que l'intelligence des criminels est, en général, en dessous de la moyenne, il est naturel de rencontrer chez eux une moindre énergie :

241 criminels ont donné, avec le dynamomètre de Broca, 30 kil. à la pression du poignet et 110 à la traction, tandis que 52 hommes sains ont atteint 168 à la traction, et que la force du poignet est en général de 50.

	A la pression.	A la traction.
20 voleurs de grand chemin donnèrent.	31.8	114
20 homicides.........................	31.9	114
20 incendiaires. ...., ...	32.0	84
20 voleurs............................	28.0	104
20 faussaires.......................	29.0	114
20 violateurs...................	33.0	109
20 brigands	33.0	103

Ce tableau, fourni par Lombroso (2), démontre que le voleur donne le minimum de la force et à la pression et à la traction.

Warnots (3) a obtenu des résultats sensiblement différents de ceux de Lombroso :

(1) Feré, *Sensation et mouvement*, Paris, 1887.
(2) Lombroso, *L'homme criminel*, p. 300.
(3) Warnots, *La dynamométrie à la prison cellulaire de Louvain*, *Bulletin de la société d'Anthropologie de Bruxelles*, 1884-1885, p. 328.

	Moyenne du poignet.	Moyenne de traction rénale.
Voleurs	40	104
Assassins	44	100
Incendiaires	39	
Condamnés pour viol	35	96

Il a en outre recherché la force de traction pectorale et obtenu 23 pour les voleurs, 31 pour les assassins et 24 pour les condamnés pour viol.

J'ai aussi entrepris des recherches dynanométriques chez les criminels. Ces recherches ne sont qu'au début et ne peuvent pas encore fournir de conclusions définitives.

Sur 11 individus emprisonnés pour vol, violences, assassinat, j'ai obtenu, avec le dynamomètre de Mathieu :

A droite, une moyenne de	37,8
A gauche, une moyenne de	37,5

Chez 14 individus normaux, de la classe ouvrière :

A droite, une moyenne de	38
A gauche, une moyenne de	35

Chez 10 individus normaux, appartenant aux professions libérales :

A droite, une moyenne de	42
A gauche, une moyenne de	34,4

S'il était permis de tirer des conclusions de chiffres aussi restreints, on pourrait dire que les criminels se distinguent des individus normaux, présentant un développement intellectuel semblable (1), par ce seul fait qu'il y a chez ceux-là presque égalité entre la puissance de l'effort à

____

(1) Les criminels qui ont servi à ces recherches appartenaient à la classe inférieure.

gauche et à droite, tandis que, chez ces derniers, il y a prévalence notable du côté droit.

Ce n'est qu'en comparant les criminels à des individus d'une culture intellectuelle plus élevée que l'on constate, chez les criminels, une infériorité marquée des chiffres, du moins à droite.

Gaucherie ou mancinisme. — Communes chez le sauvage, la gaucherie et l'ambidextrie le sont également parmi les malfaiteurs. Lombroso a constaté :

Hommes criminels...........	14.3 %	de gauchers.
Femmes criminelles	22.7	—
Fous,................. 4.13 à	4.27	—
Ouvriers honnêtes...	5.8	—
Femmes normales...........	4.3	—

Les chiffres obtenus par Marro (1) ne sont guère différents de ceux de Lombroso :

Sur 485 criminels, il a trouvé :

Droitiers..............	87.2 %.
Gauchers.............	7.6 } 12,7 %
Ambidextres.....	5.1 }

Sur 271 individus normaux, il a trouvé 17 gauchers ou ambidextres, soit 6,2 pour 100.

Marche. — La gaucherie qui existe aux membres supérieurs, aussi bien au point de vue anatomique qu'au point de vue physiologique, se retrouve également aux membres inférieurs.

Nous avons vu que le pied droit l'emporte souvent en longueur sur le pied gauche, et d'autre part, Lombroso (2) a montré que dans la marche, le pas gauche des criminels est généralement le plus long. C'est l'inverse chez les normaux.

(1) *I Caratteri dei delinquenti*, Turin, 1887, p. 177.
(2) Lombroso a fait cette étude en collaboration avec Peracchia, suivant la méthode des empreintes de Gilles de la Tourette. *Archivio di psichiatria*, 1888.

De plus, le criminel en marchant s'écarte de la ligne d'axe plus à droite qu'à gauche : son pied gauche en se posant à terre forme avec cette ligne un angle de déviation plus prononcé que l'angle formé par le pied droit.

Tous ces caractères de la marche des criminels se rencontrent très souvent chez les épileptiques.

Réactions vaso-motrices. — Les anomalies de l'innervation vaso-motrice propres aux criminels consistent dans l'absence de la rougeur qui naît sous l'influence de la honte.

Lombroso a examiné à ce point de vue 59, criminels condamnés, de 19 à 26 ans. Quand on les réprimandait ou quand on les dévisageait, on en a trouvé 36 qui ont rougi, soit 61 sur 100 ; 3 ont pâli ; 20 n'ont montré aucune altération de la coloration du visage.

Sur les 36 criminels ayant rougi, 11 ont rougi aux joues et au front, 2 aux oreilles, 24 aux joues seulement, et encore un de ces derniers n'a-t-il rougi que d'un côté.

Pour mieux connaître l'état des réactions vaso-motrices chez les criminels, Lombroso a institué quelques expériences avec le nitrite d'amyle, qui, on le sait, détermine une paralysie vaso-motrice.

Sur 19 expériences, 5 fois il n'y a pas eu de réaction sur 4 voleurs (2 épileptiques) à la dose de 2 gouttes ; cependant l'expérience fut répétée sur un des sujets avec 3 gouttes, sur un autre avec 4 gouttes, sur un troisième avec 6 gouttes, et l'on obtint chez le premier une vive rougeur, chez le second une très légère ; chez le dernier, la rougeur se fit attendre 40 secondes et se circonscrivit au menton et au cou.

Avec 2 gouttes, on eut chez un voleur de grands chemins une rougeur qui ne se produisit qu'au bout de 50 secondes et du côté gauche de la joue seulement.

Or, chez la plupart des individus normaux, une goutte produit une rougeur sensible dans l'espace de 7 à 8 secondes : toujours, l'effet se manifeste avant 50 secondes. On peut donc en conclure : « que la réaction vaso-motrice avec le nitrite d'amyle, chez certains criminels adultes, est fréquemment retardée et souvent moins intense qu'à l'état normal (1).

Sphygmographie et pléthysmographie. — Lombroso (p. 3o8) a également appliqué la sphygmographie et la pléthysmographie à l'étude des réactions vaso-motrices sous l'influence de diverses émotions ou de certaines opérations psychiques, calcul, observations agréables ou pénibles, perspective d'évasion, de persécution, de jugement, etc.

Sur quelques-uns des sujets examinés, il n'y eut presque pas de réaction vasculaire ; dans d'autres cas, la réaction fut très faible, ou bien encore, elle se manifesta avec intensité, mais pour certaines influences seulement.

Mouvements réflexes. — Lombroso (p. 3o3) a étudié le réflexe rotulien sur 284 criminels.

Il l'a trouvé normal chez 133, anormal chez 151 ; le réflexe était faible chez 67 sujets soit 23 pour 100 ; il était exagéré chez 48, soit 16 pour 100.

Les violateurs fournissent un contingent minimum de réflexes faibles, 7 pour 100 et un contingent moyen de réflexes exagérés 20, pour 100.

Les voleurs dépassent de peu la moyenne générale pour les réflexes faibles, 27 pour 100, et restent inférieurs en quantité minime pour les réflexes exagérés, à savoir 14 pour 100.

Chez les fripons, on note un excès considérable

(1) Lombroso, *L'homme criminel*, p. 3o7.

soit de réflexes faibles, 35 pour 100, soit de réflexes exagérés, 21 pour 100. La même chose s'observe sur les voleurs de grands chemins chez lesquels la moyenne des réflexes légers atteint 30 pour 100 et celle des réflexes exagérés 23 pour 100. Les meurtriers et les fainéants fournissent un contingent de réflexes faibles et de réflexes exagérés qui se rapprochent plus de la moyenne générale, à savoir de 25 pour 100 pour les réflexes faibles et de 15 pour 100 pour les exagérés.

Sécrétion urinaire. — Ottolenghi (1) a fait, dans le laboratoire de Lombroso plusieurs observations sur l'élimination de l'urée, des chlorures et des phosphates chez 15 criminels-nés et chez 3 criminels d'occasion, assujettis aux mêmes conditions alimentaires.

Voici les moyennes des résultats :

		Grammes.
Urée pour 1000 gr. du poids du corps. { Criminels nés.........		0.39
— d'occasion..		8.53
Phosphates pour 1000 gr. du poids du corps. { — nés....		0.024
— d'occasion..		0.0195
Chlorures pour 1000 gr. du poids du corps. { — nés.........		0.28
— d'occasion..		0.29

Il y a donc, chez les criminels-nés, une diminution dans l'élimination de l'urée et une augmentation des phosphates, tandis que l'élimination des chlorures ne varie pas.

Ottolenghi a obtenu les mêmes résultats dans des cas d'épilepsie psychique, tandis que les criminels d'occasion n'offrent aucune anomalie.

Rivano (2), au contraire, trouve chez les épileptiques une plus grande quantité d'urée et moins de phosphates aux jours de paroxysmes, et en outre,

(1) *Archivio di Psichiatria*, 1888.
(2) Lombroso, *L'anthropologie criminelle*, p. 61.

De l'albumine dans.............   33 °/₀
De l'acétone dans.............. ..   29
Des peptones dans..............   87

toujours au moment des accès.

En somme, jusqu'à présent, l'analyse des urines apportera peu de secours pour le diagnostic de la criminalité congénitale !

Analogie entre les deux sexes, efféminisation, infantilisme. — Lacassagne et Lombroso ont attiré l'attention sur l'analogie qui existe, chez les criminels, entre les deux sexes dans l'apparence extérieure. L'homme se féminise, il présente les formes arrondies et délicates de la femme, les hanches très développées, les cheveux fins et longs, la voix grêle. La femme, par contre, se masculinise, c'est-à-dire qu'elle prend dans son allure, dans ses formes, dans sa voix, les caractères masculins.

D'autres criminels sont frappés d'infantilisme : ils ont un aspect beaucoup plus jeune que celui que comporte leur âge.

Certains individus à 18 ou 20 ans en paraissent à peine 14 ou 15 ; petits, maigres, fluets, le visage imberbe, le pubis glabre, la verge et les testicules comme ceux d'un enfant, la voix aiguë : ce sont des êtres juvéniles sur la figure desquels on ne saurait mettre un âge précis. (Laurent) (1).

D'après Lombroso, à la différence des brigands, des homicides, des incendiaires qui sont gens robustes et biens portants, les voleurs, les violateurs, surtout ces derniers, présentent généralement une complexion frêle, une musculature peu développée.

Néanmoins, il y a parmi les criminels, un assez grand nombre d'individus essentiellement virils et admirable-

(1) *Les habitués des prisons de Paris*, p. 203.

ment musclés. Mais, fait intéressant à noter, la plupart appartiennent à la catégorie des criminels de profession et spécialement celle des souteneurs. Tel est, dit Laurent(1), cet individu, qui, dans un concours de gymnastique, avait séduit par ses grâces d'athlète une horizontale de la rue Bréda. Il fallait, disait-elle, à ses sens déjà fatigués des muscles puissants et des organes vigoureux.

J'ai vu également à la Santé, un autre individu qui a été soigné à l'Infirmerie centrale pour un chancre extra-génital de la racine du nez. Ivrogne, violent et brutal, il a déjà subi deux condamnations pour escroquerie et une pour vol avec effraction. Sa musculature superbe d'Hercule forain lui permet, depuis l'âge de seize ans, de vivre sans rien faire, largement entretenu par les cadeaux des dames à qui il veut bien offrir ses grâces brutales de « mâle masculant », aujourd'hui chez une cuisinière, demain chez une blanchisseuse, et tous les soirs chez les « pierreuses » qui fréquentent les bals du quartier Maubert où il est avantageusement connu. En outre, une jeune cousine qu'il a récemment amenée de la Creuse travaille chaque soir pour lui, de huit heures à minuit, dominée par cette brute qui la bat et à qui elle revient chaque soir soumise et les poches pleines de pièces blanches. Ces deux estimables individus, bien que sachant lire et écrire, ne sont pas d'une haute intelligence, et chez eux, les sentiments affectifs sont tout ce qu'il y a de plus rudimentaire.

L'alcool est leur grande jouissance. Quant à la femme, ils la méprisent presque autant qu'ils l'exploitent et qu'ils la battent. Ils n'admirent qu'une chose : la force brutale, le muscle qui frappe ; le muscle qui fascine les filles amoureuses, leur met le rut aux flancs et les rend ensuite dociles et soumises. C'est le muscle fait homme.

Constitution. — La constitution des criminels est, dit-on, généralement plutôt moyenne que faible.

(1) *Op. citat.*, p. 344.

Ferrus (1) l'a examinée chez 2,153 détenus des deux principales maisons centrales de France, Melun et Clairvaux; il a trouvé :

Constitutions réputées bonnes à l'arrivée.   1455
Constitutions médiocres.....................   471
Constitutions faibles.......................   227

« Ce qui est loin, évidemment, conclut l'auteur, de faire considérer les malfaiteurs en général comme des hommes robustes. » Mais, il est non moins évident d'après ces chiffres, que la majorité des criminels est de bonne constitution, du moins à leur entrée en prison. Après que la captivité eut exercé son influence, Ferrus n'a plus trouvé que :

Sujets ayant conservé leur bonne santé....   908
Sujets qui présentaient une constitution
    médiocre................................   379
Sujets qui présentaient une constitution très
    débilitée..............................   806

Il y en avait donc 579 dont la constitution avait subi un très notable appauvrissement.

Longévité, léthalité, morbidité. — Voici encore une question où les divergences et les incertitudes apparaissent en grand nombre.

Nous avons vu que les criminels présentaient en général une constitution plutôt faible et Lombroso nous dira tout à l'heure que chez eux, les maladies sont fréquentes.

Et pourtant, ce même Lombroso accorde aux malfaiteurs une vitalité plus puissante que celle des honnêtes gens. Il est conduit à cette affirmation par voie de déduction : peu sensibles à la douleur, moins exposés aux réactions vasculaires, ils doivent donc être plus résistants.

Mais les statistiques, du moins certaines statis-

(1) *Op. cit.*, p. 172.

tiques, établissent que la vie moyenne des prisonniers est inférieure à celle des hommes libres.

Lombroso en convient, mais il a pour écarter cette petite difficulté, d'adorables raisons : « Les causes délétères inhérentes au régime de la prison sont, dit-il, en si grand nombre, qu'il est inutile d'insister pour expliquer ce phénomène (1). »

Pour le cas où cette considération ne convaincrait pas le lecteur, il lui propose une expérience bien simple et bien facile à réaliser. « Rendez, ajoute-t-il, les conditions égales et vous verrez aussitôt la différence changer précisément à l'avantage des criminels. » Ne pas se rendre, après une proposition si magnanime, serait le fait d'un mauvais caractère.

Cherchons pourtant quelques données plus positives sur la question : elles nous seront fournies par Lombroso lui-même et par Corre.

Lombroso cite différents exemples de longévité chez les criminels, rapportés par les auteurs.

J'ai rencontré dans les prisons, écrit Casanova (2), des individus qui étaient parvenus à un degré de vieillesse très avancée : un scélérat qui faisait le double métier d'espion et de vicaire, un certain Beguelo, enfermé à 44 ans, vécut 37 années dans sa prison.

A propos de Gasparone, mort tout récemment à Abbiategrasso, à l'âge de 88 ans, un biographe intelligent disait, il y a déjà bien des années, en 1866 : « Comment a-t-il pu résister si longtemps aux épreuves de l'âge, de ses blessures, de la fatigue et de la prison ? Par la force de son caractère et surtout par le calme inaltérable d'un esprit, que nulle émotion ne put jamais toucher (3). »

Settembrini (4) cite un vieillard qui vivait au bagne de

(1) *L'homme criminel*, p. 320.
(2) *Mémoires*, III, 356.
(3) Masi, *Mémoires de Gasparone*, 1867.
(4) *Mémoires*, C., t. II, p. 125.

San-Stefano depuis 32 ans, il en comptait 89. Il parle encore d'un Calabrais qui se vantait d'avoir tué 35 hommes et qui, condamné pour viol et brigandage en 1802, vivait encore en 1825 ; d'un vieillard de 81 ans qui, avec son fils âgé de 51 ans, avait été condamné pour vol suivi de meurtre sur la personne de l'infortuné Procaccio ; enfin, d'un autre de 92 ans, dur et sec, qui avait conservé toutes ses dents, toutes ses facultés mentales, et une grande partie de sa force juvénile.

Cette longévité, chez les grands criminels, peut se prouver, jusqu'à un certain point, par la statistique. Déjà Settembrini, pour la démontrer, avait dressé le petit tableau suivant :

Sur 631 de ses co-détenus, il en comptait en effet :

Agés de plus de 50 ans.........	227
Agés de 50 à 40 ans........... ..	203
Au-dessous de 40 ans..........	201

Ajoutons que le docteur Baer, après avoir constaté qu'en Allemagne la population des bagnes donne une mortalité inférieure à celle des prisons, trouvait à cela deux raisons : d'abord, que les galériens sont plus habitués au régime de la prison (il est en effet notoire que dans les premières années d'incarcération la mortalité atteint un chiffre plus élevé); en second lieu, que, plus le détenu est endurci dans le crime, plus grande est la résistance qu'il oppose à la mortalité (1).

En Italie (2), les bagnes (où sont en plus grand nombre les criminels-nés) donnent aussi une mortalité inférieure, 33 pour 100, à celle des prisons, 51.

Malgré la rigueur des anciens bagnes, dit Corre (3),

---

(1) C. Baer, *Les prisons, établissements et système de pénalité au point de vue hygiénique*, trad. ital. de Roggero, 1872-73.

(2) Raseri. *Sulle condizioni sanitarie nelle carreri*, 1881.

(3) *Les criminels*, p. 109.

on s'y accoutumait et un assez grand nombre de forçats y atteignaient un âge avancé. Sur une liste de 252 incurables dont l'âge était noté, 69 avaient de 60 à 70 ans, trois plus de 70; au delà de cet âge, on ne demeurait plus au bagne.

A Brest, d'après le même auteur, dans la période de 1821 à 1825, les condamnés ont, par rapport à l'effectif, 1 malade sur 28 et un décès sur 29; en des statistiques moins reculées, comprenant les trois bagnes de Brest, Toulon et Rochefort (1843, 1849, 1853), la proportion des décès, pour 1,000 d'effectif, est de 37.07, 72.17, 29.10, soit une moyenne de 46.1, (41,5, si l'on ne considère que les décès par maladies internes, catégorie administrative dite des fiévreux) pour les trois années : dans la période correspondante, la mortalité moyenne, pour l'ensemble de la population française, est de 23.5 par 1,000 habitants.

Des chiffres obtenus avec une statistique de 1835, nous avons déduit le tableau suivant :

	Malades prop. à l'effectif.	MORTS	
		Rapport à l'effectif.	Rapport au nombre des malades
Personnel libre...	354 4	14.5	41.3
Condamnés......	461.2	24.0	52.0

Chez le personnel libre, la durée moyenne du séjour à l'hôpital est de 29 jours, chez les condamnés elle est de 25.

Comme on le voit, si la différence est sensible, dans la résistance morbide, entre les ouvriers libres et les individus condamnés, la morbidité et la mortalité ne sont pas néanmoins aussi grandes, chez ces derniers, qu'on serait tenté de le supposer *à priori*.

Lésions viscérales. — La fréquence des altérations

viscérales chez les criminels a été signalée par Flesch.

C'est le cœur qui est le plus souvent atteint. En effet, sur 50 autopsies : 20 pour 100 présentèrent des affections du cœur si graves qu'elles furent la cause directe de la mort, et en calculant les affections accidentelles du péricarde et de l'endocarde, la mortalité fut de 50 pour 100.

Sur 54.5 présentant le trou de Botal ouvert, 3 avaient un rétrécissement des vaisseaux avec épaississement de valvules aortiques.

1 présentait une dilatation des grands vaisseaux avec traces de lésions méningitiques ;

39 sur 45 présentaient des anomalies dans l'endocarde et dans les valvules ; et enfin, 23 sur 27 une artérite chronique avec dégénérescence athéromateuse, etc. Il est important de fixer l'attention sur les altérations congénitales des vaisseaux et sur les affections du cœur ; car dans toutes ces affections, les criminels sembleraient dépasser ou suivre de bien près les fous.

En comparant les chiffres établis par Hagen, sur ces ésions, chez les fous et les normaux, avec ceux constatés par Flesch chez les criminels, nous trouvons :

	Honnêtes.	Fous.	Criminels.
Hypertrophie.....	16.0 %	10.0 %	11 %
Atrophie du cœur.........	1.2	3.1	11
Dégénérescence graisseuse.	3.6	5.2	9
Insuffisance valvulaire....	3.1	3.6	17
Adhérence péricardique...	2.1	2.6	2
Affect. du cœur en général.	25.0	26.0	50

Ce qui démontre chez les criminels une curieuse supériorité d'insuffisances valvulaires et d'atrophies cardiaques, et une plus grande analogie avec les fous qu'avec les sains dans l'adipose et dans l'hypertrophie du cœur.

Toutes ces analogies ont une grande importance.

Du fait de l'existence fréquente de lésions cardiaques chez les criminels, on peut rapprocher la constatation de maladies du cœur chez les aliénés et la présence de symptômes psychiques chez les cardiopathes.

Sur 200 fous, Richter (1) en a trouvé 4 qui présentaient une insuffisance mitrale, 1 une sténose de l'aorte.

Hagen (2) attribue un cas d'idiotisme à la petitesse extraordinaire du cœur et signale les nombreux cas de suicide chez les cardiopathes, particulièrement ceux qui sont atteints d'insuffisance mitrale.

Sur 64 cas de manie, Mendel (3) arriva 9 fois à reconnaître des maladies du cœur *intra vitam*, soit 14.1 pour 100 ; sur 232 cas de mélancolie, il constata 8 fois des maladies du cœur, soit 3.4 pour 100 ; sur 127 cas de folie, 7 fois, 5.5 pour 100. Savage (4) a vu beaucoup d'individus atteints de lésions mitrales souffrir en même temps d'une mélancolie.

« Je m'attends toujours, dit-il, au développement d'une mélancolie, lorsque des malades, affectés à plusieurs reprises de rhumatisme avec lésion du cœur, commencent à présenter des troubles psychiques. »

Maladies du foie. — Les maladies du foie se rencontrent aussi bien souvent chez les délinquants.

Sur 50 autopsies, Flesch a trouvé 6 fois seulement le foie dans un état normal.

C'est-à-dire :

(1) *Bildungsanomalien bei Geistestkranken*, 1881.
(2) *Statistische Untersuchungen.*
(3) *Die Manie*, Vienne, 1881, p, 147.
(4) *Klinisches Lehrbuch der Geisteskrankheiten*, trad. allemande, Leipsig, 1887, p. 486.

15 infiltrations et dégénérescences graisseuses....   29.4 %
5 atrophies et 6 atrophies brunes...............   9.8
5 hypérémies avec stase biliaire.................   9.8
5 tuberculoses, 2 avec infiltration graisseuse.....   9.8
5 cirrhoses, 1 syphilitique...................   9.8
1 hypertrophie................... ....   1.9
4 foies muscades... ....   7.8
2 carcinoses, 1 de la vésicule biliaire et 1 du foie.   3.9
1 hépatite parenchymateuse avec périhépatite pu-
    rulente.................................   1.9
1 foie amyloïde..........................   1.9

Il semble donc (et l'alcoolisme en partie nous l'expliquerait), que les affections hépatiques prédominent bien plus dans les criminels, et nous rappellerons que Milani, Agnoletti et Passanante avaient le foie aussi atteint que le cerveau.

Maladies de l'estomac. — Lombroso note que sur 35 autopsies de l'estomac, il a été constaté :

8 catarrhes, 2 gonflements de la muqueuse, 4 cancers, 3 hypérémies, 1 dilatation, 1 polype, 1 ulcère rond et 15 estomacs normaux.

Sur 8,204 autopsies faites à l'hôpital de Milan, nous trouvons un cancer de l'estomac chez 156, c'est-à-dire 1.9 pour 100 ; cancer du foie 0.5 pour 100, ce qui donne moins d'un cinquième des condamnés de Flesch.

Organes génitaux. — Les organes génitaux des criminels présentent assez souvent des lésions et des malformations.

Sur 24 criminels, dont parle Lombroso (page 203), 9 fois seulement, on examina les organes génitaux et l'on trouva :

Paramétrite.....................   1
Ovarite.......................   1
Endométrites...................   2
Hydropisie des trompes et des fol-
    licules.....................   1
Cancer de l'ovaire................   1
Kyste de l'ovaire................   1

Parmi les malformations des organes génitaux, c'est l'hypospadias avec ses différents degrés qui paraît la plus fréquente (1).

Sur 1,214 criminels allemands, Knecht (2) a rencontré :

Phimosis congénital...............	51 fois
Arrêt de développement des testicules ou du pénis.................	29 —
Epispadias........................	2 —
Hypospadias......................	5 —

Marro a observé des anomalies des organes génitaux dans la proportion de :

Chez les individus condamnés pour coups et blessures.	2 %
Chez les escrocs........................	2.6
Chez les violateurs.....................	5
Chez les voleurs.......................	1

Strabisme. — « Défie-toi de l'homme au regard louche. » La fréquence du strabisme chez les criminels semble justifier ce vieux proverbe. Laurent en a recueilli au moins 20 observations ; il cite entre autres, l'exemple suivant :

P... est un couvreur de vingt-trois ans, qui a déjà subi cinq condamnations pour vol à l'étalage. Sa mère, une hystérique, est morte du choléra. Son grand-père et son père étaient des alcooliques. Ce dernier, qui était peintre en bâtiments, est mort, paraît-il, d'accidents saturnins. Il a une sœur bien portante, mariée et mère de deux enfants morts d'athrepsie vers l'âge de 6 mois. P... a eu des convulsions dans l'enfance. Bien que sachant lire et écrire, il est peu intelligent. Depuis longtemps, il boit, en moyenne, deux litres de mauvais vin par jour. Myope de l'œil droit, il présente du stra-

(1) Laurent, p. 200.
(2) *Uber die Verbreitung physicher Degeneration bei Verbrechern... etc. Allgem. Zeitschr. f. Psych.*, Berlin, 1883.

bisme assez prononcé des deux yeux. De plus, il est scrofuleux.

Incontinence d'urine. — Le strabisme est la manifestation d'un défaut d'équilibre entre l'état de contraction des muscles de l'œil.

D'après Laurent (1), l'incontinence d'urine constituerait un phénomène de même ordre; comme le strabisme, il l'a observée bien des fois chez les criminels. Beaucoup de détenus lui ont avoué qu'ils avaient pissé au lit jusqu'à un âge assez avancé et il a connu un hystérique criminel dont l'hérédité est très lourdement chargée et qui a uriné au lit jusqu'à 11 ans ; il lui arrivait même quelquefois de s'oublier dans la journée, à l'école. Son frère a été sujet à la même infirmité jusqu'à l'âge de 13 ans. Chez d'autres dégénérés, les phénomènes d'incontinence nocturne persistent jusqu'à 18, 20 ans et même au delà.

Bégaiement. — Le bégaiement est une nouvelle manifestation du trouble dans l'équilibre de l'état de contraction des muscles antagonistes.

Au dire de Laurent (2), il y a, parmi les criminels, beaucoup de bègues ou au moins d'individus présentant différents défauts de prononciation d'ordre physiologique analogue, comme la blésité, le zézaiement, etc.

CHAPITRE III

Hérédité. — Récidivité

Hérédité. — Pour bien connaître une maladie, il faut en rechercher l'évolution, en déterminer les

(1) Page 214.
(2) Page 218.

sources et l'origine, en poursuivre les transformations à travers les générations ; de même, pour avoir une idée complète du crime, il est indispensable d'étudier sa filiation et ses modifications héréditaires.

Existe-t-elle l'hérédité du crime ? La chose ne paraît guère douteuse et les auteurs en fournissent des preuves multipliées.

Sous Louis-Philippe, on vit s'éteindre deux familles d'assassins : les Fournier et les Lamy.

De 1822 à 1827, une autre famille de bandits, celle des Villet, se révéla par de nombreux exploits. En descendance directe ou collatérale, elle comprenait une liste considérable de forçats et de suppliciés pour divers crimes. Une seule affaire valut à huit de ses membres la condamnation capitale. Lorsqu'on mit la main sur ses derniers représentants, on apprit des choses absolument stupéfiantes ; les 14 sujets arrêtés avaient à répondre à 60 chefs d'accusation, 5 assassinats, 6 incendies, 49 vols qualifiés ; mais ce n'était que la partie criminelle avérée ; depuis dix ans, la famille avait exécuté plus de mille vols, sans parler d'autres crimes... d'aveu plus difficile. Le père, le patriarche, était le directeur et le banquier de l'association ; un fils était préposé aux incendies ; une fille, à laquelle on imputait deux infanticides, avait été la maîtresse d'un assassin ; des collatéraux participaient aux affaires à divers titres (Corre) (1).

Les familles Piednoir, Cœur-de-Roy, Nathan ont fait le désespoir de la police et lassé les tribunaux. Les condamnations qui ont atteint les Nathan, père, mère, frères et gendres — en tout, 14 personnes —

_____

(1) *Crime et suicide*, **p. 111.**

représentent la somme de 209 années de prison (M. du Camp) (1).

Le cas de la famille Chrétien (2) est aussi bien frappant.

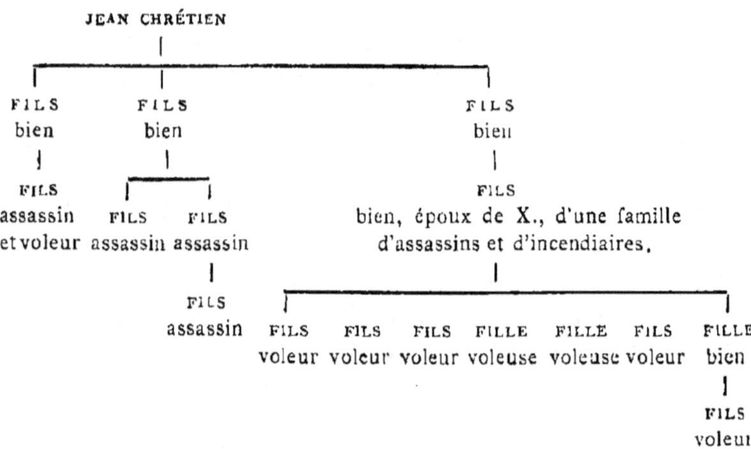

D'autres faits du même genre ont été réunis en grand nombre, notamment par le Dr Thomson (3) et Lucas (4).

Thomson rapporte l'exemple de la famille Juke, dont le nom est devenu, paraît-il, aux États-Unis, synonyme de criminel. Le premier membre connu est un nommé Max Juke, né vers 1720. Sept générations comprennent 709 personnes, sur lesquelles 76 ont été condamnées pour avoir commis 115 délits ou crimes. Sur ce même ensemble de 709 membres connus de la famille Juke, on compte en outre, 142 vagabonds, 128 prostituées, 121 cas d'infirmités diverses.

(1) *Paris*, t. III, p. 18

(2) Déjérine, *L'hérédité dans les maladies du système nerveux*, Paris, 1886, p. 38.

(3) *De l'hérédité des crimes, Journal of mental science*, v. **XV**.

(4) Lucas, *Traité de l'hérédité*, Paris, 1847, t. I, p. 480.

Le même auteur a vu huit prisonniers de la même famille. Le père avait été souvent condamné à de longues peines.

Une autre famille avait un de ses chefs condamné aux travaux forcés pour assassinat; trois frères, une sœur et son mari étaient voleurs. De plus, leurs oncles et leurs tantes avaient été au bagne; un neveu et des cousins s'étaient livrés aussi à des actes coupables.

Au mois de février 1845, la cour d'assises condamnait une mère et son fils, tous deux reconnus coupables d'assassinat sur le beau-père du fils.

L'hérédité n'est pas toujours directe : pour la retrouver, il faut parfois monter plus haut que le père et la mère.

Galetto, un des pires bandits italiens appartenant à l'association dite de la « Taille », et condamné à mort aux assises d'Aix, en juillet 1872, était le petit-fils d'un nommé Orsolano, appelé *le féroce*, et qui mourut sur l'échafaud pour avoir tué plusieurs jeunes filles et avoir fabriqué du saucisson avec leur chair. Galetto était surnommé *la hyène* par ses compagnons, à cause de sa férocité et sa soif de carnage (Despine) (1).

On sait que l'hérédité ne reproduit pas toujours sous une forme similaire, le mal originel.

Ainsi, dans la suite des générations, on voit alterner les grandes névroses convulsives et les maladies mentales ; on voit encore le diabète, la goutte, l'obésité, la lithiase biliaire affirmer une étroite parenté par leur apparition successive sous l'action héréditaire.

Il y a au fond de chacune des espèces morbides appartenant à un même groupe, une essence com-

____

(1) *De la folie*, Paris, 1875, p. 651.

mune : c'est cette essence morbide que l'hérédité transmet, en la revêtant successivement des différentes formes du groupe.

Les statistiques tendent à établir qu'il se passe quelque chose d'analogue dans la transmission héréditaire du crime ; en effet, on trouve chez les ascendants des criminels un certain nombre d'états morbides qui se représentent avec une certaine constance et que l'on peut considérer comme unis par d'intimes rapports à la criminalité.

Parmi ces états morbides, l'alcoolisme occupe la première place. L'aliénation mentale et l'épilepsie se présentent aussi assez fréquemment. Nous trouvons, en outre, les maladies organiques du système nerveux, l'âge avancé des parents et enfin la tuberculose que Moreau a considérée comme un des modes de la transformation héréditaire de la folie.

Les statistiques suivantes justifieront ce qui vient d'être dit.

Sur 507 criminels, Marro (1) a trouvé :

Alcoolisme chez le père	209 fois, soit	41.0 %
— chez la mère	26 —	5.1
Aliénation chez le père	47 —	9.2
— chez la mère	17 —	3.3
— chez collatéraux paternels.	46 —	9.0
— — matern...	40 —	7.8
— chez les aïeux paternels...	14 —	2.7
— — maternels ..	6 —	1.1
— frère et sœur...	49 —	9.5
Epilepsie chez le père	9 —	1.7
— chez la mère	5 —	0.9
— chez les collatéraux paternels.	3 —	0.5
— — matern...	3 —	0.5
— chez les aïeux paternels.....	1 —	0.1
— — maternels	1 —	0.1
— chez les frère ou sœur...	8 —	1.5

(1) *Op. citato*, p. 237.

Criminalité chez le père.	17 —	3.3
— chez la mère.	2 —	o.3
— collatéraux ascendants.	14 —	2.7
— chez les frère ou sœur.	68 —	13.4
Caractère violent ou immoral chez le père	115 —	22.6
Caractère violent ou immoral chez la mère	56 —	11.0

Moeli (1) a également reconnu la fréquence d'antécédents héréditaires névropathiques ou psychopathiques parmi les criminels.

Sur 79 sujets plusieurs fois condamnés pour vol, il a constaté 41 fois l'existence de la folie ou de l'épilepsie chez l'un ou l'autre membre de la famille.

Chez 12 de ces 79 sujets, il ne fut pas possible d'obtenir de renseignements.

Parmi les 67 restants :

a. 16 (23 pour 100) nièrent tout antécédent ;

b. 10 (15 pour 100) présentèrent chez leurs ascendants ou chez leurs collatéraux des particularités du système nerveux, du suicide, de la criminalité ou de l'ivrognerie ;

c. Chez 14 (21 pour 100), il y avait — indépendamment d'autres antécédents pour quelques-uns — de l'aliénation mentale évidente ou une maladie nerveuse chez un autre membre de la famille, notamment chez un frère ou une sœur.

d. Chez 27 (40 pour 100), on trouva — indépendamment d'autres antécédents chez quelques-uns — spécialement dans l'ascendance directe de la folie évidente ou de l'épilepsie.

Récidivité. — La récidivité est, pour employer le langage de Lombroso (p. 390), comme « le sceau

____

(1) *Ueber irre Verbrecher*, Berlin, 1888, p. 111.

juridique qui sert à compléter et à contrôler la conception du criminel-né. En dehors de l'anthropologie théorique pure, le criminel-né ne peut être considéré comme tel avant d'avoir commis une ou plusieurs récidives. Et cela d'autant plus que les anomalies anatomiques peuvent se rencontrer dans presque toutes les formes psychiatriques dégénératives, même chez l'aveugle-né et le sourd-muet, et que les tendances criminelles sont communes au premier âge. »

« C'est la récidive obstinée qui commence à nous signaler le coupable de cette catégorie, surtout quand elle se fait remarquer en lui dès son enfance. »

Qu'il existe des malfaiteurs chez lesquels le crime est passé à l'état d'habitude, chez lesquels il est comme une fonction, je dirai plus, comme un besoin, la chose est bien certaine.

Un voleur disait à Lombroso : « Nous l'avons dans le sang ; ne verrais-je qu'une aiguille, je ne puis m'empêcher de la prendre, quoique un peu plus tard, je sois disposé à la restituer. »

Un forçat du nom de Deham avouait à Lauvergne (1) qu'il était irrésistiblement poussé au vol.

Ne plus voler, disait-il, serait pour moi comme ne plus vivre. Le vol est une passion qui brûle comme l'amour ; quand mon sang bouillonne dans ma tête et dans mes doigts, je crois que je me volerais moi-même si c'était possible.

Sur les galères, il volait les cercles des mâts, les clous, les coussins des rameurs. Lui-même, après chaque vol, fixait le nombre des coups de bâton qui devaient lui revenir, quitte à recommencer après.

(1) Lauvergne, *Les Forçats*, p. 358.

Un jour, à la prison de la Roquette, Abadie, chef d'une bande de voleurs, assassin d'une cabaretière à Montreuil, dit à M. Macé (1) : « On ne meurt pas toujours d'une condamnation à mort et on s'échappe de la Nouvelle. »

« Que ferez-vous, si jamais vous redevenez libre, demanda M. Macé. » — « *Je repiquerai au truc* », répondit-il ; ce qui signifie : « Je reprendrai mes anciens moyens d'existence. »

Il est important de noter que la récidive vient du délit plus que du crime proprement dit et qu'elle pousse également plus au premier qu'au second.

Il y a beaucoup de récidivistes assurément parmi les accusés de cour d'assises ; mais l'immense majorité d'entre eux avait débuté par des actes de moindre gravité. En 1887, par exemple, il y a 1,683 accusés récidivistes. Sur ce nombre, 82 seulement étaient en récidive légale de peine criminelle à peine criminelle ; car 11 étaient libérés des travaux forcés, 71 de la réclusion, 601 de l'emprisonnement de plus d'un an, 888 de l'emprisonnement d'un an et moins ; les 112 autres n'avaient été précédemment condamnés qu'à l'amende (2). Il est vrai qu'avant la loi de 1854 (qui fait rester à la Nouvelle-Calédonie les hommes condamnés à plus de huit ans), le nombre des forçats libérés qui récidivaient était plus considérable : il était en moyenne de 143 au lieu de 11. Mais les autres chiffres étaient à peu près les mêmes. Donc, même alors, il fallait s'attendre à voir des actes en apparence moins redoutables préparer leurs auteurs à la cour d'assises, plus sûrement que les grands forfaits ne destinaient à y revenir. On a observé d'ailleurs à la

(1) Macé, *Mon musée criminel*, Paris, 1890, p. 184.
(2) Ces chiffres sont donnés comme exprimant des proportions qui varient fort peu. V. *Compte général pour 1887*, XXVIII.

Nouvelle-Calédonie et à la Guyane que le nombre des condamnations prononcées par les conseils de guerre contre des forçats libérés, en résidence stable, est faible : 9 pour 100 dans la première des colonies, 7 pour 100 dans la seconde (1).

La fréquence de la récidive est également un fait bien constaté; partout, on observe une progression rapide et considérable.

Pour la France, en réunissant les prévenus et les accusés récidivistes, on obtient les chiffres suivants :

	Accusés ou prévenus.
De 1856 à 1860, ils sont....	42.255 ou 31 %
De 1861 à 1862, —	48.890 ou 34
De 1866 à 1870, —	58.075 ou 38
De 1871 à 1875, —	62.042 ou 42
De 1876 à 1880, —	72.387 ou 44
De 1881 à 1885, —	85.397 ou 48
En 1887 ils sont............	93.887 ou 54

Il y a dans ce tableau deux faits à remarquer. Le nombre des récidivistes augmente; nous y sommes préparés, car il suffirait, pour le prévoir, de se rappeler l'augmentation considérable du nombre des délinquants. Mais ce qui est plus digne encore d'attention, c'est que dans les actes frappés par la justice, le nombre des rechutes augmente proportionnellement beaucoup plus que celui des chutes proprement dites. Le nombre des malfaiteurs s'accroît sans doute; mais ce qui s'accroît surtout, c'est le nombre des actes punissables que chaque malfaiteur commet les uns après les autres.

De 1851 à 1880, en 30 années, le nombre des pré-

(1) Voyez *Compte général de* 1883.

venus récidivistes s'est accru de 116 pour 100 et celui des prévenus purs de tout antécédent judiciaire de 18 pour 100 seulement (1).

Ce qui prouve, dit encore sous une autre forme le Compte de 1881, que l'augmentation provient moins d'un contingent nouveau que de la réapparition de l'ancien, c'est que le nombre des jugements prononcés contre des récidivistes s'est accru de 15 pour 100 en quatre ans, tandis que le nombre des individus qui ont été l'objet de ces jugements n'a augmenté que de 5 pour 100.

La précocité de la récidive mérite aussi d'être signalée :

A Paris, écrit M. Reinach, plus de la moitié des individus arrêtés ont moins de 21 ans ; on en a compté 12,721 sur 20,882 en 1879; et 14,061 sur 26,475 en 1880, et presque tous avaient commis des fautes graves.

En une seule année, 30 assassinats, 39 homicides, 3 parricides, 2 empoisonnements, 114 infanticides, 4,212 coups et blessures, 25 incendies, 153 viols, 80 attentats à la pudeur, 458 vols qualifiés, 11,682 vols simples, ont été commis par des jeunes gens. Sur 4,347 accusés qui ont passé aux assises en 1879, on comptait 802 mineurs, 18 pour 100 dont 43 avaient moins de 16 ans.

En matière correctionnelle, 4 pour 100 avaient moins de 16 ans et 15 pour 100 étaient entre 16 et 21 ans.

M. Ferri établit également que le plus grand nombre des crimes relevés sur les mineurs, en France (1874), se décompose ainsi :

(2) *Compte général* pour 1880, XCIX.

	Hommes.	Femmes.
Vol simple, escroquerie.	6o.2	56.2
Mendicité, vagabondage......	25.3	22.4
Vol qualifié, faux.......... ..	4.2	2.2
Attentats à la pudeur.... ...	4.1	3.5
Homicide, blessure.........	2.o	o.9
Incendie..................	1.6	2.3
Assassinat, empoisonnement.	o.4	o.15

CHAPITRE IV

Caractères psychologiques du criminel-né.

ARTICLE PREMIER. — INTELLIGENCE.

Degré de l'intelligence. — Le degré d'intelligence n'est pas susceptible jusqu'à présent d'une appréciation exacte. Aussi ne peut-on pas accorder grande importance aux renseignements fournis par les auteurs relativement aux criminels-nés.

Corre (page 247) a résumé dans le tableau suivant les résultats obtenus en Espagne, par Legoyt, en France par Ferrus, à Zwickau par Lombroso :

	ESPAGNE Legoyt.	FRANCE Ferrus.	ZWICKAU Lombroso.
a. Intelligences supérieures..		1.84	
b. Intell. { saines	67.54		
b. Intell. { ouvertes			28.00
b. Intell. { moyennes.......		62.28	
c. Intell. { peu saines ou dépravées........	28.97		
c. Intell. { médiocres........			63.05
c. Intell. { obtuses ou nulles.	o.75	35.86	9.00

D'après ce tableau, les criminels seraient en général d'une intelligence moyenne. Tel n'est pas cependant, l'avis de tous les auteurs. D'après Lauvergne, la majorité des forçats présente une intelligence au-dessous de la moyenne ; Laurent (1) estime que la plupart des criminels sont d'une intelligence inférieure ; et Bruce Thomson (2), après 18 ans de séjour dans les prisons et d'expérience des criminels, estime que les neuf dixièmes d'entre eux sont d'une intelligence en dessous de la moyenne, mais que tous sont excessivement rusés.

Esprit de ruse. — Ruse et intelligence ne sont pas des qualités connexes, inséparables ; l'on voit souvent des personnes d'une intelligence bornée déployer beaucoup d'habileté et de finesse dans l'administration de leurs affaires.

Mais cette habileté et cette finesse sont en somme plus apparentes que réelles. L'homme rusé doit son succès à la vivacité du sentiment de l'intérêt personnel, à sa cupidité, à une volonté obstinée et tenace, en même temps qu'à la dissimulation et au choix peu scrupuleux des moyens employés.

A priori, l'affirmation de Bruce Thomson est donc parfaitement acceptable.

De fait, les annales du monde criminel consignent des exemples assez remarquables d'habileté et de ruse. On a vu Cognard (3) tenir fort bien la place du haut personnage dont il avait dérobé les papiers et la personnalité. Le forçat Collet s'incarnait de la manière la plus parfaite dans les rôles les plus différents : évêque ou général selon qu'il éprouvait le besoin de s'attaquer à la caisse d'un diocèse ou à une caisse militaire, il préparait ses vols en procédant avec la même aisance, soit à l'ordination de

---

(1) *Les habitués des prisons de Paris*, Paris, 1890, p. 373.

(2) *De l'hérédité des crimes, Journal of Mental Science*, v. XV, p. 487.

(3) *Causes célèbres du* xixe *siècle rédigées par une société d'avocats et de publicistes*, Paris, 1834, t. II, p. 217.

jeunes prêtres, soit à l'inspection des troupes » (Corre).

Laurent cite l'exemple d'un individu d'une intelligence assez éveillée, il est vrai, qui avait inventé une foule de trucs très ingénieux.

Lorsqu'il était à la Santé, une de ses plus grosses privations était de manquer de tabac. Il arrivait assez facilement à s'en procurer, mais il fallait pouvoir en cacher de façon à être sûr d'en avoir régulièrement. Comment faire? Tout est visité avec tant de soin, la surveillance est si sévère, il y a tant à redouter de la délation des autres détenus jaloux! Un matin, je le trouvai radieux, et, s'il eût su le grec et connu Archimède, il m'eût sans doute dit : Ευρηκα! L'animal avait trouvé un truc pour dissimuler son tabac. Il se le plaçait sous la plante des pieds entre la peau et une bande de diachylum. « Cela lui donnera peut-être un parfum un peu spécial, me disait-il; mais en prison, on ne saurait se montrer trop difficile sur le choix de son tabac. »

Il est interdit aux prisonniers de garder en poche la moindre somme d'argent. « Eh bien! dit Gautier (1), pour se procurer de l'argent « liquide » en vue d'emplois variés et parfois inqualifiables, les plus « roublards » — c'est-à-dire, les plus dangereux — des détenus arrivent à réaliser de véritables tours de force. »

Gautier a vu un sou — il provenait de Mazas — qui ne valait pas moins de cinq francs et cinq centimes. On l'avait fendu par la tranche, on avait évidé l'intérieur, et à l'aide d'un pas de vis imperceptible pratiqué dans l'extrême bord, on l'avait transformé en une petite boîte hermétiquement close qui dissi-

______

(1) *Le monde des prisons, Archives de l'anthropologie criminelle,* t. III, 1888, p. 432.

mulait sous une mince pellicule de cuivre une petite pièce d'or de cent sous. Notez que la dite pièce d'or avait été trouée d'une façon si savante et si ingénieuse que la quantité d'or enlevé équilibrait mathématiquement le cuivre qui manquait à l'intérieur du sou.

Imprévoyance, légèreté. — Mais, à côté de ces habiletés, de ces artifices ingénieux, que de lourdes fautes, que d'erreurs grossières dans l'exécution du crime, que d'imprévoyance, que de légèreté !

Madame Lafarge envoie à son mari un gâteau empoisonné avec une lettre par laquelle elle l'engage à en goûter après son dîner ; elle ne réfléchit pas que son mari ne pourra tout manger, et qu'un fragment de cette pâtisserie joint à la lettre suffira à faire découvrir l'auteur du crime (Lombroso).

Rognoni tue son frère et se procure un alibi ; mais il oublie de laver les taches de sang dont son habit est souillé. Mieux encore : pendant l'exécution de son crime, il laisse allumée une lampe qui pourrait attirer sur ses traces la garde ou les voisins (Lombroso).

Prado, qui passait pour très intelligent, commet l'imprudence de révéler son crime à une maîtresse qui pourra le trahir à la première brouille.

Pranzini avait fort ingénieusement combiné le triple meurtre de Marie Regnault, de sa bonne et de sa petite fille : il compromet toutes ses combinaisons en offrant à une fille publique de Marseille les bijoux de sa victime (1).

Le pharmacien Fenayrou, assassin d'un amant de sa femme, avait tout préparé, tout prévu, sauf que le poids du plomb serait insuffisant pour maintenir sa victime au fond de l'eau. Le corps a surnagé, on l'a

(1) A. Bataille, *Causes criminelles et mondaines de 1887*, p. 187.

repêché, on l'a reconnu. C'est ainsi que Fenayrou a été découvert (1).

Le criminel-né vit au jour le jour, absorbé par le présent, insouciant de l'avenir.

J'ai vu bien des détenus, dit Laurent (2), qui, à la veille de leur sortie se trouvaient sans argent, sans asile, sans amis, et cependant nullement préoccupés de ce qu'ils feraient le lendemain dehors pour avoir un morceau de pain et un gîte.

« Qu'allez-vous faire ? » leur disais-je souvent. — « Je ne sais pas ; je verrai quand je serai dehors. J'ai le temps. » Telle était bien souvent leur réponse.

Les plus grands coupables, écrit Keller (3) ne prévoient jamais la possibilité pour eux d'être découverts ; une fois pris, ils s'en étonnent de manière à se porter souvent le plus grand tort et à éclairer la justice sur le crime qu'ils ont commis.

Mobilité dans les idées, défaut de suite. — Mobilité dans les idées, défaut de suite dans leurs conceptions et leurs combinaisons sont naturellement des faits habituels chez les criminels-nés.

Un voleur avait écrit sur la muraille de sa cellule : « Dès que je serai sorti, je jure de me venger par un vol de 4,000 francs », et tout de suite après : « S'il m'arrive encore de voler, je me tue (4). »

Mottino était un franc étourdi ; quand le président lui demanda s'il était vrai qu'il eût promis mariage à une jeune fille, il fit cette réponse : « C'est vrai ; mais, où l'aurais-je donc conduite après la noce, Excellence ? Sous les remparts ? (5) »

(1) A. Bataille, *Causes criminelles de 1882*, p. 249.
(2) *Op. citat*. Page 375.
(3) Lombroso, *Rivista penale*, 1876.
(4) Lombroso, *Palimsesti del carcere*, 1887.
(5) Lombroso, p. 426.

Mémoire. — En tant que faculté simplement conservatrice, la mémoire est indépendante de l'intelligence ; aussi la faiblesse intellectuelle n'implique-t-elle pas la faiblesse de la mémoire. On rencontre des individus affectés d'une débilité mentale bien manifeste et doués pourtant d'une mémoire correcte ou même brillante : ils connaissent l'histoire au bout des doigts, vous récitent sans broncher des dates, des séries de souverains, des successions de faits ; ils apprennent avec facilité les langues étrangères.

Des faits du même genre ont été observés parmi les criminels.

J'ai connu, dit Laurent (1), plusieurs criminels d'une intelligence très ordinaire et qui cependant parlaient bien et avaient appris vite différents idiomes modernes, mais naturellement sans avoir une connaissance approfondie de la grammaire et de la langue.

Argot criminel. — Le monde criminel fait usage d'une langue qui lui est propre, ou plutôt d'un argot. Par bien des caractères, cet argot semble se rapprocher du langage des peuples primitifs.

Absolument indigent et dépourvu pour exprimer les sentiments ou les idées d'ordre relevé, l'argot criminel multiplie à l'infini les mots indiquant les choses ou les actions habituelles ; ainsi, il compte 72 termes pour désigner le fait de boire, d'être ivre ; 32 pour désigner l'argent ; il est particulièrement riche pour exprimer l'action de voler, de tuer. La police, les juges, la prison, ont aussi de multiples dénominations.

Comme les langues des peuples enfants, l'argot criminel fait vivre les objets inanimés et leur donne

---

(1) *Op. citat.* Page 373.

une forme humaine : la nuit s'appelle *Bernarde ;* le marteau, le *frère Frappard.*

Par contre, l'argot criminel animalise ce qui touche à l'homme : la peau devient le *cuir ;* les bras, les *ailerons ;* la bouche, le *bec ;* les membres, les *abatis.*

L'onomatopée y est fréquente et souvent, les objets sont désignés par leur attribut. *Fric-frac* veut dire l'extraction ; la *tocante,* c'est la montre ; le *pif* est le pistolet. La casquette s'appelle la *couvrante ;* l'allumette, la *soufrante ;* la lune, dont la lumière dérange le malfaiteur, est la *moucharde ;* le réverbère, l'*incommode ;* l'heure, la *rapide ;* la bourse, la *sainte ;* la langue, la *menteuse ;* le gendarme, le *cogne.*

L'argot criminel abonde en images vives, pittoresques, en expressions piquantes, comiques, gauloises. Les pieds sont les *courriers,* les jambes les *compas ;* la tête est la *halle aux poux* (en allemand *lausenmarkt).* Faire dans son pantalon se dit *déballer dans son culbutant. Lâcher une pastille du sérail* ou *envoyer l'âme d'un haricot au ciel* est une expression qu'il est inutile de traduire. Le water-closet est le *garde-manger ;* l'anus, le *panier à crottes ;* le coup de pied se dit *coup de poupe.*

Mais ce qui stigmatise l'argot criminel, c'est son caractère abject, cynique, froidement grossier et trivial. En plusieurs passages des *Misérables* (1), Victor Hugo a fait ressortir avec vigueur ce caractère d'abjection :

Cette langue, dit-il, laide, inquiète, sournoise, traîtresse, venimeuse, louche, vile, profonde, fatale de la misère : cet idiome abject qui ruisselle de fange, ce vocabulaire pustuleux dont chaque mot nous semble un anneau immonde d'un monstre de la vase et des ténèbres. » Et

(1) V. Hugo, *Les Misérables,* Paris, J. Hetzel, édit. déf. t V, p. 211.

ailleurs, il parle de « cet énigmatique dialecte, à la fois révolté et flétri. »

Quelques exemples justifieront cette sévère appréciation. Pour dire qu'une femme est enceinte, l'argot criminel se sert de l'expression : *elle a un polichinelle dans le ventre.*

Mourir, c'est *avaler sa fourchette* ; aller au supplice, c'est *épouser sa veuve* ; la visite de santé s'appelle le *montre-tout* ; le cercueil s'appelle le *paletot* ; le corbillard, le *trimballeur de refroidis* ; le cimetière, un *séchoir* ; le suicidé, un *figurant de la Morgue.*

Cependant, au milieu de ces expressions grossières et cyniques, il est des mots qui démontrent une certaine persistance de la notion du juste et qui sont un témoignage rendu à la vérité. Dieu s'appelle le *grand Meg* (maître), la sœur de charité est la *chérie*, la cour d'Assises est la *juste*. Le criminel désigne la conscience sous le nom de la *muette* ; on ne pourrait mieux dire ; en effet, comme nous le verrons en étudiant le côté moral de l'âme du criminel-né, cette voix intérieure qui juge nos actions, qui nous encourage, nous approuve ou nous réprimande, ne se fait pas entendre au criminel-né (1).

Signes spéciaux, hiéroglyphes. — Déjà en 1858, un auteur allemand avait fait connaître certains emblèmes, certains signes spéciaux usités par les criminels. Lombroso reproduit quelques-uns de ces signes : ainsi, une ligne horizontale traversant une spirale indique le vol accompli, de même qu'une ancre dont le câble ou la chaîne signale la direction prise par le voleur en s'évadant.

En Angleterre, on trouva une mappe (*Cadger*

(1) On trouvera dans Macé, *Mes lundis en prison*, Paris, 1889, p. 249, un recueil assez étendu de termes de l'argot criminel.

(*Map*) destinée aux mendiants dans laquelle, à côté
du plan des villages et des fermes de la contrée,
étaient indiqués, au moyen de signes particuliers, les
défauts ou les qualités des différents habitants : *mauvais, trop pauvres ; très bonnes gens ; méfie-toi du
chien,* etc.

Dans la haute Italie, après de longues recherches
dans plus de 2,000 inscriptions de malfaiteurs,
Lombroso (1) n'a trouvé en usage que trois signes
pour indiquer le vol ou le voleur.

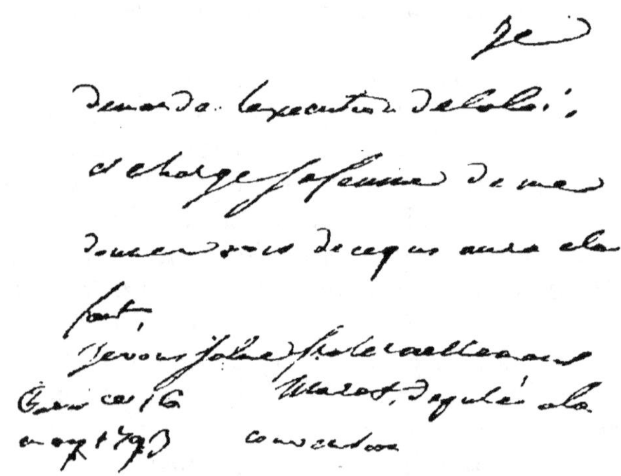

Fig. 34. — Spécimen de l'écriture de Marat.

A Naples et en Sicile, il a découvert un grand
nombre de vrais hiéroglyphes.

Ecriture. — La graphologie qui a poussé si loin
ses investigations et ses audaces est à peu près
muette au sujet des criminels. Aussi, Lombroso (2)
a-t-il trouvé ce champ à peu près inexploré. Il a
réuni 520 autographes de criminels. Il les divise en

(1) Page 481.
(2) Page 484.

deux groupes bien distincts. Le premier est constitué par les homicides, les voleurs de grand chemin, les brigands. La plus grande partie d'entre eux est caractérisée par un allongement des lettres, par ce que les gens du métier appellent l'*écriture gladiolée*, c'est-à-dire la forme plus curviligne et plus saillante du prolongement des lettres, soit en haut, soit en bas. Chez beaucoup, la barre du *t* est plus forte, prolongée ; chez tous, la signature est ornée d'une quantité de petits traits et d'arabesques qui la distinguent aisément de toute autre.

Sur 98 assassins et voleurs de grand chemin, 52 présentent ces caractères qui existent chez tous les brigands.

Parmi d'autres assassins, qui comprennent des personnages historiques comme Fouquier-Tinville, Chabot, les lettres n'ont pas à un degré notable la forme gladiolée, sauf la dernière de chaque mot qui finit souvent par un trait vertical aigu, mais toutes sont légèrement distantes les unes des autres, écrasées, arrondies.

Souvent, par exemple dans l'écriture de Marat (fig. 34), de Robespierre, elles paraissent en dépit de l'âge avoir été tracées par une main sénile. C'est peut-être la conséquence de l'alcoolisme que Lombroso a relevé si souvent dans cette catégorie de gens.

Le second groupe, exclusivement composé de voleurs, n'offre pas de lettres gladiolées ; mais toutes sont écartées, molles, la signature n'a rien de saillant, est presque dépourvue de paraphe. En somme, écriture de femme, sans caractère.

L'hypnotisme a confirmé les traits découverts par Lombroso dans les écritures des criminels, surtout des meurtriers.

Un jeune étudiant, suggestionné qu'il était un brigand,
nous donna une écriture rude, grossière, avec des *t*
énormes, tandis que son écriture ordinaire était très
jolie, fine et presque féminine. Le même étudiant, suggestionné, peu de temps après, de se croire une petite
fille, a conservé dans l'écriture enfantine quelque peu de
l'énergie du brigand (1).

J'ai tenu à citer textuellement les paroles de Lombroso pour lui laisser tout entière la responsabilité

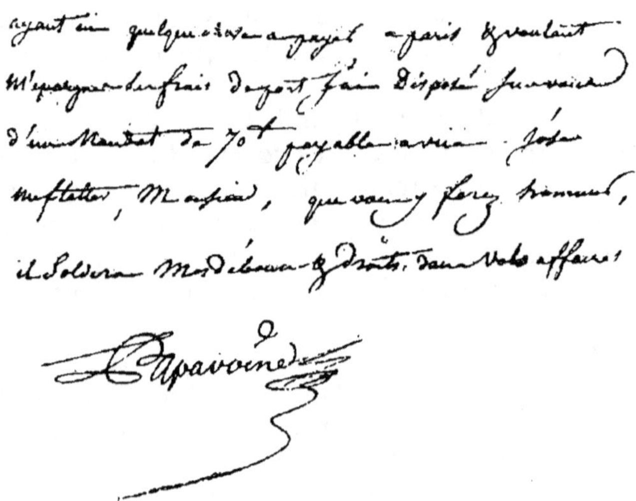

Fig. 35. — Spécimen de l'écriture de Papavoine.

de cette constatation si délicate du caractère enfantin
de l'écriture mêlé d'une petite dose du caractère de
l'écriture d'un brigand !

Laurent (2) a examiné les signatures de quelques:
centaines de criminels de toute espèce. Il n'en a
trouvé qu'un très petit nombre suivies de paraphes :

(1) Lombroso, *L'anthropologie criminelle*, p. 67.
(2) Page 427.

«Une seule était ornée d'un de ces paraphes magnifiques et compliqués si chers à Joseph Prudhomme. »

D'une façon générale, il a constaté de grandes ressemblances entre l'écriture des aliénés (1) et celle des criminels ; les lettres sont mal formées, les unes entassées, les autres très distantes les unes des autres ; les unes sont lourdes et empâtées, écrasées et arrondies, tandis que d'autres, dans le même mot, sont grêles, maigres, sans plein, élancées. Ainsi, le caractère dominant est la lourdeur, l'irrégularité et l'incohérence.

Il n'a pas retrouvé les caractères indiqués par Lombroso, notamment la forme gladiolée, chez les homicides.

Cette forme ne se constate pas non plus dans le spécimen de l'écriture de Marat (fig. 34), ni dans celle de Papavoine (fig. 35).

Gestes. — Pour communiquer entre eux, les criminels ne se contentent pas de leur argot, ils ont, en outre, un langage mimique particulier.

Vidocq rapporte que quand les floueurs guettent leurs victimes, ils se font le signal de la Saint-Jean qui consiste à porter la main à leur chapeau.

Pitré (2) — apparemment, un observateur bien patient et bien minutieux — vient de décrire 48 gestes particuliers aux délinquants !

« Cet abus de gestes, ainsi conclut Lombroso, s'explique par la mobilité exagérée qu'ont les criminels, tout à fait comme les enfants. »

Beaux-arts. — Rivés au sol, plongés dans la fange des instincts vils et grossiers, comment les criminels pourraient-ils s'élever à l'art proprement dit

----

(1) Voyez Marcé, *Valeur des écrits des aliénés. Ann d'hyg.* 1864.
(2) Cité par Lombroso, *Usi et costumi della Sicilia, L'anthropologie criminelle*, p. 67.

qui est fait d'idéal, de sentiments nobles, d'aspirations élevées?

Les images qu'ils tracent sont grossières et l'on peut appliquer à leur crayon ce qu'on a dit de la bouche : *loquitur ex abundantia cordis ;* il exprime les obscénités dont se repaît leur imagination, les désirs impurs qui remplissent leurs cœurs ; les têtes crapuleuses de filles de lupanar, les nudités provocantes et bestiales, voilà les sujets habituels de leurs dessins. Laurent en a reproduit quelques spécimens bien caractéristiques.

Si le sujet est grossier, l'exécution en est souvent très imparfaite.

Néanmoins, dit Laurent (1), quelques compositions indiquent une certaine science dans le rendu des lignes et des couleurs. Or, la plupart des criminels n'ont jamais appris le dessin, et ce qu'ils en savent, ils l'ont en quelque sorte deviné. Ils possèdent en général, une assez grande adresse manuelle. J'ai déjà dit qu'il est fréquent de trouver parmi eux de bons calligraphes. J'ai vu des criminels peu instruits, peu intelligents, qui en quelques jours, apprenaient le dessin. J'en ai vu un en particulier à l'infirmerie qui, en moins de huit jours, sans avoir la moindre notion du dessin, réussissait à copier des gravures, même des photographies, au moyen d'un système de mensuration imaginé par lui ; il arrivait à les agrandir, en conservant une ressemblance assez parfaite. Cet homme n'avait jamais tenu un crayon avant son séjour à l'infirmerie. Courtier en librairie, il buvait de l'absinthe avec excès et se livrait à l'ivrognerie. Condamné à dix ans de réclusion pour attentat à la pudeur sur une fillette de sept ans, il songea à employer ses longs loisirs en dessinant et en faisant une foule de

(1) Page 498.

petits travaux manuels qu'il exécutait avec beaucoup
d'adresse. Ce cas n'est certes pas unique, mais c'est un
des plus remarquables que j'aie vus.

Littérature. — C'est principalement sous l'influence de l'emprisonnement que le criminel se met
à écrire, devient *littérateur*. Privé du commerce de
ses semblables, il éprouve le besoin de confier au
papier ses impressions et ses pensées, et ce travail
littéraire le distrait de sa longue oisiveté.

C'est la poésie qui est la forme la plus ordinaire
des compositions des prisonniers. Elle traduit tour
à tour les passions qui agitent l'âme du criminel, la
haine, la vengeance, le désespoir, la luxure, ou bien
elle cherche à glorifier le forfait et à transformer son
auteur en une espèce de héros.

Corani, avant d'être pendu, déclama du haut de
l'échafaud un poème sur sa propre mort ; le brigand
Milano demanda et obtint l'autorisation de présenter en
vers sa défense.
Voici maintenant un morceau dicté par un prisonnier presque illettré, détenu au bagne de San Stefano.
Lisez-le ; vous y trouverez, outre un spécimen assez
caractéristique, un tableau du bagne aussi exact que
pourrait l'être une photographie.

LE BAGNE DE SAN STEFANO

Dante, qu'on ne vante plus tes cercles infernaux,
Et toi, Virgile, cesse de chanter les flammes sombres de
   l'Averne,
Et les cérastes, et les Harpyes, et les autels
Qui distillent en ces lieux ténébreux une affreuse pourriture
Ici, ici, l'on perçoit le grouillement sombre
De ces âmes impies, perverses et sordides.

(1) Lombroso, p. 502.

Ici, l'on entend le son terrible et rauque
Qui retentit sur l'autel de Pluton,
Un monstre s'endort ici, sur ce grabat,
Et bientôt devient la proie d'un autre monstre
Qu'un troisième se hâte de venir dévorer à son tour.
Le sang dégoutte sur le sol ; l'air ne respire
Que vengeance, carnage et trahison.
Ici, pendant que l'un périt, l'autre conspire.

Menesclou, ce misérable qui coupa en morceaux une fillette de quatre ans après l'avoir étouffée et violée, écrivait, le matin même du meurtre, ce quatrain qui était en quelque sorte sa propre dénonciation :

Je l'ai vue, je l'ai prise,
Je m'en veux maintenant,
Mais la fureur vous grise,
Le bonheur n'a qu'un instant.

Certaines poésies révèlent chez leurs auteurs une certaine délicatesse de sentiment. Telle est cette pièce de Lecrosnier, un misérable voleur pourtant :

Tu pleures, quand le soir mon âme veut, tremblante,
Vers tes parents là-bas voler pleine d'amour ;
Tu pleures ; sur tes cils une larme brillante
Vient se diamanter aux premiers feux du jour.
Tu pleures ; mais ces eaux qu'une amère souffrance
Épanche de tes yeux,
Font épanouir l'espérance,
La fleur des malheureux.
Tu pleures ; bien souvent ta voix monte plaintive
Vers le maître des cieux aux heures du sommeil.
Tu pleures ; la pensée, hélas ! longtemps captive,
Voit ses liens tomber et s'élance au soleil.
Tu pleures ! mais au ciel ton ange qui t'adore,

> Heureux, dit aujourd’hui :
> Regarde, ô père ! c’est encore
> Une larme de lui.

La pièce suivante est pleine de tendresse et d’affection filiale :

> Au milieu de la place de la Vicaria
> Avec ses petites mains elle me fit des signes ;
> J’ai vu que c’était ma petite mère
> Et que ses yeux coulaient comme deux sources ;
> Mère, qui seule pensez à moi,
> Je suis entouré de mauvais chrétiens...
> Nous sommes dans l’enfer, condamnés
> Et vous, tendre mère, vous exhalez en vain vos plaintes.

De tous les poètes criminels, il n’en est pas de plus connu que Lacenaire; je reproduis ici la plus fameuse de ses pièces :

A UN CRANE DE JEUNE FILLE

> De quelque belle enfant restes froids et sans vie,
>   Beau crâne apprêté par mes mains,
> Dont j’ai sali les os et la surface blanchie
>   D’un tas de noms grecs et latins.
> Compagnon triste et froid de mes heures d’étude,
>   Toi que je viens de rejeter
> Dans un coin, ah ! reviens tromper ma solitude,
>   Réponds à ma curiosité,
> Dis-moi combien de fois ta bouche s’est offerte
>   Aux doux baisers de ton amant ;
> Dis-moi quels jolis mots de ta bouche entr’ouverte
>   Dans des heures d’égarement...
> Insensé !... tu ne peux répondre, pauvre fille ;
>   Ta bouche est close maintenant,
> Et la mort en passant, de sa triste faucille

A brisé tes charmes naissants.
Triste leçon pour nous, qui croyons que la vie
    Peut durer pendant de longs jours !
Et jeunesse, et bonheur, et beauté qu'on envie,
    Tout passe ainsi que les amours !
Aussi, quand, vers le soir, âpre et dur à la tâche,
    Je travaille silencieux.
Mon esprit suit le monde et, tout inquiet, s'attache
    A des pensers plus sérieux,
Je rêve au temps qui passe... alors, je te regarde,
    Et songeant aux coups de destin,
Sur ton front nu je crois lire en tremblant : « Prends
                                    [garde,
    Mortel, ton tour viendra demain ! »

Ces vers étaient suivis des observations suivantes
qui montrent l'agitation, le trouble profond de cette
âme malheureuse :

Pauvres vers ! Mais, pour mauvais qu'ils soient, ils
peignent fidèlement l'état de mon âme dans les moments
de solitude. Dans le monde je suis aimable et gai. On
me prend pour un étourdi qui se moque de tout. Mais si
l'on connaissait le fond de mon caractère, si l'on savait
que je ris et que je fais des jeux de mots au sortir d'une
solitude où je me suis laissé aller au désespoir et aux
larmes ! Si l'on savait que j'ai des sanglots au fond du
cœur quand le rire s'épanouit sur mes lèvres, on ne
dirait pas que je me moque de tout.

Ma gaîté n'est qu'un masque ; elle cache l'angoisse
qui depuis si longtemps déchire mon cœur.

Ah ! si les hommes qui m'ont vu rire avaient pu me
voir dans une de ces excursions solitaires, au cours des-
quelles je cherche les pauvres plantes que je dois étudier ;
s'ils m'avaient vu pleurer comme un enfant, m'asseoir sur
le revers d'une colline, au pied d'un arbre, y rester des
demi-heures la tête dans les mains, ils m'auraient pris

pour un fou, mais ils n'auraient point osé dire (style Barré), que je me... de tout, du tiers comme du quart.

Dans les îles, en Corse, en Sardaigne, en Sicile, la poésie des criminels emprunte un cachet tout spécial aux mœurs du pays : le banditisme y est considéré à peu près comme une institution normale : on en célèbre les hauts faits, on en chante les héros.

Les chants corses recueillis par M. Tommaseo peuvent être considérés presque tous comme œuvres de bandits. Presque tous, en effet, respirent la vengeance du meurtre d'un ami, la haine d'un ennemi qu'il faut tuer, l'admiration pour le meurtrier. Rinald, Canino, Gallochio, Galvano, y figurent comme des héros. La vengeance y va au delà du sépulcre.

. . . . La vengeance,
Nous la ferons éternelle, et sur la race inique,
Nous porterons ta colère comme un héritage légué par toi ;
Les crânes resteront suspendus à la voûte du temple ;
Vous jouissez d'une estime si grande, si grande... (Gallochio)

Toutefois, au milieu de tout cela, on voit apparaître le sourire d'une femme, soit d'une mère, soit d'une amante.

M. Tommaseo a tenu entre ses mains un gros volume de vers dictés par le Peverone, féroce bandit qui eut le cœur de saupoudrer de poivre, après l'avoir tué, le corps de son ennemi, pour le marquer de son sceau. On y voit mêlés à des couplets qui dénotent une cruauté implacable, comme celui-ci :

J'en ai l'espoir, Dieu permettra que je me venge ;
    Mon compte est tout fait :
Je serai vainqueur, tué ou bandit ;

des strophes d'une exquise délicatesse, et qui ne paraîtraient pas indignes du doux chantre de Laure ; celle-ci, par exemple :

Quand je te vois, quand je t'entends parler,
Mon sang se glace dans mes veines,
Mon cœur veut bondir hors de ma poitrine...
Toute parole d'elle, quand elle ouvre la bouche,
Attire, lie, frappe, transperce (1).

En dehors de la poésie, ce sont surtout les autobiographies, les mémoires personnels qui constituent la littérature des prisonniers. Nous y reviendrons tout à l'heure.

Un spécimen bien rare et bien original nous est fourni par les deux frères Muchembled, deux adolescents qui ont assassiné une jeune fille de 15 ans.

Il est déjà passablement étrange que le criminel trouve plaisir, après le fait accompli, à écrire l'histoire de ses hontes : mais raconter à l'avance et en détail le crime que l'on prépare, cela passe toute imagination !

Clément et Henri Muchembled avaient rédigé une sorte de mémoire intitulé : *Drame horrible !* dans lequel ils racontaient en détail, et dans le style le plus romanesque, le crime qu'ils allaient accomplir.

Voici quelques extraits de cette sorte de roman malheureusement trop arrivé :

Nous avions atteint à l'âge de dix-sept ans. Comme les jeunes gens élevés dans le luxe et l'oisiveté, nous avons végété dans le monde et n'y rencontrant que tracas et misères. A peine âgés de quinze ans, nous aimions déjà le sexe si séduisant qui est la femme ; nous l'aimions passionnément, à un tel point que s'il avait fallu nous en séparer, nous en serions morts d'ennui et de chagrin.

L'un de nous, grand et musculeux, portait tout le temps un habit souple, léger, qui allait à merveille ; on pouvait voir en lui un hercule. L'autre, un peu moins grand, était plus agile, plus subtil que l'autre. Les yeux

(1) Lombroso, p. 5oo.

petits et bien conformés brillaient dans leur orbite comme des diamants placés sur la robe d'un roi.

Mais parfois, il tombait dans la mélancolie. Alors il songeait à un plaisir ; à des orgies qu'il avait menées étant en compagnie d'une jeune fille.

Le premier était le Grand-Serpent, le second le Cerf-Agile ou Œil-de-Faucon (nous les appellerons maintenant le Grand-Serpent et le Cerf-Agile). Ils avaient eu tant de plaisirs à l'égard de jeunes filles qu'ils se trouvaient pour ainsi dire, las de la vie. L'une d'entre elles, agée de quinze ans, était charmante entre toutes les compagnes. Elle avait des cheveux bruns, elle était coiffée comme à la ville ; ses yeux, pleins de hardiesse, étaient ombragés de cils braisés d'ardentes voluptés !...

(Suivent le récit de la brouille, l'histoire de correspondances et des chansons obscènes échangées entre les amoureux.)

Ce que voyant, continuent les deux collaborateurs, ils résolurent de se venger en la tuant.

Un jour fut pris.

Le grand Serpent et le Cerf-Agile déployèrent une activité sans borne, une audace indomptable, une témérité à toute épreuve.

Ils achetèrent à la foire d'Arras une paire de coutelas ou de poignards, afin de consommer leur affaire. Ils fabriquèrent chacun un fourreau et portèrent même le jour, pendu à leur côté, cet instrument fatal qui devait les mener tous au tombeau.

En effet, un beau matin, ils rencontrèrent par hasard celle sur qui depuis longtemps leurs regards jetaient tout ce qu'il y avait de haine et de mépris. Ils la prirent à part, lui arrachèrent un rendez-vous pour le soir ; elle s'y rendit, aussi naïve que le lièvre tiré par le chasseur dans son gîte.

Aussitôt, ils se jetèrent sur elle, lui déchirèrent ses

vêtements, et lui mettant un bâillon pour l'empêcher de crier, dans la bouche, ils lui plongèrent chacun une fois leur poignard, l'un dans le cœur, l'autre lui coupant l'artère carotide...

Ils avaient accompli leur cruelle mission, ils la laissèrent la proie des vers et des fourmis !...

(Les dernières lignes du mémoire sont consacrées au double suicide des justiciers. Ici, nous entrons dans la fantaisie. Les deux jeunes misérables se sont abstenus prudemment de se faire le moindre mal.)

Pour ne pas être hués et méprisés par tout le peuple, ils jurèrent de se tuer l'un l'autre. Aussitôt le Cerf-Aigle, plus prompt que son compagnon, lui plongea dans le cœur ce même poignard qui, une heure auparavant, avait de même tué l'autre victime. Le Grand-Serpent y porta la main et il tomba en expirant.

Ce que voyant l'autre, il plaça la lame de son poignard sur son cœur et se laissa tomber dessus. Il mourut comme il l'avait mérité.

Ces deux personnages que nous voyons les premiers figurer dans notre histoire sont : Clément et Henri Muchembled, tous deux cousins ; le premier, fermier à Rivière, et l'autre clerc de notaire.

Suivent les signatures : H. Muchembled et C. Muchembled.

A côté des mémoires, des autobrogiaphies, nous devons mentionner les études sociales.

Que le prisonnier trouve à redire à l'état de choses présent, qu'il aspire à réformer cette société qui le prive de sa liberté, qui demain peut-être lui demandera sa tête, il n'y a vraiment pas lieu de s'en étonner. Qu'on lise, par exemple, ce mémoire rédigé par Abadie.

PRÉFACE

Citoyen lecteur, cherchons ensemble les réformes qu'il y a à faire dans notre magistrature et notre justice, car tu n'ignores pas que la police agit très mal... Elle ne juge pas l'accusé selon son cœur, elle ne s'occupe pas de savoir s'il peut se repentir, elle condamne, car il lui faut toujours remplir les prisons.

Je vais faire passer sous tes yeux quelques récits émouvants qui te prouveront ce que j'avance.

CHAPITRE PREMIER

La lâcheté de la magistrature et les crimes de la justice

Sur un simple ,soupçon, — continue-t-il s'adressant toujours au citoyen lecteur, — femme Police t'arrête. Cette vieille prostituée, cette vieille moukaire, met sa main dégoûtante sur toi et te traîne au violon. Là, un de ses amants, vil coquin et voleur, même assassin, fait un procès-verbal... Si tu résistes, ils se mettent dix contre toi et, après t'avoir roué de coups, ils te conduisent au chef des traîtres.

Celui-là, c'est un amant plus intime de dame Police.

(On voit déjà le ton général de l'œuvre. On voit aussi qu'Abadie n'est pas pour les moyens violents. Lui qui essaie d'assommer les agents de police, les gendarmes et les employés des prisons, il devrait bien donner l'exemple.)

La police, conclut-il à la fin du paragraphe, souille notre jeune République martyre.

Et alors, dans un élan de lyrisme, il s'écrie :

Recule, femme Police ; recule, femme boueuse et perfide ; recule, vipère, ou je t'écrase.

Veillons sur notre jeune République.

ROBESPIERRE JEUNE.

CHAPITRE II

La Cour, les Substituts, le Jugement.

La Cour se compose de trois conseillers et du substitut : quatre vipères à écraser.

La baronne d'A... est une vierge auprès de dame Justice.

Donc, abolition de la femme Police et de la fille soumise Justice.

Citoyens, aux armes ! voici la bataille !

— Allons, Abadie dit Robespierre jeune, commande puisque tu es le chef.

— Ah bien, apprêtez armes ! En joue, feu !

— Feu ? mais sur qui donc ?

— Sur qui ? Mais sur la police et la magistrature donc !

CHAPITRE III

Les Défenseurs.

Ici Abadie paie une dette de reconnaissance :

Il y a des citoyens qui fréquentent la même race de monde, c'est-à-dire cette race austère dont nous parlions tout à l'heure. Ceux dont je veux parler sont des défenseurs. Ils portent la robe noire au lieu de rouge. Peuple, tu dois les honorer. Que de têtes sauvées par leurs débats ! Que d'années de prison épargnées !...

Ce sont de vrais républicains, ce sont les seuls qui comprennent la situation du monde...

Transportons-les sur les chars de victoire, nous fêterons leurs noms glorieux. Peuple, accumule des couronnes à leur mémoire !

Voici maintenant le bouquet; je ne puis résister au désir de citer en entier ce morceau qui peint l'homme.

L'échafaud permanent et je me vautrerai dans votre sang.

Enfin c'est donc aujourd'hui le jour de la délivrance.

Peuple, en 1793 tu t'es déjà retiré de l'esclavage ; en 1871, tu as conquis la République. Eh bien que 1880 soit la date pour conquérir la justice égale et loyale !

Je viens de retourner des juges pour faire justice ; ces juges immortels, je vais te les nommer.

Le premier, c'est Marat ; le deuxième, Robespierre jeune ; le troisième, Fouquier-Tinville ; le quatrième, Fourier et un de mes amis, Camille Desmoulins.

L'échafaud est dressé sur la place de la Bastille. On n'attend plus que l'heure de commencer.

Citoyen bourreau, va commencer ! — Il a le cœur serré, il n'aime pas la mort.

Qu'importe !... que les rues de Paris soient pleines de ce sang venimeux ! Que la Seine coule rouge comme carmin. Je te les amènerai un par un ; quand tu seras fatigué je prendrai ta place.

Frappe, frappe, citoyen bourreau ; frappe, frappe toujours !...

Le sang me monte aux genoux. Je veux qu'il me baigne jusqu'à la ceinture.

Que l'on mette toutes les têtes en pyramides, et que les lances de la grille d'entrée du Palais de Justice soient ornées des têtes de femme Police et de fille soumise Justice !

Le sang me monte à la ceinture. Frappe, frappe sans cesse, citoyen bourreau ! Je veux qu'il me baigne la gorge !

Sur cette fière guillotine, l'égalité règne !

Citoyen bourreau, c'est bien travaillé. Le peuple te remercie. Brise la guillotine pour qu'elle ne serve plus à personne. Notre vengeance est faite et doit s'arrêter là.

Je m'étire et m'éveille. C'est un beau rêve qui ne pourra jamais se réaliser.

Emile ABADIE, dit ROBESPIERRE jeune (1).

(1) A. Bataille, *Causes criminelles et mondaines de 1880*, Paris, 1887, p. 204.

Le faussaire Ruschovich a dépeint d'une manière bien vive l'état d'esprit des prisonniers :

Ah ! écrit-il, trop souvent, on oublie que, en parlant des prisonniers, en faisant leur portrait, on peint des membres de la société. Tous ces corps, parfois abandonnés de tous, sauf des satellites chargés de leur garde, non, non, ils ne sont pas tous opaques, il y en a parmi eux de diaphanes et de transparents. Le sable vulgaire que vous foulez aux pieds donne un cristal brillant, après avoir passé par l'ardent creuset. La lie elle-même peut devenir utile, si l'on sait l'employer ; en la foulant aux pieds, comme on le fait avec indifférence et sans souci, on mine le sous-sol de la société et on l'emplit de volcans. Connaît-il bien la montagne, l'homme qui n'en a pas visité les cavernes ? Le sous-sol, pour être situé plus bas et plus loin de la lumière, est-il par hasard moins important que la croûte extérieure ? Il y a parmi vous des difformités et des maladies capables de faire frémir ; mais depuis quand l'horreur exclue-t-elle l'étude, et la maladie éloigne-t-elle le médecin ?

Dans une autre lettre, il écrivait, parlant de lui-même :

Ah ! quel tourment que l'inaction pour l'homme qui fut toujours habitué à l'étude et au travail et qui sent vivre encore en lui-même cette activité, ce besoin d'occupation qui anoblissent l'homme en le perfectionnant ! Me tenir ainsi dans une oisiveté honteuse ! Ah ! cela afflige et débilite mon esprit, au point que je crains de perdre enfin le peu d'intelligence qui me reste. Quoi ! Toute la création est fondée sur le mouvement et sur le travail, la nature entière a horreur de l'inertie, et le prisonnier doit faire exception à cette loi universelle ? Doit-il, lui seul, comme les eaux stagnanttes, se corrompre et pourrir dans sa propre fange ? Doit-il seul consommer et non produire, causer du dommage sans faire rien d'utile, détruire tout autour de lui en même temps se détruire lui-même.

Si les dernières statistiques sont exactes, s'il est vrai que les prisons du royaume d'Italie renferment environ quarante mille détenus, c'est l'œuvre de cent années de travail que l'on fait perdre chaque jour au trésor commun de la société. La religieuse de Cracovie criait : Du pain ! du pain ! Et moi, du fond de ma cellule solitaire, je fais de même entendre ma voix suppliante : Du travail ! Donnez-moi du travail !

Si le corps a besoin d'exercice pour se plonger ensuite avec plus de plaisir dans le sein du repos, l'esprit a besoin de converser pour méditer ensuite avec fruit aux heures de la solitude ; si nous nous en tenons à la méditation pure, nous resterons dans une indigence orgueilleuse. Dans le cerveau d'un solitaire, la pensée, rude et assauvagie, pour ainsi dire, ressemble à un aventurier vagabond qui s'applique à franchir des espaces imaginaires, et, finalement, va périr au milieu de plages solitaires et désertes. Les pensées trop longtemps enfermées et comprimées dans l'esprit se gâtent et se corrompent, comme ces ballots de marchandises qui, entassées, fermenteraient rapidement si l'on n'avait soin de les développer sur le sol pour leur faire prendre l'air.

Lectures des criminels — *Dis-moi ce que tu lis, je te dirai qui tu es* : si l'on fait la part de l'exagération inhérente à ces adages populaires, on conviendra que les inclinations de chacun se révèlent jusqu'à un certain point par le genre de lecture qu'il préfère. Il est donc intéressant de déterminer les préférences des criminels sous ce rapport.

Or, ainsi qu'il résulte notamment des consciencieuses recherches de Joly (1), c'est la lecture des

(1) *Les lectures dans les prisons de la Seine, Archives de l'anthropologie criminelle*, t. III, 1888, p. 3o5.

romans qui tient la première place chez les détenus.

Cependant, il ne faudrait pas chercher là un trait propre, un signe distinctif du criminel-né. En effet, le docteur Jacques Bertillon (1) nous apprend que les livres communiqués et prêtés par les bibliothèques se décomposent de la façon suivante :

Dessin......................	0.04 %
Langues étrangères...........	0.45
Musique	3.70
Histoire.....................	8.19
Géographie et voyages.........	9.71
Sciences, arts, enseignement...	9.72
Littérature, poésie, théâtre.....	11.88
Romans......................	56.26

ARTICLE II. — SENTIMENTS

Insensibilité morale, cruauté, férocité. — Au moral comme au physique, le criminel-né est d'une surprenante insensibilité : non seulement, les sentiments de pitié, de commisération lui sont étrangers, mais parfois il prend plaisir aux souffrances d'autrui et fait preuve d'une cruauté, d'une férocité abominables. Corre cite l'exemple d'un forçat du bagne de Rochefort, bourreau volontaire qui remplissait ses fonctions avec une sorte d'appétit carnassier et qui s'exaltait tellement quand le sang venait à jaillir qu'il fallait mettre près de lui plusieurs agents, afin qu'il ne prolongeât pas la bastonnade au delà des limites fixées par le jugement.

Robolio fit parer comme pour une noce le cadavre de sa femme, et le plaça entre lui et les deux fossoyeurs ; tous les trois, dans cette position, eurent l'affreux courage de prendre leur repas.

____

(1) *Annuaire statistique de la ville de Paris pour* 1885.

Bouteille, âgé de 21 ans, après avoir frappé sa vieille mère de 56 coups de couteau, se sent fatigué, se couche sur le lit à côté du cadavre et passe une bonne nuit.

Lacenaire disait : « Je tue un homme comme je bois un verre de vin » ; un autre criminel prétendait qu'un assassinat était pour lui une agréable partie de campagne.

Gaëtan Mammone, chef d'une bande importante de guérillas pendant la réaction royaliste à Naples, en 1779, buvait avidement le sang des prisonniers (1).

Blaize Ferrage, dont le procès eut lieu en 1779-80, dévorait les cadavres des personnes qu'il avait assassinées, et se délectait particulièrement des victimes du sexe féminin (2).

La bande italienne dite *de la Taille*, qui terrorisa la Provence, il y a quelques années, se distinguait par sa férocité, par ses instincts cruels et sanguinaires. Elle avait pour chef Fontana.

Elle commit, dans les environs d'Aix et de Marseille, une série de crimes inouïs. L'un des plus horribles fut l'assassinat d'une femme Lambot, qui, malgré ses soixante-seize ans, se livrait à la prostitution : cette femme fut tuée à coups de couteau, au moment où, assise sur le bord de son lit, elle s'abandonnait à l'un des bandits ; d'après une déposition, ses assassins auraient découpé dans le gras de la cuisse de la victime un morceau de chair, qu'ils auraient mangé ! Lorsque que Fontana était sur le théâtre de ses crimes, il se faisait servir un verre de sang chaud, « qu'il avalait avec volupté ». Les façons de tuer de ces Italiens procédaient de celle des bouchers. « Jamais ils n'engageaient de longues luttes. Ils péné-

(1) Coletta, *Geschichte des Königsreichs Neapel.* Cité par Krauss, *Die Psychologie des Verbrechens*, p. 126.
(2) Krauss, *Op. citat.*, p. 127.

traient à l'improviste, au nombre de dix ou douze, dans les maisons de ceux dont ils connaissaient les habitudes, et en restant le moins possible sur le terrain où ils opéraient. Jamais ils ne tuaient leurs victimes debout. Ils commençaient par les terrasser et par les coucher par terre ! » Bien maintenues, on les étourdissait, puis on les frappait au cou, à l'endroit des carotides, ou on leur ouvrait le ventre de bas en haut. Lorsqu'on avait toute certitude de sécurité, on ne se pressait pas d'amener la mort : on aimait à se repaître des souffrances des malheureux frappés, et l'on organisait l'orgie au milieu du sang ; les femmes se montraient alors pires que les hommes. Lorsqu'on arrêta la maîtresse de l'un de ces misérables, on trouva chez elle un couteau qu'elle déclara avoir servi à tuer une jeune fille, et conservé « comme un agréable souvenir. »

Vanité. — La vanité est un des traits les plus ordinaires de l'âme du criminel-né. Pénétré du sentiment de sa valeur personnelle, il éprouve le besoin d'attirer l'attention, de se mettre en évidence. Le crime n'est souvent qu'un moyen de satisfaire sa vanité.

Vasko, à l'âge de 19 ans, assassine une famille entière. Il se réjouissait d'apprendre que tout Pétersbourg s'occupait de lui. « Eh bien ! disait-il, mes camarades de classe verront aujourd'hui s'ils avaient raison de prétendre que je ne ferais jamais parler de moi. »

C'est pour que les journaux mentionnent son nom que Félix Lemaître tue un jeune enfant qu'il ne connaissait pas. A la petite Roquette, sa seule préoccupation consistait à se renseigner auprès des gardiens sur la vente des journaux illustrés reproduisant son portrait.

J'ai suivi, disait-il, les drames judiciaires et Menesclou

m'a empoigné. Je suis moins coupable que lui, n'ayant ni violé, ni dépecé ma victime. Mon portrait doit être supérieur au sien, car il n'avait pas sa cravate tandis que j'ai obtenu la faveur de conserver la mienne.

Sur sa demande, on lui remit sa photographie qu'il rejeta en disant : « Ma cravate est de travers, l'ensemble ne vaut rien. »

Une somnambule de foire lui ayant prédit *qu'il serait quelqu'un*, tourmenté du besoin de faire parler de lui, il a voulu être ce quelqu'un et, par vanité criminelle, il égorge un malheureux enfant (1).

Pranzini a offert le type achevé du malfaiteur vaniteux.

D'une toilette toujours irréprochable, il est resté très calme, très maître de lui devant la cour d'assises, « répondant avec une politesse onctueuse, tournant avec une rouerie extraordinaire les questions embarrassantes, tantôt se campant devant la cour, les bras croisés, avec des effets de manchettes, l'air content de lui, comme s'il posait pour les belles dames des places réservées ; tantôt débitant avec un incroyable aplomb, les fables les plus énormes (2). »

Le meurtrier Prado qui a assassiné une fille galante pour lui voler ses bijoux, s'affublait de toutes sortes de titres : comte de Linska, Pablo, Ribo et s'attribuait une naissance mystérieuse. A l'en croire, sa vie aurait été remplie d'aventures de guerre, d'exploits hardis en même temps que de nombreuses et brillantes conquêtes amoureuses (3).

(1) Macé, *Mon musée criminel*, Paris, 1890, p. 160. — Voyez Legrand du Saulle, *Etat mental de Félix Lemaître. Annales d'Hygiène*, 1881, t. VI, p. 484).

(2) A. Bataille, *Causes criminelles et mondaines de 1887-88*, p. 429.

(3) Laurent, *Op. citato*, p. 385.

C'est la vanité qui pousse bien des criminels à écrire leurs Mémoires. Ainsi ont fait Collet, Poncet, Lacenaire et bien d'autres. Albert, l'assassin de la dame Lepelletier à Vanves, avait comme occupation favorite en prison, de composer des vers et de rédiger ses mémoires qu'il laissa en souvenir à l'abbé Crozes.

La vanité la plus ridicule, la plus excessive apparaît dans ces mémoires des criminels : pour en donner une idée, nous reproduirons l'analyse d'un de ces écrits, faite par Laurent (1).

Voici d'abord de quel individu il s'agit :

M..., 37 ans, maréchal-ferrant, est originaire de la Meurthe-et-Moselle. Son père était un homme nerveux et violent qui buvait de grandes quantités d'eau-de-vie sans cependant se griser. Sa mère a toujours été irascible et nerveuse. Un de ses frères est également d'un caractère violent et emporté.

M... est un ivrogne, violent et hâbleur, au crâne petit, au front étroit, aux arcades sourcilières saillantes, aux yeux vifs et froids. Sachant à peine lire et écrire, il a cependant jugé à propos de confier au papier les détails de sa précieuse existence. Les faits les plus insignifiants, dès lors qu'ils le touchent, prennent à ses yeux une importance considérable. Il commence par une formule chère à tous ses pareils lorsqu'ils retracent leur vie: « Fils de perre et de mère onnorable », puis, il dit son enfance indisciplinée et vagabonde, l'école buissonnière, son apprentissage de maréchal-ferrant qu'il vint compléter à Paris. A l'entendre, il était le meilleur des ouvriers.

C'était au contraire un apprenti inexact et paresseux, et, à seize ans, il se faisait entretenir par une femme. Mais laissons-lui maintenant la parole : « Ja lé a voir

(1) *Op. citato*, p. 382.

16 ans lor que je ficonnésance de madame D... Son marie etté souvent en voiyage. (Je remplace maintenant son orthographe par une autre moins ennemie de la syntaxe). Elle me fit venir chez elle. Moi, qui étais jeune, je ne pouvais pas comprendre la portée de l'amour. Je voyais cette dame jeune et d'une beauté suprême, je me laissai aller à tous ces sentiments. » Voilà donc notre homme qui se pose en adolescent entraîné, en éphèbe blessé par une des flèches d'Eros. Mais écoutez la suite : son esprit vain et léger va laisser passer le bout de sa casquette. « Je recevais de sa main tout ce que je désirais ; rien ne m'était privé, pas même l'argent. » Voilà surtout ce qui avait enflammé son cœur. Du reste, il a soin d'ajouter que la bonne dame avait au moins dix ans de plus que lui. La galette devenant rare, l'argent « ne rappliquant plus » dans les poches de l'apprenti, cette âme désintéressée pensa que le moment propice était venu pour lâcher sa Dulcinée, qui devenait « cramponnante ».

Mais étant devenu incapable de travailler, M... s'engagea, «parce que c'est une gloire de servir la patrie.» Racontant cette période, il ne tarit pas sur ses exploits pendant la guerre de 1870. « La première fois que j'allai au feu, dit-il, je fus blessé au bras gauche. Je ne pensai pas à ma blessure, quoique j'étais hors de combat, j'étais sûr que j'avais mis deux Prussiens par terre. J'avais déchargé mon pistolet à bout portant, j'étais sûr que le coup avait porté, j'avais fendu la tête d'un coup de sabre à un autre, et, à ce moment, je fus blessé moi-même par une balle et un coup de baïonnette sans avoir rien de cassé. » Miraculeuse blessure ! Modestie sans pareille !

Revenu au pays, M... s'établit maréchal-ferrant à son compte et se maria. Mais, grâce à sa paresse et à son ivrognerie, ses affaires allèrent de mal en pis et il ne tarda pas à abandonner sa maison pour venir vivre à Paris avec son ancienne maîtresse devenue veuve. Il dit

du reste avec franchise : « Je ne pensais plus que j'avais
femme et enfants. Je ne pensais plus qu'à la veuve D...
et aux marchands de vin. Je devins batailleur, mauvais
et insupportable. Je ne rentrais plus chez moi que pour
disputer ma femme. » Il installe sa maîtresse dans son
propre ménage et en chasse sa femme légitime. Alors il
ne dessoûle plus et se fait condamner pour coups et violences. Un beau jour, après une cuite particulièrement
orageuse, sa maîtresse le lâche. M... continue à boire
pour noyer le chagrin et festoie avec une hétaïre ; puis,
sans le sou, il lui vient, dit-il, « l'idée de se poignarder »,
idée qu'il se garde bien d'exécuter. Il se rend au contraire chez sa maîtresse, et, sur le refus de cette dernière de revenir avec lui et de rapporter le magot, il la
frappe de trois coups de couteau et se sauve chez un
marchand de vin, où il continue à boire joyeusement jusqu'à son arrestation. Voici maintenant le bouquet.

« Le commissaire me fit conduire de suite à la Morgue.
C'est à ce moment que j'ai vu ce que j'avais fait. J'embras-
sai ma victime en lui demandant pardon et demandant à
Dieu qu'il m'envoie la mort. Il ne restait plus qu'à la
justice de délibérer sur mon sort. Au moment que le
président a prononcé ces paroles : M... est condamné à
la peine de mort et sera exécuté, je pensais que je n'avais
que ce que je méritais, car quand on est assez lâche
pour donner la mort, on doit aussi avoir la force de la
recevoir de même. J'étais résolu de recevoir la mort
avec courage plutôt que le bagne. La mort ne m'a jamais
fait peur, et même à l'heure qu'il est, pendant les
45 jours que je suis resté à la Roquette, je n'ai jamais eu
un seul frisson de la mort et je n'ai jamais vu dans mon
sommeil l'échafaud. Après mon crime, j'ai toujours demandé la mort. » Tout cela est pure forfanterie, et M...
a bel et bien signé un recours en grâce étant à la Roquette. A cette époque, sa tête était en jeu et il n'était
pas du tout du même avis. A la Santé, les choses étaient

toutes différentes : M... grâcié et sûr d'aller vivre en paix à la Nouvelle, demandait la mort à grands cris. Tout cela pour épater la galerie. En moraliste et en philosophe, M... tire la conclusion de son histoire, et l'animal me l'offre comme conseil : « Si vous aimez une femme qui ne soit pas votre légitime, ne l'aimez pas de trop ; la femme vous perdra. » Et, pour excuser sa propre chute, il ajoute : « Je vous dirai que la veuve D... était une belle femme brune », oubliant de rappeler qu'elle avait de l'argent et lui en donnait.

Cette courte analyse suffira, je pense, pour faire comprendre quelle haute opinion il avait de lui et voulut en donner aux autres.

C'est la vanité qui pousse si souvent les criminels à parler de leurs projets coupables ou de leurs méfaits et à fournir ainsi des armes dont la justice se servira contre eux.

Se trouvant avec deux ouvriers nommés Caillette et Teinturier qui faisaient leur tour de France, Gamahut, l'assassin de madame Ballerich, leur parla à plusieurs reprises de voler et d'assassiner, répétant qu'il n'était pas homme à reculer devant un meurtre et comme Caillette manifestait une sorte de terreur :

« Tu ne me connais pas, lui dit Gamahut, j'ai déjà mis la main dans le sang. On cherche partout à Paris, l'assassin de madame Ballerich. Eh bien ! tu l'as devant toi ! (1) »

Vanité du crime. — Non seulement les criminels n'éprouvent aucun repentir de leurs méfaits, mais ils s'en vantent, ils s'en glorifient.

Dans la société, dit Vidocq, on redoute l'infamie ; dans une masse de condamnés, on ne rougit que d'une chose, c'est de n'être pas infâme : le plus grand éloge

____

(1) Bataille, *Causes criminelles et mondaines de* 1885, p. 76.

qu'on puisse faire de l'un d'entre eux consiste à dire de lui : c'est une escarpe (un assassin).

Gautier (1) raconte que pendant les quatre-vingt-trois semaines qu'il a passées dans les prisons de Paris, il a été frappé du respect que lui témoignait tout le troupeau du « droit commun ».

Je m'étais longtemps imaginé, dit-il, que ces misérables, conservant encore, dans l'infamie de leur déchéance, une lueur vacillante de conscience et de raison, savaient faire la différence et mesurer la largeur du gouffre moral qui, même à identité de régime, sépare un condamné politique d'un condamné pour vol, escroquerie, faux, attentat à la pudeur, etc. Je n'y étais pas, mais là, pas du tout ! Le secret de l'énigme me fut un jour dévoilé par un cynique auquel j'avais posé la question tout à trac : *c'est que j'étais celui qui « jouissait » de la plus forte condamnation.*

Aux galères, quiconque a volé des milliers de francs se moque du pauvre coupe-bourse. Les assassins, du moins en Italie, se croient supérieurs aux voleurs et aux escrocs, et ils sont fiers du bonnet qui les fait reconnaître, tandis que les voleurs s'efforcent de toutes les manières de cacher le leur. Les faussaires, à leur tour, dédaignent les assassins et évitent de se rencontrer avec eux. A Londres, les voleurs de grands chemins méprisent les larrons vulgaires, qu'ils appellent ganofs. « Je puis, disait l'un d'eux qui s'écartait de ces derniers, je puis être un voleur ; mais grâce à Dieu, je suis un homme respectable (2). »

____

(1) *Le monde des prisons, Archives de l'anthropologie criminelle,* t. III, 1888, p. 422.
(2) Lombroso, p. 355.

Le criminel-né a l'amour du métier, il aime les coups hardis, les opérations bien combinées.

Que les brigands d'aujourd'hui sont inférieurs à ceux de mon temps! disait Gasparone. Ils florissaient alors dans toute leur pureté, ils ne se souciaient pas de politique, — ils travaillaient par amour du métier!

Lorsque le criminel-né essaie de justifier ses méfaits, il fait appel aux arguments les plus misérables, aux théories les plus échevelées, et il découvre ainsi l'incurable perversité de sa conscience.

« J'ai tué, disait Campi, je serai tué. Les gouvernements tuent bien; pourquoi n'aurais-je pas le droit de tuer (1)? »

Morisset condamné à la peine de mort, en 1881, pour vols, tentative d'assassinat et meurtre, écrivait :

La société n'a pas le droit de reprocher des crimes parce qu'elle en commet journellement. Je crois que le bien est la conséquence du mal, que l'homme n'est pas responsable de ses actions et que les conséquences du crime sont avantageuses à la société... J'ai étudié le vol et ses conséquences ; eh bien, j'ai constaté que le vol se retrouvait dans la plupart des actions des hommes. L'entrepreneur, par exemple, ne s'attribue-t-il pas des gains sur le travail de ses ouvriers ? Le marchand ne bénéficie-t-il pas des aptitudes de ses commis (2).

J'ai à vous dire, s'écrie l'anarchiste Duval en s'adressant à ses juges, que je ne suis pas un voleur, mais un rebelle. J'ai à vous dire pourquoi je suis anarchiste. Mon avocat m'a posé en accusé; je me pose en accusa-

____

(1) A. Bataille, *Causes criminelles et mondaines de* 1884. Paris, 1885, p. 84.

(2) A. Bataille, *Causes criminelles et mondaines de* 1881, p. 272.

teur. S'il vous faut une tête d'anarchiste, à votre aise, prenez la mienne. Vous êtes la force. Mais j'ai le droit de me tourner vers la société bourgeoise et de lui demander des comptes. Le vol, de notre part, c'est une restitution. En pillant, comme vous dites, l'hôtel de madame Madeleine Lemaire, j'ai fait acte d'anarchiste (1).

Marquelet, un rôdeur parisien, auteur de nombreux vols, d'agressions contre la police, d'assassinats, disait « qu'il avait déclaré la guerre à la société (2). »

Lâcheté. — Les criminels sont généralement d'une insigne lâcheté.

Serafini, chef de la police de Ravenne, apprit qu'un assassin des plus dangereux s'était vanté de le tuer; il le fait venir, lui met dans les mains un pistolet et l'invite à tirer sur lui. L'assassin aussitôt de pâlir, de trembler : sur quoi Serafini le chasse en le soufffletant. — Elams Linds s'enferma un jour dans une chambre avec un galérien féroce qui avait juré de lui donner la mort; il se fit raser par lui et le congédia ensuite en disant : « Je n'ignorais point vos projets, mais je vous méprise trop pour vous croire capable de les exécuter. Seul et sans armes, je suis plus fort que vous tous réunis. »

La lâcheté du criminel-né se révèle souvent dans son crime lui-même : il s'en prend à des gens sans défense, à des femmes, à des enfants, à des vieillards et ordinairement, il détale à la moindre alerte.

Quand l'heure de l'expiation a sonné, quand il se trouve en face de la mort, il s'abandonne souvent au plus profond découragement, à la plus honteuse défaillance.

(1) A. Bataille, *Causes criminelles et mondaines de* 1887-88, p. 327.

(2) A. Bataille, *Causes criminelles et mondaines de* 1884, Paris, 1885, p. 253.

Corre (page 208) a relevé l'attitude de 64 condamnés au moment de leur exécution :

25 meurent lâchement, s'abandonnant affaissés,
inertes (comme les empoisonneurs Castaing, 1823,
et la Pommerais, 1864 ; le parricide Benoit, 1829 ; les
assassins Barré, 1878 ; Campi, 1884 ; Frey, 1885 ;
Furet, 1886 ; Marchandon, 1886 ; etc.), ou après une
lutte désespérée avec l'exécuteur (comme le prêtre
assassin Verger, comme Troppmann, etc.) ;

4 acceptent leur sort avec une bruyance, une loquacité, une surexcitation (accompagnées chez deux
d'un rictus singulier), une hâte d'en finir, qui évidemment, traduisent un effort cérébral trop intense,
pour rester soutenu au delà de quelques minutes
(les assassins Philippe, Foulard, Boudas, Gervais) ;

12 sont jusqu'au bout cyniques, poseurs, et achèvent, sans trouble apparent, comme sur un théâtre
choisi par eux, la dernière scène du drame qu'ils
ont composé (et même écrit en de tristes mémoires) ;
nous citerons dans cette catégorie : une jeune bandit,
à peine adolescent, qui condamné à la potence, pour
vol, sous le règne de Charles IX, gravit impassible
les degrés de l'échelle, se déclare innocent, « car il
n'a jamais dérobé à de pauvres gens, mais seulement
à des princes, à des seigneurs, les plus grands larrons du monde », feint un repentir tardif pour
amener jusqu'à lui le moine assistant, et, du pied,
précipite le religieux avec un rire de défi ; Lacenaire, une nature que l'instruction n'avait polie qu'à
la surface, et son complice Avril (1836); Lemaire,
jeune ouvrier, fainéant et vaniteux, qui tuait « pour
que son nom fût mis dans les journaux » et qui
s'étend lui-même, en blasphémant, sur la bascule ;
le boucher Avinain, vieillard de soixante-huit ans,
fervent admirateur de Lemaire (1868).

5 meurent avec une indifférence, une impassibilité

qui rappellent l'insensibilité de la brute ou l'inconscience des aliénés (tel Papavoine, ex-commis de la marine, assassin de deux enfants, qui se livre au bourreau sans manifester aucune émotion, et en répétant machinalement le regret que sa mort ne puisse rendre à la vie ses deux innocentes victimes; tel aussi Dumollard, assassin de plusieurs servantes, qui, sur l'échafaud, ne songe qu'à prier un gendarme de rappeler à sa femme une dette de quelques francs);

18 donnent l'exemple d'une mort courageuse, exempte de toute forfanterie, calme, résignée, ordinairement préparée par les exhortations du prêtre et accompagnée de repentir. Dans cette catégorie se rencontrent des criminels qui proviennent de diverses couches sociales. Ceux des plus basses paraissent les plus sincères, en leurs sentiments de la dernière heure, car, en général, ils avouent publiquement leurs forfaits et s'offrent « comme leçon vivante » aux méditations de la jeunesse. Ceux des plus hautes (bourgeoisie), préoccupés de laisser derrière eux un doute qui diminue l'horreur de leur mémoire, la honte rejaillissante sur leur famille, malgré qu'ils acceptent les secours religieux, persistent à proclamer leur innocence (Jausion, ex-agent de change, le principal assassin de Fualdès, 1817; Pranzini, 1887.) — D'autres, et « ce sont bien certainement les plus dignes de pitié, qu'ils aient ou non puisé leur force dans le réveil du sentiment religieux, se taisent et se livrent simplement (Lebiez, 1868; Gamahut, 1885 : ce dernier ex-trappiste, assassin de la veuve Ballerich, vilaine nature qu'on s'attendait à voir mourir lâchement, a, au contraire, montré sur l'échafaud le meilleur courage). »

Si la lâcheté est habituelle dans le monde des malfaiteurs, elle n'y est pourtant pas la règle.

Les annales judiciaires renferment des exemples de véritable audace, de réel courage. Sous ce rapport, le cas cité par Laurent (1) est particulièrement remarquable.

C'était, dit-il, un vieux roué. D'une intelligence superficielle, mais vive, il s'exprime avec une faconde pleine d'abondance, répétant à tout bout de champ qu'il est un grand homme dans son genre, que les évasions qu'il a accomplies sont des actes surprenants. Couvert de tatouages des pieds à la tête, il montre avec orgueil cette inscription qui s'étale sur son ventre : « Pas de chance. » Néanmoins, cette forte tête du bagne ne sait ni lire ni écrire, son histoire vaut la peine d'être rapportée. Je ne pourrais certifier que tous les détails en sont authentiques, mais j'ai pu m'assurer que les principaux faits étaient exacts.

R... fut condamné une première fois, en 1846, à six années de travaux forcés pour vol avec effraction. Avec l'aide de deux complices, il avait dévalisé une maison de la rue des Deux-Ponts ; on les arrêta dans l'escalier, en train de descendre les paquets. A la suite de révélations, R... se trouva en même temps compromis dans une bande de cambrioleurs composée de quinze individus. (Cette association peu homogène et mal liée avait néanmoins quelques règlements. Ainsi, à la tête, se trouvait un chef qui désignait les coups à faire et plaçait les hommes. La désobéissance ou la trahison étaient punies de mort.) Pour cette seconde affaire, R... vit douze années de travaux forcés s'ajouter aux six années qu'il avait déjà.

Après avoir été exposé en public, place du Palais-Royal, avec l'écriteau infamant, et un séjour de quelques mois à la Roquette, il fut envoyé au bagne de Toulon.

(1) Page 389.

C'est là qu'il tenta sa première évasion, avec un autre forçat. Cette tentative demanda de longs préparatifs assez habilement exécutés. Ils achetèrent d'abord des habits de contremaîtres libres pour les revêtir au moment de l'évasion. Leurs habits de forçats serviraient à faire des mannequins qu'on suspendrait le long des murs pour dérouter les gardiens et éviter les coups de fusil. Ils achetèrent ensuite une petite lime, coupèrent leurs fers et s'évadèrent par l'atelier de corderie, endroit le plus propice, paraît-il. Les choses se passèrent à peu près comme ils avaient prévu. Les gardiens tirèrent sur les mannequins pendant qu'ils descendaient tranquillement d'un autre côté avec des cordes et gagnaient la campagne. Après avoir fait sauter « la manille » qui leur restait aux pieds, ils se cachèrent dans une crevasse entre deux rochers. Mais on s'aperçut vite de leur fuite, l'alarme fut donnée, on tira le canon, tous les gendarmes se mirent à leur recherche et jetèrent des sondes dans les crevasses. Le camarade de R..., blessé, poussa un un cri; le coup dès lors, était manqué et, en effet, cinq minutes après, ils étaient repris, ramenés au bagne, soumis au supplice terrible de la bastonnade, et, avec l'écriteau : *Forçats repris*, exposés sur un tréteau devant lequel défilèrent tous les autres forçats.

En 1852, R... partit pour Cayenne, espérant y couler des jours meilleurs. Il passa un an aux îles du Salut, puis deux ans au pénitencier de la Montagne-d'Argent, et ensuite quelque temps à celui du Maroni, où il tenta une nouvelle évasion plus audacieuse encore que la première.

Il dit lui-même, en en parlant avec un enthousiasme comique : « C'est curieux, c'est triste et c'est beau ! » Cette fois, ils étaient six, et les préparatifs ne durèrent pas moins d'un mois. Ils commencèrent par mettre des vivres de côté, puis durent fabriquer un radeau ; ils passèrent pour cela plus de quinze jours dans la forêt, ayant à lutter contre les animaux féroces, les serpents et les moustiques. Enfin, tout fut prêt. Ils partirent pendant la nuit, longeant le rivage, puis le lendemain matin ils gagnèrent le large, sans cependant perdre de vue la terre, car ils devaient longer les côtes pour gagner la Guyane anglaise, dont les autorités ne rendent pas les condamnés. Les choses allèrent d'abord assez bien ; ils avaient dépassé le Fleuve Maroni et se trouvaient en vue des terres hollandaises, lorsqu'ils virent venir sur eux une embarcation où flottait le pavillon hollandais ; ils durent prendre le large et éprouvèrent ainsi un grand retard. Néanmoins, le troisième jour ils abordèrent la terre pour se reposer et manger. Ils passèrent la nuit sur le rivage après avoir allumé de grands feux pour éloigner les fauves et les serpents. Le quatrième jour ils se rembarquèrent, et le cinquième jour ils virent briller le phare des Hollandais ; ils ramèrent toute une journée dans ces parages, et le sixième jour ils arrivèrent enfin en vue des terres anglaises qu'ils saluèrent d'un hurrah joyeux. Le bagne était loin derrière eux ; ils n'avaient plus rien à craindre ; ils allaient être sauvés. Il était temps, car les vivres manquaient et déjà ils avaient dû manger du poisson cru. Malheureusement, le matin du septième jour, au moment où ils allaient toucher au but, un grain s'éleva, bientôt suivi d'une tempête : la barque fut culbutée ; trois hommes périrent et les trois autres se sauvèrent à la nage, abordant sur un rivage inconnu, presque nus, exténués de fatigue, sans vivre et sans espoir, résignés à mourir. Néanmoins, l'un d'eux rassembla ce qui lui restait de courage et grimpa en haut d'un palmier ; c'était leur dernière chance de salut. Ils découvrirent une tribu d'Indiens, où on les accueillit avec bienveillance et où les femmes les soignèrent avec douceur. Aussitôt rétablis, ils partirent pour un poste anglais, et R... se fit ramener en France.

R... était à peine depuis quinze jours à Paris, caché

chez un de ses frères, qu'il fut repris par la police et vivement ramené à Cayenne, où on lui ajouta une année de travaux et dix mois de suspection ; de plus, on lui mit la double chaîne. Cette fois, le drôle était vaincu ; il fit sa peine jusqu'au bout, n'osant plus tenter des aventures aussi périlleuses qui, d'ailleurs, devenaient de plus en plus difficiles. Il ne fut ramené en France qu'en 1861. Son temps était fini ; il avait passé neuf ans au bagne de Cayenne.

Revenu à Paris, il reprit sa vie d'autrefois, constamment condamné pour vols, rixes, vagabondage. C'était un être absolument incorrigible, et on le renvoya à Cayenne pour dix ans.

Au bout de deux ans, la nostalgie de Paris le reprit, et malgré des dangers nombreux et réels cette fois, il tenta une nouvelle évasion.

Un dimanche, avec neuf autres forçats, il se sauva dans la baleinière qui amenait le prêtre dire la messe au pénitencier. Le coup était médité depuis longtemps, les préparatifs faits et les vivres cachés dans l'embarcation. L'alarme fut immédiatement donnée et ils essuyèrent plusieurs coups de feu : quatre de ses compagnons furent tués et R... lui-même eut le pavillon de l'oreille gauche emporté par une balle. Néanmoins, ils avaient pu gagner la haute mer et voguaient pleins d'espérance, hors de la portée des balles. Mais bientôt un navire hollandais apparut à l'horizon, marcha sur eux et les ramena à Surinam, d'où ils furent reconduits au bagne.

Malgré tous ces insuccès, malgré tous ces périls, malgré toutes les souffrances endurées, malgré les punitions terribles du bagne, R... fit encore une tentative ; il essaya de s'évader en volant une embarcation à des noirs. Cette fois, ce fut une goélette française qui le ramena au bagne, lui et ses compagnons. Son temps fini, R... fut ramené en France.

Malgré de nombreux arrêts d'interdiction, il a tou-

jours vécu à Paris, ou mieux dans les prisons de la
Seine, car il a subi, depuis son retour, plus de vingt
condamnations pour vol, mendicité, vagabondage. Mais
cette longue détention n'a pu abattre cet homme de fer.
Malgré ses soixante-trois ans, il est encore plein de
vigueur et de mauvais instincts.

Défaut de sens moral, absence de remords. — Le
criminel-né est un être incomplet au point de vue
psychique : il lui manque la faculté de discerner le
bien et le mal ; il est incapable de ressentir la satisfaction du devoir accompli, le remords du mal dont
il s'est rendu coupable. Dumollard, l'assassin des
servantes, condamné à mort aux assises de Bourg,
dans les premiers jours de 1862, a fourni un
exemple frappant de cette absence de remords.

Il est resté sourd aux appels de la religion, et le premier pasteur du diocèse lui-même n'a pu trouver le
moindre accès à son cœur. Les exhortations que l'abbé X.
lui avait faites n'avaient eu qu'un succès médiocre sur
cette nature bestiale. Aux exhortations religieuses et de
repentir, il répondait en égarant la conversation. A une
de ces pressantes exhortations, il répond : « Couvrez-
vous donc la tête, vous risquez de vous enrhumer, l'air
est froid... » etc. (1).

Rouet, en marchant à la potence où le conduisait
un assassinat suivi de vol, murmurait: « Faire
mourir un homme pour si peu de chose (2) ! »

Loin d'éprouver le moindre regret, le plus léger
repentir au souvenir de sa vie passée, le criminel-né
s'en fait gloire ; il aime à étaler ses vices et à narrer
ses exploits criminels.

(1) *Le Droit* du 11 mars 1862, p. 589.
(2) Cullerre, *Les frontières de la folie*, Paris, 1888, p. 287.

Le nommé Salvabella, qui a tué sa mère à Marseille avec une horrible férocité parce qu'elle lui reprochait d'être encore couché à dix heures du matin, racontait ce forfait avec la plus grande tranquillité d'esprit, sans exprimer le moindre regret, disant qu'il serait forcé de recommencer si le même reproche lui était adressé (1).

Félix Lemaitre, âgé de quatorze ans et demi, attire chez lui un enfant de six ans auquel il coupe la gorge avec une telle violence que le cou fut presque détaché. Le soir même, il se constituait prisonnier entre les mains de M. Roudil, officier de paix, auquel il dit sans la moindre émotion : « Je me nomme Félix Lemaitre, je viens d'assassiner un petit garçon que je ne connaissais pas. Arrêtez-moi. » M. Roudil regarda avec stupéfaction son interlocuteur et Lemaître réitéra sa déclaration en ajoutant : « Voici la clef de ma chambre, vous y trouverez ma victime. »

Le lendemain, M. Barbette, juge d'instruction, mit Lemaître en présence du cadavre. L'insensibilité du jeune monstre étonna le magistrat préparé à toutes les surprises. Il lui en fit l'observation et Lemaître répondit : « Je ne pleure jamais, ma nature s'y refuse ; il est impossible de voir sur ma figure ce que je pense et ce que je ressens (2). »

Paresse. — Le criminel-né est paresseux, incapable d'un effort soutenu, d'un travail régulier. Lemaire disait à ses juges :

J'ai toujours été paresseux : c'est une honte, j'en conviens ; mais je suis mou au travail. Pour travailler, il faut faire un effort, et je m'en sens incapable ; je n'ai

(1) L. Proal, *Les médecins positivistes et les théories modernes de la criminalité. Le Correspondant*, 25 octobre, 1890, p. 306.

(2) Macé, *Mon musée criminel*, Paris, 1890, p. 157, et Legrand du Saulle. *Annales d'hygiène*, 1881, t. VI, p. 484.

d'énergie que pour le mal. S'il faut travailler, je ne tiens pas à la vie, j'aime mieux être condamné à mort. »

Lacenaire était si paresseux, que, au dire de son premier maître, il refusait de se lever pendant la nuit pour satisfaire ses besoins naturels, préférant dormir au milieu de ses ordures.

Combien de détenus m'ont avoué, dit Laurent (1), préférer vivre d'un morceau de pain, coucher sous les ponts et passer la moitié de leur vie en prison que de travailler quelques heures par jour. « J'ai essayé souvent, me disait l'un d'eux ; mais je ne peux pas ; le travail me tue. »

Haine, vengeance. — Il est tout naturel que possédé d'une immense vanité, pénétré du sentiment de son mérite personnel et incapable de maîtriser les mouvements intérieurs, le criminel ressente avec violence les moindres offenses, qu'il conçoive d'intenses désirs de vengeance et qu'il ne s'arrête devant aucune considération pour les satisfaire.

Le baron C. fit assassiner C. parce que celui-ci, dans une procession, n'avait pas fait arrêter devant son palais la statue de la Vierge. — Hilitella, pour une légère offense, avait juré de tuer un de ses camarades d'enfance ; peu de temps après, il accomplit son serment. Comme on lui en faisait reproche, il répondit : « Si je l'ai tué, c'est qu'il le méritait. »

« Voir expirer l'homme que vous haïssez, dit en vers Lacenaire, est un plaisir divin... Haïr et me venger... c'est la seule chose que je souhaite. » Il n'avait qu'une préoccupation et il l'avait sans cesse, c'était de déshonorer et faire condamner ceux de ses compagnons qui l'avaient trahi. « La seule joie qui me reste est celle de la vengeance, et je ne l'ai goûtée qu'à petites gorgées. »

(1) Page 381.

Renaud, âgé de vingt-deux ans, ayant eu une légère altercation avec son ami Foy, qui l'avait nourri à ses frais pendant plusieurs années, le frappa et essaya de le jeter dans un puits. On l'arrêta : le blessé lui accorda son pardon, sans pouvoir s'expliquer une telle violence. Mais lui disait : « On me condamnera, mais, patience ; je regrette de ne l'avoir pas achevé ; si je sors de prison, je lui ferai son affaire. » Et, plusieurs années après, au sortir de prison, il tint son horrible promesse. — Scanariello, avant de mourir, fit jurer à ses brigands de tuer certains paysans, avec qui il n'avait pas encore réglé ses comptes. — La Pitcherel avait empoisonné son voisin, qui s'opposait au mariage de son fils ; condamnée à mort et invitée à pardonner à sa victime, à l'exemple de Notre-Seigneur : « Dieu, répondit-elle, a fait ce qu'il lui a plu ; quant à moi, je ne pardonnerai jamais. »

Le 26 janvier 1875, un rémouleur, nommé Marquis, comparaissait devant la cour d'assises du Doubs, alors présidée par M. le conseiller Tripart, pour tentative de meurtre sur un autre ouvrier, son commensal. Marquis fut condamné à cinq ans de prison.

Le misérable trouva la peine excessive et quitta l'audience en proférant des menaces de mort contre le président.

Le 31 août 1884, M. le conseiller Tripart, alors en retraite, sortait de l'église d'Arreau — un village de la Côte-d'Or, qu'il habitait, en compagnie de M. Ferdinand Tripart, son fils. — Tous deux traversaient le cimetière qui entoure l'église, quand un homme s'approcha d'eux. Cet individu, inconnu dans le pays et qui avait assisté à l'office, courut sur M. Tripart père, le revolver au poing. Arrivé à deux pas derrière l'ancien magistrat, l'homme tira, et M. Tripart s'affaissa, atteint à la hanche.

A cet instant, M. Ferdinand Tripart, voyant chanceler son père, s'élança pour le secourir. Aussitôt le meurtrier, s'avançant sur lui, lui déchargea un second coup de son arme en pleine poitrine.

M. Tripart fils fit quelques pas et tomba mort. Son père devait succomber une semaine après.

Poursuivi par les témoins de cette horrible scène, le meurtrier fut bientôt cerné et désarmé.

Cet homme, c'était Marquis, c'était le condamné de 1875 ! Il avait tenu sa promesse.

Libéré le 26 mars 1879, après avoir obtenu une remise de peine, Marquis n'avait jamais renoncé à ses idées de vengeance. Pendant deux ans, il mûrit son projet, et, une première fois, en 1881, il se rendit à Arreau, où il avait appris que l'ancien conseiller s'était retiré. Il était bien décidé à l'assassiner. Une hésitation soudaine l'arrêta, au moment de faire feu.

Marquis retourna à Salins, son pays, où il travailla de son état de rémouleur, laissant échapper de temps en temps des paroles menaçantes, qui prouvaient qu'il n'avait pas abandonné son projet :

— Vous entendrez parler de moi, je vous ferai vendre de la marchandise, disait-il au propriétaire d'un kiosque à journaux de la localité.

En effet, au mois de juillet 1884, Marquis vendit ses outils, quitta Salins et vint s'établir aux environs d'Arreau. Il passa plusieurs semaines à s'informer des habitudes de l'ancien magistrat, jusqu'au jour où, prenant sa résolution, il se rendit à Arreau et exécuta froidement, impitoyablement sa vengeance.

Marquis a expliqué qu'il avait été condamné trop sévèrement par le malheureux président. M. Tripart avait été influencé, dit-il, par un de ses collègues, M. Alviret, ennemi particulier de sa famille.

M. Tripart était, par son caractère, au-dessus de pareils soupçons, et d'ailleurs, le fait allégué par Marquis était absolument faux : M. Alviret avait eu pour fermiers l'aïeul et le frère de ce dernier, seul vivant aujourd'hui, et il avait toujours été plein de bontés pour la famille.

C'est le même système de défense que Marquis a apporté à la Cour d'assises de la Côte d'Or, devant laquelle il comparut. Sans remords de l'assassinat du père, il limite les regrets au meurtre du fils, qu'il affirme avoir tué uniquement pour se défendre :

— Depuis votre libération, lui demande le président, vous n'avez pas cessé de méditer votre vengeance. Quand, à Salins, on vous engageait à vous marier : Non, répondiez-vous, j'ai un compte à régler à Lyon. »

Et vous ajoutiez :

— Je ferai dix ans de bagne, soit, mais il faut qu'il y passe !

Il, c'était M. Tripart.

R. Ce sont des racontars.

D. Vous disiez un jour au nommé Bernard, marchand de journaux à Salins : « Vous entendrez parler de moi dans la *Petite France de l'Est*. Ça fera vendre des journaux ! »

R. Ce sont d'affreux mensonges.

D. Pourquoi avez-vous quitté Salins?

R. Je ne pouvais trouver de travail nulle part. Tout le monde me reprochait ma condamnation. J'étais désespéré, j'étais devenu comme fou.

D. Arrivé à Arreau, vous vous êtes minutieusement enquis des habitudes de M. Tripart. Vous avez même essayé de vous rencontrer avec lui seul à seul, dans un endroit isolé. Le crime commis, l'auteur en resterait inconnu, car personne ne vous connaissait dans le pays,

R. Ces raisonnements-là, c'est trop facile à construire.

D. Après le double assassinat du père et du fils, vous avez fui, poursuivi par la foule, menaçant de votre revolver ceux qui vous serraient de près, car vous aviez rechargé votre arme tout en courant. Fort heureusement, un sieur Minot, qui était allé chercher son fusil, vous a tenu en respect en vous menaçant de vous tuer comme un chien. Alors vous avez laissé approcher les gendarmes, auxquels vous avez dit : « Il y a huit ans que je combinais ce coup-là ! »

Marquis (froidement). — C'est vrai.

Mensonge. — Le mensonge brutal, insolent, imperturbable est un fait d'observation banale dans le monde criminel.

Knobloch, un des associés d'Abadie, a varié plus de cinquante fois dans ses aveux. Il s'est donné tour à tour une foule de complices et s'est laissé surprendre presque chaque jour, en flagrant délit d'inexactitude et de mensonge, passant successivement par toutes les attitudes jusqu'aux protestations de la plus entière innocence (1).

Barbier, assassin d'un vieux célibataire auquel il a dérobé des valeurs, a successivement imaginé les systèmes les plus invraisemblables pour expliquer la présence de ces valeurs entre ses mains. Quand la première fois le commissaire de police l'interroge, il lui répond : « Moi! j'ai ces valeurs-là depuis 1882! » Il n'y avait qu'un malheur : certains titres avaient été changés en 1883. Il fallut renoncer à ce premier système. Alors, il prétendit avoir trouvé les titres rue Quincampoix, sur une borne. Mais, comme ce système enfantin tombait de lui-même, il a imaginé un certain Poncet, pour lequel il aurait touché les valeurs. Il n'a jamais été possible de mettre la main sur ce prétendu complice (2).

Michel Campi, qui est mort en cachant son véritable nom, racontait qu'il avait été carliste, puis contrebandier en Espagne, et soldat en Italie, affirmations qui étaient toutes mensongères (3).

<hr>

(1) A. Bataille, *Causes criminelles et mondaines de* 1880, Paris, 1887, p. 211.

(2) A. Bataille, *Causes criminelles et mondaines de* 1886, p. 5.

(3) A. Bataille, *Causes criminelles et mondaines de* 1884, p. 84.

Instabilité des sentiments. — La maîtrise de soi-même, qui permet à l'homme de dominer ses sentiments, de réprimer ses appétits et de donner à sa conduite un caractère de suite et d'unité, manque au criminel-né : il est le jouet de ses passions, il est à la merci des mouvements affectifs : aussi offre-t-il une remarquable inconstance.

Voulez-vous, dit Lombroso, des exemples du peu de stabilité des sentiments, même chez ceux qui paraissent le plus vivement épris ? Songez à Gasparone, poussé jadis au premier meurtre par amour excessif de sa maîtresse et qui, peu après, tue cette femme coupable d'avoir laissé échapper un seul mot de reproche ; songez à Thomas qui aimait sa mère à la folie et qui, pendant un accès de colère, la précipita d'un balcon. Martinati avait désiré pendant de longues années la femme, dont deux mois après son mariage il songeait déjà à se défaire.

Sentiments de famille. — L'égoïsme exclut l'affection pour la famille, le dévouement à ses intérêts.

Or, les criminels-nés sont essentiellement égoïstes. Il n'est donc pas étonnant qu'ils soient dépourvus des sentiments de famille.

Ils s'unissent à la première femme venue, qu'ils abandonneront à la première occasion.

Un forçat, dit Dostojevsky en parlant des condamnés sibériens, se mariera, aura des enfants, vivra pendant cinq ans au même endroit et tout à coup, un beau matin, disparaîtra, abandonnant femme et enfants, à la stupéfaction de sa famille et de l'arrondissement entier.

Les femmes des criminels sont leurs esclaves, leurs pourvoyeuses, à moins qu'elles-mêmes ne se jettent dans le crime : alors, la crainte d'être dénoncé retient le mari.

J'ai connu, raconte Laurent (p. 536), une malheureuse couturière qui, avec son travail, nourrissait son mari et ses deux enfants; quand celui-ci était en prison, elle venait le voir deux fois par semaine et lui apportait des secours en argent.

L'indifférence des criminels à l'égard de leur famille n'est pas toujours aussi générale, ni aussi profonde qu'elle paraît.

L'assassin Moro se plaisait à habiller et à débarbouiller ses enfants. Féron, aussitôt après avoir commis un meurtre, allait voir les enfants de sa maîtresse, et les régalait de friandises. Maino della Spinetta était un mari passionné et fidèle; il fut pris à cause de sa femme. C'est pour son épouse que le terrible Spadolino se fit brigand, Norcino voleur, Castana et La Pommerais empoisonneurs, Montely assassin. Le féroce Franco, arrêté par l'entremise de sa maîtresse, ne se préoccupa que de la sauver tant que dura son procès; dans la photographie qu'il fit exécuter dans sa prison, c'est à elle qu'il serre la main.

Holland avoua qu'il avait commis l'assassinat pour lequel il était poursuivi, dans le but d'enrichir la femme et l'enfant qu'il aimait. « Je l'ai fait, disait-il, pour mon pauvre enfant. » — On ne peut lire sans un étonnement profond les paroles de l'assassin de Cosimi : « Bien des baisers à mon petit enfant : il sera droit comme son père, car le loup engendre des louveteaux. »

Troppmann, l'assassin de la famille King, pleurait en entendant nommer sa mère.

Charité. — Bien que dominée par un profond égoïsme, l'âme des criminels n'est point absolument inaccessible à des élans de charité et à des mouvements de commisération.

Evadé du bagne de Toulon, le forçat Petit venait, très correct d'allures, d'entrer dans un magasin pour y voler. Apercevant une femme en pleurs, il s'informe très poliment du motif de son chagrin ; il apprend qu'elle est menacée d'une saisie, faute d'être en mesure de payer son loyer, console l'affligée et s'offre à intercéder pour elle, court chez le propriétaire impitoyable, le tue, brise son secrétaire et porte son argent à sa protégée de rencontre, qui le comble de remercîments et de bénédictions, comme un sauveur inespéré (1).

La Sola *qui n'aimait*, disait-elle, *ses enfants pas plus que des chats*, et qui fit assassiner son amant, avait un penchant pour sa complice Azzario et accomplissait des œuvres de vraie charité, passant, par exemple, des nuits entières au lit des moribonds.

Raskomkost, dans le célèbre roman de Dostojevsky, tue froidement, avec calcul, deux femmes pour les voler et se faire une position ; il n'a d'affection ni pour sa sœur, ni pour sa mère ; et pourtant, le même homme donne une somme considérable pour une personne pauvre qu'il ne connaît pas, et expose sa vie pour sauver deux enfants (2).

Sentiments religieux. — L'état des sentiments religieux chez les criminels varie suivant l'éducation, suivant le milieu.

Souvent ces sentiments persistent — altérés à la vérité — chez les malfaiteurs auxquels ils ont été inculqués dès la plus tendre enfance et qui vivent dans un pays où la religon est encore très vivace. Il en est ainsi des criminels italiens. Lombroso cite une bande de malfaiteurs qui croyaient expier leurs crimes en récitant un *Pater* pour chacune de leurs victimes. L'Avelina place l'empoisonnement de son mari sous la protection divine et la Lambeccari avait voué un calice à Notre-Dame de Lorette pour le cas où elle réussirait à empoisonner son mari.

(1) Corre, p. 243.
(2) Lombroso, p. 351.

Tout autres sont les sentiments religieux des criminels parisiens.

Bien rarement religieux, quelquefois irréligieux, ce sont surtout des indifférents.

J'ai bien rencontré quelquefois parmi eux, dit Laurent (p. 402), des gens qui blasphémaient et crachaient sur les choses les plus saintes avec un cynisme révoltant ; mais c'était bien plus par parade, par vantardise, pour « épater les pantres », que par absence de sens religieux.

Par contre, j'en ai vu quelques-uns pratiquer sans hypocrisie et ceux-là, je ne sais pourquoi, étaient presque toujours des protestants ou des israélites. Les autres sont absolument indifférents. Lorsqu'on leur demande : « Croyez-vous en Dieu ?» quelques-uns répondent: « Oui, je crois tout de même qu'il y a quelque chose au-dessus de nous. » Mais ils n'ont pas de conceptions plus précises.

D'autres répondent plus simplement : «Je ne sais pas, je m'en f... » ou bien encore : « Je ne me suis jamais aperçu que Dieu s'occupe de moi ; je ne m'occupe pas de lui, je lui f... la paix, qu'il me f... la paix ! » Telles sont les professions de foi qu'on entend le plus souvent dans la bouche du criminel parisien. C'est un sceptique et un railleur. Il appelle Dieu le « Grand Mèque ».

L'indifférence religieuse gagne même les Arabes, chez qui les croyances sont vivaces, lorsqu'ils sont depuis quelques années à Paris. Laurent (p. 40) en cite deux exemples.

Mohammed ben Haïa est originaire de Tunis ; il a trente-deux ans. Sur le front, sa mère lui a tatoué une raie symbolique destinée à éloigner les maléfices. Sur la poitrine, un marabout lui tatoua son nom en caractères arabes et différents emblèmes religieux. Plus tard, des tatouages profanes vinrent orner ses bras.

Son père n'avait qu'une femme, qui lui donna neuf enfants. Toute la famille était très religieuse, son père ne buvait jamais de vin et regardait le porc comme un animal immonde.

Loin de professer pour le vin la sainte aversion de son père, Mohammed est devenu un ivrogne.

D'une intelligence assez vive, il quitta Tunis à l'âge de vingt-deux ans, vint d'abord en Espagne, où il fit partie de la cuadrilla de Frascuelo comme picador ; il vint ensuite à Paris, s'employant comme modèle chez les peintres, dansant dans les cirques forains, courant les filles et les cabarets mal famés. Il a subi plusieurs condamnations pour rixe et filouterie. Quand on lui parle du culte d'Allah, cela le fait se « bidonner », selon sa propre expression.

Un autre exemple non moins frappant :

Mohammed ben Habbid a cinquante-deux ans ; il est né à Mascara dans la province d'Oran. Son père était un croyant ; chaque jour, il allait à la mosquée, se prosternait dans le mirhab et, la face tournée vers l'Orient, invoquait le nom d'Allah. Après avoir vendu les troupeaux de son père, Mohammed, alors âgé de cinquante ans, vint à Paris pour faire partie de la fantasia de l'Hippodrome. Il s'est fait condamner pour filouterie. Mais, dissimulé et patelin, il nie énergiquement : « Macasch, sidi ! Morask hakarbih ! » (1) et pendant qu'il proteste ainsi de son innocence, il me vole sournoisement une cigarette qu'il cache je ne sais où, jurant toujours qu'il ne me l'a pas prise : Marask hakarbih, sidi ! Mohammed aime passionnément le tabac et pour une cigarette, on lui ferait commettre toutes les bassesses. Malgré son âge, il court les brasseries à femmes, buvant et régalant ces dames avec l'argent des troupeaux de son père.

Au point de vue religieux, il est tout aussi indifférent au fils d'Abdallah qu'au fils de Meryem.

(1) C'est faux, monsieur, je le jure sur ma tête.

— Bois-tu du vin, Mohamed ?

— Oui, sidi.

— Cependant la loi religieuse le défend.

— Je m'en f...

— Manges-tu du porc ?

— Oh ! non.

— Pourquoi ? Parce que le Koran le défend ?

— T'es bête, sidi. Ça ne vaut rien le cochon. J'aime mieux le bœuf.

Voilà ce que le scepticisme grossier et gouailleur des criminels parisiens a fait du fils d'un dévot musulman tombé au milieu d'eux.

ARTICLE III. — VOLONTÉ.

Faiblesse de volonté. — La volonté du criminel est frappée d'une débilité plus ou moins prononcée. De cette faiblesse volitionnelle dépend la répugnance du criminel pour tout effort soutenu, pour le travail régulier, son impuissance à se créer une position et à sortir, par les voies normales, de la médiocrité. Par le fait de cette même débilité volitionnelle, il est incapable de maîtriser ses passions, de réprimer ses appétits, d'imposer silence à ses penchants déréglés. Il est une proie facile pour les entraînements de l'exemple ou des mauvais conseils.

Futilité des motifs. — Nous l'avons dit, le criminel-né est le jouet de ses passions, de ses appétits malsains : sa volonté est trop faible pour accorder à la raison le contrôle suprême qui lui revient dans le gouvernement de la vie. Aussi le voit-on arriver aux actes les plus graves, aux résolutions les plus sérieuses sans délibération, sous l'influence de motifs futiles ou tout à fait déraisonnables.

M. Du Camp parle d'une jeune fille qui se fait

complice d'assassins « pour avoir de beaux bonnets ».

Un homme fort à l'aise et largement en situation de satisfaire sa passion pour le linge blanc et pour les primeurs, tue sa fille qui, devenant grandelette, lui occasionne un! léger surcroît de dépense et lui semble une entrave à ses goûts dominants (M. Du Camp) (1).

Corre rapporte qu'à Lille, une petite bonne a empoisonné les deux enfants jumeaux de ses maîtres avec le phosphore d'un paquet d'allumettes, pour avoir l'occasion de sortir et de se distraire, en allant chez le médecin et le pharmacien.

Un bourreau de la Nouvelle-Calédonie se pendit parce qu'on avait changé sa guillotine de prédilection. Morselli parle d'un prisonnier qui se donna la mort parce que sa cellule était mal pavée !

Un individu était monté sur une échelle pour atteindre une fenêtre ouverte, quand il lui vint à l'esprit de se jeter en bas; jusqu'à ce moment, il n'avait pas songé au suicide (2).

Ivrognerie. — La boisson et le jeu sont les maîtresses passions du criminel-né.

Combien il est exposé à tomber dans l'ivrognerie ! Issu, dans un grand nombre de cas, de parents alcooisés, il y est entraîné à la fois par l'exemple et par une inclination héréditaire. Le cabaret est le rendez-vous habituel des malfaiteurs : c'est là qu'ils se concertent et, souvent, le patron de l'établissement devient leur banquier, le dépositaire de leur butin.

En 1860, à Londres, on comptait 4,938 bouges uniquement fréquentés par des voleurs et des femmes de mauvaise vie. — Sur 10,000 meurtres commis en

(1) Cité par Corre, p. 171.
(2) Lombroso, p, 341.

France, 2,374 l'ont été dans des auberges (Guerry). — Sur 49.423 individus arrêtés à New-York, 30,507 sont des ivrognes incorrigibles ; à Albany, sur 1,093 prisonniers, on compte 893 alcooliques.

A l'heure de midi, écrit Mayhew, presque tous les voleurs sont plongés dans les fumées du vin ; aussi, ajoute cet auteur, voit-on les voleurs succomber à l'alcoolisme entre leur trentième et leur quarantième année. — A Turin, il y a de cela dix ans, une bande s'était organisée dans le seul but de dérober du vin. (Lombroso, p. 366.)

Mais qu'est-il besoin de poursuivre l'accumulation de ces données ? Est-il un fait plus solidement et plus souvent démontré que celui des relations étroites de l'alcool et du crime ? Nous aurons d'ailleurs à y revenir dans la suite.

Passion du jeu. — La passion du jeu est très habituelle chez les malfaiteurs. Ne connaissant pas le gain normal, régulier, prix du travail, ils recherchent avidement le gain de hasard, obtenu sans efforts.

Veut-on quelques exemples ? Nous les emprunterons à Lombroso (p. 367).

Les médecins de la maison centrale de Saint-Michel ont vu un forçat qui, couché par la maladie, jouait sa maigre ration de bouillon et de vin, et finissait par mourir d'inanition. Beausegni était plongé à tel point dans la fureur du jeu, qu'il oubliait le dernier supplice auquel il avait été condamné. Il est arrivé à la bande de Lemaire de jouer pendant deux jours de suite, sans interruption. C'est peut-être bien pour cela que la statistique pénale, en Italie, relève un quart ou un cinquième de crimes commis en plein jour, et la moitié pendant la nuit, aux heures particulièrement consacrées au jeu. Sur 3,287 meurtres ou attentats commis en Italie, on en compte 145 occasionnés par le jeu.

Les prostituées, écrit Parent du Chatelet, ont la passion des cartes ; le loto est leur jeu de prédilection.

Le faussaire Durand racontait à son médecin comment sa mère l'avait élevé dans l'amour du jeu, où elle dépensait tout son avoir. « Quand elle avait perdu, nous mangions tristement notre pain sec. Si je suis ici, c'est pour avoir perdu mon honneur dans l'espoir de forcer la fortune rebelle. Pour moi, les cartes étaient des sirènes ; la vue d'un valet de cœur faisait sur mes sens une impression magique ; j'aimais mieux cela que le plus beau tableau. Dans l'ardeur du jeu, si je posais la main sur ma poitrine, je sentais mon cœur battre d'anxiété. Le sort tournait-il contre moi ? je m'enfonçais les ongles dans la chair vive, sans même m'en apercevoir. » En parlant ainsi, il montrait au médecin les misérables traces de cette fureur, qui l'avait conduit du berceau aux galères.

Amour de l'orgie. — « Les plaisirs du jeu, de la table, de l'amour, ceux même de la vengeance, ne servent que d'entr'acte à un plus grand, plus exclusif, celui de l'orgie (Lombroso)». L'orgie réunit tous les désordres, tous les débordements ; elle s'accomplit dans les réunions tapageuses, au milieu des cris, des chants bruyants. Toujours recherchée par le criminel-né, elle lui est particulièrement précieuse au lendemain de ses méfaits, parce qu'elle lui permet d'échapper à lui-même et d'étouffer la voix de sa conscience.

Penchant sexuel. — Le penchant sexuel est généralement peu intense chez le criminel-né.

« J'ai entendu je ne sais combien de fois, dit Laurent (p. 364), des individus jeunes et vigoureux me dire qu'ils préféraient un verre de vin à une femme. »

En tous cas, l'amour du criminel-né revêt son

aspect le plus grossier, le plus sensuel, le plus bestial. Il est caractérisé par la précocité, l'intermittence qui le fait passer rapidement de l'amour à la haine la plus intense (Lombroso, p. 370).

Presque tous les mauvais garnements de 12 à 19 ans, arrêté à Newgate, entretenaient des femmes qu'ils appelaient *flasgirl*, — et beaucoup parmi eux, avaient été pour la première fois poussés au crime par le désir de posséder quelques-unes des jeunes filles logées en *hôtel garni*.

Locatelli a connu un fripon qui, à 9 ans, commettait des larcins non pour satisfaire sa gourmandise, mais pour régaler ses petites amies. De vol en vol, ce malheureux était devenu à 15 ans un des effrénés habitants des prisons et des maisons de débauche; il avait un casier judiciaire qui aurait fait envie au malfaiteur le plus émérite; ce filou volait, volait sans cesse, pour fournir des aliments à son incroyable tendance au libertinage. Il apportait à mal faire la fougue de ses quinze ans, la passion qu'un jeune homme de son âge aurait mise à rechercher les plaisirs bruyants et séducteurs de l'adolescence.

Les tribunaux italiens ont eu à s'occuper de trois jeunes gens, malfaiteurs féroces qui, chassés d'un lupanar parce qu'ils n'avaient pas d'argent, avaient assailli et dépouillé de sa montre et de quelques pièces de monnaie le premier individu qui leur était tombé sous la main, un cocher de fiacre.

Les aberrations génitales, assez fréquentes chez les criminels et surtout chez les prisonniers, atteignent le plus haut degré de l'immoralité bestiale, de la dépravation ignoble.

Cupidité. — La cupidité, en tant qu'elle consiste dans l'amour de l'argent pour lui-même, n'est guère le fait du criminel-né. On la rencontre, à la vérité, chez les campagnards qu'elle pousse parfois aux plus

monstrueux forfaits. Les annales criminelles de 1886
en rapportent toute une série d'effroyables exemples :

Affaire Lebon (une pauvre vieille, à moitié idiote, est
brûlée vive par sa fille et son gendre) ;

Affaire Lafargue (un vieillard impotent, que sa femme
et sa belle-fille n'ont pu tuer en l'arrosant d'eau bouil-
lante, est assassiné la nuit par la première, au moyen
d'une cheville de fer enfoncée dans la bouche).

Affaire Faure (un vieillard qui refuse de boire un liquide
phosphoré que lui présentent son frère et sa belle-sœur,
est assommé par eux à coups de marteau).

Affaire Chevalier (une marâtre surprend de nuit sa
belle-fille qu'elle sait enceinte, essaie de la tuer avec un
instrument contondant et l'achève en lui introduisant des
ciseaux par l'oreille jusqu'à la cervelle) (1).

Mais en général, le criminel-né ne connaît ni la
cupidité, ni l'avarice ; imprévoyant par nature, livré
tout entier aux convoitises du présent, il est incapable de thésauriser, d'amasser des richesses ; quand
il a quelque argent, il le dépense au plus tôt, le dis-
sipe follement, sans souci du lendemain.

Suicide. — Sur le question du suicide chez les
criminels, Lombroso et Corre nous présentent deux
opinions diamétralement opposées, qu'ils étayent l'un
et l'autre de considérations sérieuses et très rationnelles.

Pour affirmer que le suicide est fréquent chez les
criminels, Lombroso (p. 338) fait appel à la statistique pénitentiaire internationale. (Rome, 1874). Il
lui emprunte les chiffres suivants :

Sur 10,000 individus du sexe masculin qui se sont
suicidés, on compte :

(1) Corre, *Op. citato*, p. 185.

	Prisonniers.	Population libre.
En Italie...............	17.00	6.2
En Hollande...........	130.00	12.0
En Norwège.	74.00	9.4
En Angleterre.........	28.00	6.9

Ecoutons maintenant Corre (p. 197) nous démontrer la thèse contraire :

La rareté du suicide parmi les criminels a été depuis longtemps signalée. On ne se tuait guère dans les anciens bagnes, on ne se tue pas davantage dans les prisons actuelles.

Le docteur Bournet (1), Chaussinand (2), Mesnier (3), appuient la manière de voir de Corre.

C'est par l'insensibilité habituelle chez les criminels que Lombroso prétend expliquer la fréquence du suicide, tandis que Corre attribue la rareté de cet accident à la lâcheté inhérente au caractère du malfaiteur de naissance.

CHAPITRE V

Examen critique du type criminel.

Je me suis efforcé de mettre sous les yeux du lecteur, les différents caractères du type criminel d'après Lombroso, ayant soin de faire connaître en même temps les données fournies par les auteurs qui ont

---

(1) *De la criminalité en France et en Italie*, Lyon, 1884.

(2) *Etude de la statistique criminelle de France au point de vue médico-légal*, thèse de Lyon, 1881.

(3) *Du suicide dans l'armée*, thèse de Lyon, 1881.

repris les recherches de l'école italienne d'anthropologie.

Certes, l'ensemble des traits du type criminel est imposant et considérable.

Mais cette abondance, cette profusion cherche en somme à dissimuler la faiblesse et l'insignifiance des caractères pris en particulier.

Est-il un de ces caractères qui n'ait été battu en brèche et dont la valeur n'ait été contestée?

Nous avons déjà noté les divergences considérables relatives à la capacité cranienne. Les uns (Héger, Bordier) la trouvent supérieure à la moyenne; les autres (Lombroso) inférieure; d'autres encore, égale (Ranke).

Le même désaccord existe au sujet du poids et de la taille : pour Lombroso, le criminel est grand et lourd. Il n'est ni grand, ni lourd pour Virgilio en Italie, pour Thomson en Angleterre.

Au dire des Italiens, le criminel est brun, plutôt que blond : il est blond plutôt que brun, pour les Allemands et les Suédois.

D'après Ferri, l'homicide a le bras plus long en Piémont, en Vénétie, en Emilie, en Romagne, en Calabre; il l'a plus court en Lombardie et en Sicile; il l'a tantôt plus court dans les Marches et la Napolitaine.

Héger, Dallemagne, Bordier, Bagenoff signalent chez le criminel, une prédominance de la circonférence cranienne postérieure : Marro consigne des résultats inverses.

Supérieure chez les criminels, d'après Héger et Dallemagne, la courbe transversale sus-auriculaire est trouvée moindre par Ten Kate, Pawlowsky et Orchansky.

En ce qui concerne la forme du crâne, Bordier conclut à la mésaticéphalie avec tendance à la dolichocéphalie, tandis que Corre conclut à la brachy-céphalie.

D'après Bordier, Ardouin, Orchansky, l'indice vertical du crâne criminel est supérieur à celui du crâne normal ; pour Héger et Dallemagne, il est inférieur.

Laurent n'a pas retrouvé les caractères assignés par Lombroso à l'écriture des criminels et Lannois ne reconnaît à la conformation de leur oreille aucun trait vraiment propre et caractéristique.

Les particularités de la structure des circonvolutions cérébrales chez les criminels ont été retrouvées sur les cerveaux normaux et ont ainsi perdu toute signification.

Le dédoublement d'une des circonvolutions frontales en particulier, auquel on attribuait une si grande importance, n'est plus considéré que comme « une variété anatomique banale. » (Féré) (1).

Depuis que Benedikt a appelé l'attention sur ce point, dit Féré, j'ai examiné des centaines de cerveaux et j'ai acquis la conviction qu'il s'agit d'une disposition anatomique fort commune. Quant à l'existence de quatre circonvolutions distinctes dès leur origine et naissant de la frontale par un pédoncule séparé, elle est certainement plus rare ; mais on ne peut pas non plus considérer cette disposition comme une anomalie significative.

La fossette occipitale moyenne, qu'on déclarait si caractéristique pour le crâne criminel, se rencontre quatre fois plus souvent chez les Juifs et les Arabes que chez les criminels : or, les Juifs et les Arabes sont de criminalité inférieure par rapport aux Européens.

Les asymétries de la face, du crâne et du cerveau

(1) *Dégénérescence et criminalité*, p. 74.

n'appartiennent pas non plus exclusivement aux criminels. Ainsi que l'enseignent Féré, Topinard, Luys, Lebon et bien d'autres, on les trouve fort souvent, même parmi les normaux.

Lebon (1) a fait des épreuves méthodiques sur douze cents sujets parisiens avec le conformateur des chapeliers. Il a reconnu que le crâne (par conséquent le cerveau) est plus développé, tantôt à droite, tantôt à gauche, sans que la race ou l'état de l'intelligence semblent avoir une influence sur cette inégalité de développement.

Sur 50 tracés obtenus au conformateur et pris au hasard, j'ai constaté 20 fois une asymétrie bien évidente, ce qui donne une proportion de 40 pour 100.

En réalité, dit fort bien Joly, résumant l'enseignement des auteurs les plus compétents, plus on étudie le crâne, plus on trouve que c'est chez tout le monde un organe très asymétrique..... Il est permis de conclure que le crâne et le cerveau des criminels risquent d'être asymétriques parce que c'est là un risque commun à tous les crânes et à tous les cerveaux de l'humanité. »

A en croire les auteurs de l'école d'anthropologie criminelle, les malfaiteurs se distingueraient par l'oblitération de la sensibilité à la douleur et la disvulnérabilité.

Mais cette affirmation est contestée.

Je demande, dit Joly (2), à l'infirmerie centrale de la Santé, où l'on soigne tous les hommes gravement malades des prisons de la Seine, si on a jamais remarqué

(1) Cité par Joly, *Le crime*, p. 282.
(2) *Le crime*, p. 193.

parmi eux cette disvulnérabilité. On me répond que, loin de là, on les trouve toujours très sensibles à la douleur ! On me déclare nettement que pour quiconque a travaillé dans cette infirmerie spéciale et dans quelques-uns des hôpitaux ordinaires de Paris (comme font presque tous les internes), la différence saute aux yeux. Les braves gens, les honnêtes ouvriers, les pères de famille qui se font soigner à la Charité ou à l'Hôtel-Dieu supportent les opérations avec beaucoup plus de courage que les malades de la Santé.

Rapprochons de ce témoignage ce que le directeur d'une des prisons d'Amérique disait à Beaumont et à de Tocqueville : « Tous les criminels sont lâches », nous serons aussi près que possible de la vérité complète.

Mais cette vérité veut être connue dans tous ses détails et dans toutes ses nuances. L'école italienne, qui fait rarement les distinctions nécessaires, s'est contentée d'exemples empruntés à la vie libre du délinquant ou à certaines circonstances exceptionnelles. On peut croire en effet que les coureurs d'aventures, surexcités par la convoitise ou par la lutte, ou par la crainte du danger, supportent certaines douleurs sans crier. C'est qu'ils ont la volonté bien arrêtée de ne pas se laisser prendre, ou même que leur imagination est tellement « montée » qu'ils sentent en réalité fort peu l'impression actuelle. Mais le moment de la surexcitation passe : l'homme change de nouveau, et il redevient ce qu'il était. On a eu par exemple à la Santé, un pick-pocket américain qui, non content d'avoir une main très longue, s'était fait déformer artificiellement deux doigts pour pouvoir « mieux travailler ». Il est probable qu'il supporta gaiement l'opération du chirurgien, puisqu'il l'avait lui-même réclamée. Mais il est plus probable encore que si pareille opération lui eût été imposée, il eût montré beaucoup moins de résignation et de vaillance.

Laurent (1) conteste également l'existence de l'analgésie et de la disvulnérabilité chez les malfaiteurs.

A mon avis, dit-il, non seulement les criminels ne sont point analgésiques, mais ils sont lâches et pusillanimes devant la douleur. J'ai passé deux ans dans différents services de chirurgie des hôpitaux et j'ai vu faire des opérations terribles ; la plupart de ces braves gens, de ces honnêtes ouvriers supportaient souvent la souffrance avec un courage admirable. J'ai vu des femmes subir, avec des grincements de dents, mais sans pousser un cri, des opérations très douloureuses, telles que l'incision d'abcès du sein. J'ai passé ensuite deux ans comme interne à l'infirmerie centrale des prisons de la Santé. Toutes les maladies graves sont centralisées dans cette maison, et, sauf la petite opération que M. Deibler pratique quelquefois place de la Roquette, toutes les opérations chirurgicales qu'ont à subir les criminels se font dans cette infirmerie spéciale. J'y ai vu opérer pas mal de malfaiteurs, et quelques-uns étaient des meurtriers célèbres. Si on compare avec l'hôpital, le contraste est frappant. On ne peut se faire une idée de la peur qui envahit ces brutes lâches et sournoises rien qu'à l'annonce de l'opération. A la vue du bistouri ou du fer rouge, leur front se couvre de sueur et ils sont pris d'un tremblement invincible. Plus d'une fois, j'ai eu à réduire des paraphimosis chez de jeunes souteneurs que leurs *marmites* assoiffées d'amour avaient mis dans ce piteux état.

La réduction d'une luxation est généralement assez douloureuse. Néanmoins, j'ai vu bien des fois le docteur Desprès la faire dans la salle de consultation ; les intéressés protestaient quelquefois, mais d'une façon décente.

(1) *Op. citat.*, p. 346.

A la Santé, c'étaient généralement des cris qui remplissaient toute la maison.

Mais il est un fait qui m'a particulièrement frappé et qui vaut la peine d'être rapporté :

B... est un garçon de vingt et un ans, originaire de Paris. Son père est un alcoolique-absinthique, brutal, violent, emporté. Un de ses frères est également un ivrogne absinthique et une de ses sœurs se livre à un dévergondage notoire.

B... ne sait ni lire ni écrire, mais par contre, il aime passionnément le vin et on le rencontre plus souvent « plein qu'à jeun ». Intelligence très obtuse, âme inaccessible à tout sentiment noble et élevé, il a une face de brute avec un front étroit, recouvert par une épaisse frondaison de cheveux noirs, avec des yeux noirs très brillants, mais sans aucune expression, comme ceux des bêtes.

B... a déjà subi trois condamnations. Un jour, il vole un morceau de viande à l'étalage, et comme le boucher protestait, « il lui f... sur la gueule ». Un autre jour, il vole du cuivre, et le commerçant ayant protesté comme le boucher, « il lui f... sur la gueule » comme au boucher. Dernièrement, il accoste un passant attardé sur les hauteurs de Belleville et lui dit d'un ton peu rassurant : « Il faut me dire l'heure, bourgeois. » L'autre, pour toute réponse, tire un revolver de sa poche et lui loge une balle dans la cuisse, car à la vue de l'arme, le drôle avait courageusement pris la fuite. Il s'abattit sur le trottoir et on l'apporta à la Santé. La balle ne put être extraite, un abcès se forma et une opération fut déclarée nécessaire. Vous supposez sans doute que cet être féroce, qui ne parlait que de « casser la gueule » et de « crever la peau », se montra plein de courage et accepta la souffrance en souriant ? D'abord il refusa énergiquement l'opération, et ce ne fut que sous l'influence du spectre de la mort évoqué, qu'il se décida en tremblant. « Alors, dit-il en larmoyant comme un enfant, faites-moi ce que vous voudrez ; mais, je vous en supplie, ne me laissez pas mourir. » On l'endormit et l'opération alla bien. Mais chaque fois qu'on dut faire le pansement, chose en somme peu douloureuse, il remplissait l'infirmerie de hurlements qui n'avaient rien d'humain. C'étaient des cris de bêtes qu'on assomme. « Je suis douillet, monsieur le docteur ! hurlait-il sans cesse. Grâce, grâce ! » Je l'avoue à ma honte, j'éprouvai une joie immense à voir souffrir cet être lâche et cruel.

Ce fait n'est point une exception, et je pourrais facilement multiplier les exemples. M. le docteur Th. Anger, chirurgien de la Santé, en a été frappé comme moi et comme tous ceux qui assistaient à ces opérations.

La disvulnérabilité des criminels ne me semble guère plus acceptable que leur analgésie. Le cas que je viens de citer semblerait cependant faire croire à cette disvulnérabilité, puisque la guérison s'est effectuée admirablement et en peu de jours. Le chirurgien qui l'avait opéré, en l'absence de M. Th. Anger, n'a d'ailleurs pas manqué de me dire : « Si c'eût été un honnête homme, il en serait mort. » C'est bien possible, mais il faut tenir aussi grand compte de ce fait que cet homme était très fort et très vigoureux. Et puis, ne voit-on pas tous les jours dans les hôpitaux des individus guérir très vite d'opérations extrêmement dangereuses ? Or, ce ne sont généralement pas des criminels. A la Santé, je n'ai pas remarqué que les opérés guérissaient mieux et plus vite que dans les hôpitaux.

Nous avons vu aussi que les opinions des auteurs relativement à l'intelligence des criminels sont très divergentes. Il en est qui les considèrent, en général, comme des esprits débiles et incapables.

Au dernier congrès de Stockholm, personne n'a contredit le Dr Siljeström, quand il a dit :

En ce qui concerne les méthodes d'instruction, il

n'y a pas grande différence à faire entre le prisonnier et tout autre individu de même degré d'instruction.

M. l'aumônier de prison Ahlberg disait de même :

Il s'agit plus de redresser la volonté du détenu que de développer son intelligence ; chez beaucoup d'entre eux, et surtout chez les voleurs, cette dernière est généralement bonne, c'est le sens moral qui est perverti.

J'ai demandé aux deux instituteurs de la petite Roquette, dit Joly, s'ils trouvaient leurs pensionnaires moins intelligents, en général, que les enfants dont ils avaient fait ailleurs l'éducation dans les écoles ordinaires. Ils m'ont répondu qu'ils les trouvaient plutôt d'une intelligence plus éveillée. Ce sont de petits Parisiens pour la plupart, et ensuite des enfants d'une certaine initiative et d'une grande, quelquefois même d'une trop grande vivacité. Beaucoup se sont enfuis pour échapper à de mauvais traitements. Enfin, il faut ajouter que les petits exercices scolaires qu'on leur fait faire les distraient de la monotonie de la cellule (1).

Le désaccord qui règne entre les auteurs au sujet du type criminel me paraît facile à expliquer.

Pour pouvoir affirmer l'existence de déviations des conditions normales, il est naturellement indispensable de posséder au préalable des connaissances sûres et précises sur ces conditions normales.

Or, ces connaissances font encore défaut. Possède-t-on des moyennes absolument incontestables de la capacité cranienne, du poids du cerveau, de la taille ? Connaît-on exactement l'état des différents modes de la sensibilité dans les conditions normales ?

Une autre source d'erreur réside dans l'insuffisance

(1) *Op. citat.*, p. 165.

des chiffres dont sont tirées les moyennes. Manouvrier l'a dit avec beaucoup de vérité :

Pour avoir des conclusions vraies, il faut des séries
suffisantes.

Voyez ce qui s'est passé pour la fréquence de la
suture métopique qui a été considérée un moment
comme un caractère de criminalité. Sur des séries de
25 crânes pris dans les catacombes, j'ai trouvé dans une
série 4 cas et pas un dans une autre série.

Quand un caractère est rare, il faut l'étudier dans une
série plus considérable. La suture métopique n'est conservée que chez 1 pour 100 des individus (1).

Or, il est certain que les documents et les données
dont l'école d'anthropologie criminelle a cherché à
déduire le type du malfaiteur-né ne sont pas encore
suffisants.

Cette insuffisance est surtout manifeste en ce qui
concerne les caractères psychiques. Se fondant sur
quelques exemples dont le nombre est nécessairement toujours limité, Lombroso détermine toute
une série de traits propres à l'âme des criminels.

Je ne conteste pas que la plupart de ces traits
n'aient en réalité la signification qu'on leur attribue.

Mais, en poussant à l'extrême la méthode employée, on arriverait aisément à découvrir à la fois,
chez les malfaiteurs, les caractères les plus variés, les
plus disparates, les plus contradictoires. On les
montrerait tour à tour, lâches ou courageux, impies
ou dévots, téméraires ou circonspects et ainsi de suite.

Mais, dira-t-on, dans le domaine de l'analyse
psychologique, n'est-on pas forcément amené à employer cette méthode toute subjective ?

(1) Manouvrier, *Congrès d'anthropologie criminelle, Archives
de l'anthropologie criminelle*, t. IV, p. 541.

J'en conviens ; mais voilà précisément la cause de l'arbitraire et de l'incertitude des résultats obtenus.

Le caractère subjectif — et par suite toujours un peu arbitraire — du mode d'appréciation se retrouve d'ailleurs pour certaines particularités physiologiques ou pathologiques assignées au type criminel.

Il en est ainsi de la constitution. S'il est aisé de déterminer les formes extrêmes, il est bien difficile de se prononcer pour les cas intermédiaires : ici, l'arbitraire a beau jeu et chacun fixera à sa façon les limites d'une constitution faible, d'une constitution médiocre, d'une constitution bonne.

L'évaluation de l'intensité des réflexes est aussi abandonnée à l'appréciation individuelle (1). Sait-on d'une façon précise ce qu'il faut entendre par un réflexe faible, un réflexe normal, un réflexe exagéré ?

Si les documents sur lesquels s'appuie l'école d'anthropologie criminelle pèchent souvent par leur insuffisance et par leur arbitraire, ils présentent en outre le défaut de provenir souvent de sources si différentes que leur comparaison en devient très illusoire.

Pour posséder quelque valeur, quelque signification, les moyennes doivent résulter d'éléments comparables. Il faut tenir compte de l'âge, du sexe, de la race, du milieu, des conditions d'existence, de la vie antérieure.

En effet, que signifierait une moyenne relative à la constitution du criminel-né, provenant à la fois d'individus âgés, épuisés par une longue détention

---

(1) A la vérité, on a proposé des méthodes précises pour l'évaluation du réflexe rotulien : Lombroso n'en a pas fait usage, que je sache.

et d'individus jeunes qui viennent de quitter l'existence de liberté?

Pour reprendre l'exemple des réflexes, chacun sait
que le réflexe rotulien varie dans son intensité, suivant l'âge, suivant l'état de la santé générale, suivant
les conditions de temps. En négligeant de tenir
compte de ces facteurs, on aboutit nécessairement à
des chiffres factices, à des moyennes artificielles.

Ce qui rend encore difficile et incertaine la carac-
térisation des criminels, c'est ce fait que la notion
même du criminel est absolument vague et indécise,

Suivant la judicieuse observation de Féré (1).
quand nous comparons un cerveau de criminel à
celui d'un individu que l'on considère comme un
type normal, nous ne sommes jamais sûrs que ce
cerveau type n'appartenait pas à un autre criminel
plus adroit et plus favorisé de la chance.

L'honnête homme de l'école d'anthropologie criminelle n'est-il pas *celui qui n'a ni tué ni volé* ?

Mais, on en conviendra, cette définition est absolument trop étroite.

Que de crimes restent ignorés ! Pour ne parler
que de ceux qui échappent le plus souvent, on a pu
dire que la justice découvre en moyenne un in-
fanticide sur dix et qu'elle ne parvient certainement
pas à connaître un avortement sur mille. Et à côté
de ces crimes ignorés, que d'infractions graves à la
morale qui ne tombent pas sous l'application des lois!

Que d'honnêtes gens qui ne sont tels que parce
que l'occasion de mal faire leur a manqué, ou parce
qu'ils sont arrivés à dissimuler adroitement leurs
méfaits et à éviter tout conflit avec la justice humaine !

Sans doute, en soi, en ses principes fondamentaux,

____

(1) *Dégénérescence et criminalité,* p. 76.

la morale est absolue, invariable. Toutes les époques, tous les individus néanmoins, n'ont pas toujours compris de la même manière le vice et la vertu. Notre siècle ne pèche point par excès de rigueur ; au milieu du relâchement des mœurs qui le caractérise, on ne voit que trop souvent transformer en peccadilles les fautes les plus graves, excuser sous prétexte d'un mouvement passionnel, les forfaits les plus monstrueux et qualifier avec estime de *galant homme*, d'*homme du monde*, des individus dont la conscience est plus souillée que celle du dernier des coquins, mais qui ont su en imposer par leurs belles manières, leur tenue distinguée.

Il est donc vrai de dire que la notion d'honnête homme, de criminel manque de précision et de netteté.

Il est non moins vrai que l'homme criminel et l'honnête homme ne constituent pas deux catégories absolument tranchées, sans aucun point de contact, sans aucun rapprochement.

En réalité, le criminel n'est pas un être à part dans l'humanité. Tout homme porte en lui les passions, les inclinations, les instincts qui peuvent le conduire au crime. Si l'on excepte les natures dont la perversité dépend d'un vice d'organisation, d'une maladie, on peut dire que le criminel ne diffère de l'homme vertueux que parce qu'il n'a pas su maîtriser ses passions.

Le groupe des criminels — et ici nous prenons le mot dans sa signification la plus étendue — est donc nécessairement très hétérogène. Il comprend à la fois des riches et des pauvres, des savants et des ignorants, des intelligents et des imbéciles, des forts et des faibles, et c'est ce qui explique pourquoi on peut rencontrer parmi eux les natures les plus diverses, les caractères les plus opposés.

Mais n'oublions pas que nous avons affaire, non pas au criminel d'occasion, mais au criminel-né, c'est-à-dire à l'être essentiellement pervers, coutumier du crime. Or, Lombroso maintient-il toujours assez exactement cette distinction? Ne confond-il point parfois le criminel-né avec l'aliéné criminel? On pourra en juger par l'analyse de quelques-uns des exemples qu'il invoque.

Voici d'abord celui de Papavoine (1).

Papavoine était un homme âgé de 42 ans, doux, triste, instruit, intelligent, de bonne conduite qui, depuis vingt ans, avait servi dans l'administration de la marine. Le dimanche 10 octobre 1824, il sortait de l'hôtel où il était descendu quelques jours avant, se rendait au bois de Vincennes, apercevait deux enfants jouant sous les yeux de leur mère et les égorgeait. Ces deux enfants étaient absolument inconnus du meurtrier.

Un avocat à peine arrivé de sa province à Paris, nommé Paillet, fut chargé de la défense. Il se convainquit bientôt que la raison de son client était troublée. Mais, à cette époque, les médecins n'avaient point encore leurs entrées au Palais.

Papavoine fut condamné. Ce fut lors du recours en grâce seulement qu'il fut question pour la première fois d'un jury de médecins (2).

Papavoine était certainement un malheureux aliéné qui obéit à une impulsion morbide : rien ne nous montre en lui cette perversité native, cette habitude criminelle qui caractérise le malfaiteur-né, d'après Lombroso.

L'exemple de l'abbé Verger, l'assassin de Mgr Si-

(1) Lombroso, p. 413.
(2) Riant, *Les irresponsables devant la justice*, Paris, 1888, p. 10.

bour, que Lombroso cite également (1), n'est pas mieux choisi.

Verger est le fils de suicidés et compte de nombreux aliénés dans sa famille. Il est atteint de délire de persécution à forme raisonnante.

Tous ceux avec qui il a vécu, ses confrères surtout, sont ses ennemis; il les accuse de toutes sortes de méfaits, et ne recule devant aucune calomnie, si infâme qu'elle soit, pour les perdre. Frappé, au mois d'août 1855, d'un retrait de pouvoir en raison de son inqualifiable conduite, il adresse plaintes sur plaintes aux autorités et fatigue l'archevêché et le parquet de ses réclamations désespérées. Un jour entre autres, le 3 février 1856, il va se placer dans l'église de la Madeleine, portant sur la poitrine une pancarte sur laquelle étaient écrits en latin ces mots de l'Évangile : « J'ai froid, et ils ne m'ont pas vêtu; j'ai faim, et ils ne m'ont pas donné à manger! A la suite, et en français, il avait ajouté — cette phrase : « Je ne suis ni suspendu, ni interdit, et pourtant, on me laisse mourir de faim. »

Jusque-là, Verger n'est que persécuté raisonnant, il n'a que des ennemis personnels, et toutes ses conceptions délirantes se limitent sur ce point. Voici venir maintenant le délire mystique ; le voici qui va prendre en main la cause de la religion, comme Aubertin celle de la patrie. Le pape vient de proclamer un dogme nouveau, celui de l'Immaculée-Conception. Du haut de son orgueil, Verger proteste et publiquement, par la parole et par la plume, il fulmine avec violence contre le souverain pontife et la nouvelle croyance. A dater de ce moment, il se fait le champion de deux causes, la sienne et celle de Dieu; et tandis qu'il jette l'anathème aux auteurs de son interdiction, il venge la religion outragée

(1) Page 413.

en assassinant l'archevêque de Paris en pleine église, au cri significatif de : « Pas de déesses ! à bas les déesses! » ne regrettant, dit-il, qu'une chose, c'est de n'avoir pu aller à Rome frapper une autre et plus illustre tête.

Le trouble mental de l'abbé Verger ne pouvait faire de doute pour personne, car, à ne pas tenir compte de son origine morbide, sa vie tout entière n'était elle-même qu'un long tissu d'insanités. Pourtant, il fut condamné à mort, sans qu'aucune voix autre que celle de son défenseur, Me Nogent Saint-Laurent, osât plaider la folie de ce malheureux. La faute en est non pas comme on le croit généralement d'après une assertion erronée de Tardieu (1) et de Brierre de Boismont, à ce que les médecins ne furent pas appelés à intervenir, mais à ce que, à cette époque, ils ne connaissaient que très imparfaitement cette variété de folie de persécution à forme lucide ou raisonnante, que Jules Falret (2) et son élève Pottier ont depuis longtemps mise en lumière. Déjà en 1856, un an avant l'attentat, à la suite du scandale du « prêtre mendiant à l'église de la Madeleine, Lasègue, l'illustre créateur du délire de persécution, avait longuement examiné l'abbé Verger et, malgré une certaine hésitation, avait déclaré qu'on n'avait pas affaire à un fou, mais à un homme dangereux. Plus tard, après la sentence, l'Empereur fit appel à une commission de médecins pour constater une fois de plus, d'après les faits du procès, l'état mental du condamné. Le rapport du docteur Conneau conclut que Verger jouissait du libre exercice de sa raison. Dès lors, l'assassin fut conduit au supplice (3).

Il n'est pas juste non plus de considérer La Pommerais (4) comme un criminel-né.

(1) Tardieu, *Étude médico-légale sur la folie,* 2e édit., Paris, 1880.
(2) Falret, *Etudes cliniques sur les maladies mentales,* Paris, 1890.
(3) A. Fouquier, *Causes célèbres.* Cité par Emmanuel Régis, *Les régicides dans l'histoire et dans le présent,* Paris, 1890, p. 44.
(4) Lombroso, p. 372.

Couty de la Pommerais fut condamné à mort le 17 mai 1864, sous l'inculpation d'un double empoisonnement. On l'accusait d'avoir empoisonné sa maîtresse, madame Dubizy. Il était né le 18 mai 1830 et marié depuis trois ans à peine. Il fut exécuté le 9 juin 1864.

Il n'avait pas l'âme foncièrement mauvaise : c'est l'amour de l'or et des plaisirs qui l'ont précipité dans le crime.

Un de ses confrères, écrivant à l'abbé Crozes (1), exprimait le vœu de voir le coupable se relever sur les marches de l'échafaud.

Eh quoi! disait-il, une vie d'égarements, de coupables et basses doctrines auront pu étouffer à jamais *ce qu'il y avait de bon et d'élevé dans ce cœur!* Non, j'espérerai jusqu'à la dernière minute, tant qu'il battra, qu'un sentiment de foi s'y réveillera, que quelque chose de vraiment noble éclatera à tous les regards et que si ce malheureux condamné n'a pu persuader ses juges et le public de ses prétentions, il leur montrera qu'il sait mourir comme meurent les vrais gentilhommes, en chrétien.

Les lettres de La Pommerais à sa femme témoignent également des bons sentiments qui s'étaient réveillés dans son âme : il se consolait à la pensée qu'elle au moins, persistait à croire à son innocence et lui conservait tout son amour.

Oui, lui écrit-il, je souffre, ma bonne et bien-aimée petite femme, mais comme ton cœur le dit assez, c'est toi, toi seule qui occupes constamment mes pensées. Oh! quoi qu'il arrive, chère amie, je mourrai innocent et mon dernier mot sera ton nom qui viendra sur mes lèvres.

(1) L'abbé Crozes, *Souvenirs de la petite et de la grande Roquette,* t. II, p. 201.

N'est-il pas vrai que ce langage ne dénote point une âme profondément perverse, irrémédiablement perdue?

Lombroso lui-même reconnaît la difficulté qu'il y a à distinguer le criminel-né du criminel d'occasion. « En dehors de l'anthropologie criminelle pure, le criminel-né ne peut être considéré comme tel avant d'avoir commis une ou plusieurs récidives. »

La récidive, voilà donc la caractéristique principale du criminel-né. Elle est la manifestation de la tendance criminelle, l'expression du penchant au mal, penchant qui fait partie intégrante de l'individu et qui est lié à son organisation. Mais je conteste absolument que la récidive soit toujours la conséquence d'une propension native et pour ainsi dire constitutionnelle au vice. Elle peut parfaitement s'expliquer par l'action de circonstances extérieures.

Et ici, je laisserai parler Tarde (1) qui a bien exposé le rôle de ces causes extrinsèques.

Toutes les circonstances, dit-il, se sont réunies de notre temps pour favoriser l'industrie particulière qui consiste à spolier toutes les autres. Pendant que la quantité des choses bonnes à voler ou à escroquer et des plaisirs bons à conquérir par vol, escroquerie, abus de confiance, faux, assassinat, etc., a grossi démesurément depuis un demi-siècle, les prisons ont été améliorées sans cesse comme nourriture, comme logement, comme confortable ; les juges et les jurés ont progressé chaque jour en clémence ; les circonstances atténuantes ont été étendues aux crimes les plus atroces, et la peine de mort s'est transformée par degrés en une sorte de mannequin de paille, armé d'un vieux fusil rouillé, qui ne tue rien depuis longtemps.

(1) *La criminalité comparée*, p. 86.

Les profits se sont accrus et les risques ont diminué, au point que dans nos pays, la profession de voleur à la tire, de vagabond, de faussaire, de banqueroutier frauduleux, etc., sinon d'assassin, est une des moins dangereuses et des plus fructueuses qu'un paresseux puisse adopter. En même temps, la révolution sociale, qu'il faut bien se garder de confondre avec la civilisation, a multiplié les déclassés, les agités, pépinière du vice et du crime, les vagabonds notamment, dont le nombre a quadruplé, si j'en juge par celui des vagabondages, qui s'est élevé de 2,500 à 10,000 depuis 1826. Ajoutez que les penchants véritables étant loin de s'être développés dans notre industrialisme fiévreux, autant du moins qu'il l'eût fallu, les condamnés encore honnêtes après une première faute, les libérés oscillant entre l'exemple de la grande société probe, mais inhospitalière, et celui de a petite patrie criminelle, qui est toute prête à les naturaliser, finissent par tomber fatalement sur ce dernier versant, comme les filles-mères dans la prostitution.

Nous signalons encore, comme cause de récidive, l'influence corruptrice que les prisonniers exercent les uns sur les autres, et qui a fait dire à l'abbé Moreau (1) que « la prison était le tombeau moral des détenus ».

Gautier (2), qui a pu l'étudier de près, signale aussi avec énergie l'action délétère « du virus pénitentiaire. »

J'ose prétendre, dit-il, que la prison est une sorte de serre chaude pour plantes vénéneuses, et que c'est là surtout que se recrute et s'exerce la redoutable armée du crime.

----

(1) *Le monde des prisons,* Paris, 1887, p. 244.
(2) *Le monde des prisons. Archives de l'anthropologie criminelle,* t. III, 1888, p. 552.

Combien de malheureux qui, pour avoir failli une seule fois, en une heure d'égarement et d'oubli, ont été irrémédiablement perdus, une fois franchi le premier cercle de l'enfer? Ce fut le cas, ou peu s'en faut, de tous ceux dont j'ai eu, au cours de cette étude rétrospective, à évoquer le souvenir. Au lieu de les corriger, la prison les avait viciés jusqu'aux moelles incurablement. Il semble que leur perversité avait grandi avec la peine, et que, dans leur conscience contaminée, la notion du bien et du mal, de plus en plus confuse, tendait à s'effacer. Désormais, ils étaient voués à vivre en marge de la société, jusqu'à ce que celle-ci les reprît, la main dans le sac ou dans le sang, pour les écraser sans merci, comme des punaises immondes, entre deux pages d'un code qu'on ne leur avait pas donné à lire.

Tout dans l'organisation actuelle des prisons a été combiné pour aplatir l'individu, annihiler sa pensée, laminer sa volonté. L'uniformité de la règle, qui prétend couler tous les « sujets » dans le même moule, la rigueur calculée et la régularité d'une vie monacale où rien n'est laissé à l'imprévu, l'interdiction d'entretenir avec le dehors d'autres relations que la courte et banale lettre mensuelle, tout, dis-je, jusqu'à ces promenades moroses et bestiales, à la file indienne, qu'on nomme « la queue de cervelas », est destiné à mécaniser le prisonnier, dont on rêve de faire une sorte d'automate inconscient. Il paraît que c'est indispensable pour le bon ordre et la discipline.

Le fait est qu'il n'est rien qui dompte un homme comme la prison, rien qui assouplisse les plus réfractaires, rien qui ait plus complètement raison des « fortes têtes. »

Avez-vous jamais ouï parler d'une révolte, j'entends d'une révolte sérieuse, dans un pénitencier? Un seul surveillant suffit pour garder cent détenus, qui ont cependant à portée des armes redoutables, telles que tranchets, haches, marteaux, burins ou pioches. On compte bien, par ci par là, une rébellion, une tentative de meurtre, mais ce ne sont que des cas individuels dont on a tôt raison. Jamais ou presque jamais d'insurrection collective...

J'ai dit que l'expression dominante du type prisonnier est l'air de chiens battus : ils en ont aussi la résignation, les allures rampantes, la sournoiserie.

Le système est parfait pour rendre les gens dociles. Le malheur est qu'il n'y parvient qu'en les rendant *ipso facto* hypocrites et lâches. En étouffant chez eux toute velléité de révolte, il dépasse le but et étouffe en même temps tout sentiment de dignité.

Je veux bien que le détenu soit tôt maté au point de ne jamais commettre — au moins en apparence — le moindre accroc à la discipline... Il est même à remarquer que les « chevaux de retour » sont toujours les plus faciles à conduire, les plus souples, les plus obéissants... ou les plus hypocrites, les mieux vus, par conséquent, de l'administration qui, par horreur instinctive des « affaires », par paresse d'esprit et de routine, par répugnance pour les tâches subtiles, délicates et compliquées, réserve ses indulgences et ses tendresses pour ceux qui savent « sauver leur fare », comme disent les Chinois, et ménager habilement le formalisme extérieur. Cette simple constatation, qui ne sera démentie par personne, suffit pour montrer toute la différence qu'il y a entre la discipline et l'amendement, entre le « bon détenu » et le « bon sujet ».

Imaginez bien ceci : sauf d'honorables exceptions, trop rares dans le haut personnel pénitentiaire, comme M. Ferré (d'Eysses), par exemple, ou M. Caplat (de Nanterre), pour presque tous les directeurs de prisons, l'idéal du « bon détenu », c'est le récidiviste, le vétéran, l'abonné, dont l'éducation n'est plus à faire et dont la docilité acquise est une garantie de tranquillité ;

C'est à celui-là qu'iront de préférence les faveurs, les indulgences, et... les sympathies.

Le malheur est que ce « bon détenu », selon la formule, ne tarde guère, à ce régime, à devenir plus incapable de résister à ses camarades, criminels-nés ou malfaiteurs de profession, qu'aux surveillants, et aussi peu réfractaire aux tentations, aux excitations malsaines, à l'appât d'un gain illicite ou à l'entraînement des mauvais exemples, qu'à la discipline.

Il ne sait plus qu'obéir... à n'importe qui ! Il a perdu tout ressort, toute fierté. Ce n'est plus qu'une pâte molle, apte à recevoir toutes les empreintes.

Habitué à trouver son « pain cuit » et à se laisser conduire comme une machine ou une bête de somme et à n'accomplir que des tâches imposées, il n'a plus rien de ce qui est indispensable pour n'être pas impitoyablement écrasé dans la lutte pour l'existence.

La seule émulation qui lui reste, c'est l'émulation du crime et de la perversité, fruit de l'éducation mutuelle spéciale à laquelle il vient d'être soumis. Ce n'est pas sans motif qu'en argot la prison se nomme le « collège »...

D'ailleurs, le casier judiciaire, qui s'attache à la peau du libéré comme une tunique de Nessus, suffirait à lui fermer toutes les portes, à lui interdire tous les moyens honnêtes de gagner sa vie.

Ajoutez à cela la monomanie de la délation, le chantage, l'esprit de ruse et de mensonge, tous les autres vices spéciaux qui se contractent ou se développent en prison. Il est, en effet, bon de remarquer qu'il n'est pas une seule des passions de l'homme, des passions naturelles ou factices, depuis l'ivrognerie jusqu'à l'amour, qui ne puisse trouver sous les verrous à tout le moins un semblant de satisfaction. J'ai cité ce baigneur de Clairvaux qui avait attendu, pour contracter l'habitude du tabac, d'être séparé du monde où l'on fume par des grilles et des murailles infranchissables. J'aurais pu aussi bien parler de ceux qui, faute d'alcool, boivent « l'esprit de bois », le vernis, l'éther, etc. J'ai connu le cas d'un enragé (c'était encore à Clairvaux) qui, dans la précipitation de son avidité, se trompa un beau jour de bonbonne et avala une forte lampée d'acide sulfurique ! Il en mourut, du reste... Quant au succédané pénitentiaire de l'amour, — qui va parfois jusqu'au viol — mieux vaut garder là-dessus un silence auquel tout un chacun suppléera sans peine.

Il va de soi que le libéré transporte ensuite au dehors tous ces vices anormaux, exaltés, poussés au paroxysme. En effet, la prison, telle qu'elle est organisée, est un véritable cloaque épanchant dans la société un flot continu de purulences et de germes de contagion physiologique et morale. Elle empoisonne, abrutit, déprime et corrompt. C'est à la fois une fabrique de phtisiques, de fous et de criminels.

Parmi les cas auxquels Gautier vient de faire allusion, j'en citerai un à titre d'exemple.

F... était le fils d'un colonel de cavalerie très connu dans les environs de Paris et avait reçu une excellente éducation. Ayant échoué à son examen à Saint-Cyr, il s'était engagé aux chasseurs d'Afrique, d'où il était successivement passé aux spahis, puis aux cuirassiers. Il devint bientôt maréchal-des-logis, puis sous-lieutenant : c'est en cette qualité qu'il avait pris part aux légendaires charges de Reischoffen, d'où il fut un des rares héros à revenir sans blessure. Cela lui avait même valu la médaille militaire.

Au lendemain de la guerre, à la suite de certains froissements avec l'un de ses supérieurs, il avait jeté la cuirasse aux orties, et était entré, avec un emploi suffisamment lucratif, dans une de nos grandes compagnies de chemins de fer. Là, il avait fait la connaissance d'une femme mariée, une sorte de goule, qui lui avait fait complètement perdre la tête... Bref, manquant d'argent pour satisfaire aux exigences effrénées de la donzelle, il avait commis des faux pour une cinquantaine de mille francs. Coût : cinq ans de prison !

Après l'expiration de sa peine, le pauvre diable avait vu tous ses amis et parents lui tourner le dos, et ce n'avait été qu'au prix des plus grandes difficultés qu'il avait fini par obtenir un modeste emploi de dessinateur chez un architecte. Il se croyait sauvé, quand, un beau jour, l'un de ses anciens co-détenus de Poissy, rencontré par hasard dans la rue et blessé de son accueil un peu... froid, écrivit à son patron une lettre anonyme dévoilant tout à trac le pot aux roses. Il fut *illico* remercié. Alors commença une épouvantable existence de misère et de vagabondage, qui dura jusqu'au jour, où, à bout de patience, il commit un nouveau délit qui le ramena sur les bancs de la correctionnelle. Depuis il roulait de prison en prison, sans espoir de pouvoir jamais remonter l'infernale pente... Tout cela raconté simplement, sans pose, avec un poignant accent de sincérité fait pour arracher des larmes au plus impassible. Et c'était vrai, d'un bout à l'autre, j'en ai eu plus tard l'incontestable confirmation.

— Ah ! si vous pouviez m'aider à sortir de là, ajoutait F... d'une voix mouillée, si vous pouviez m'aider, non pas à me réhabiliter, — désormais, c'est fini ! je suis irrévocablement déshonoré ! — mais à me refaire une existence honnête et tolérable !... Et au fait, vous le pouvez ! Vous avez une foule d'amis. Intéressez-les, je vous en supplie, à mon triste sort ! Faites qu'ils me fournissent, par exemple, le moyen d'aller à l'étranger, aux colonies, au Sahara, au Tonkin, n'importe où, pour faire n'importe quoi, dussé-je ne gagner que le pain quotidien tout sec ! Vous m'aurez sauvé plus que la vie...

Je me mis immédiatement en campagne. Je soumis le

cas aux nombreux amis qui, presque tous les jours, me faisaient l'inestimable plaisir de venir me rendre visite. Six semaines plus tard, au moment où, précisément expirait sa peine, on avait déniché à F... un emploi chez un ingénieur qui avait l'entreprise de la construction d'une voie ferrée aux Indes. Ledit ingénieur, prévenu de la situation juridique de son client, devait, dans quelques mois, l'emmener là-bas, et lui confier, moyennant de plantureux appointements, les fonctions de surveillant des travaux. En attendant, il lui donnait assez d'écritures et de dessins à exécuter pour lui permettre de se faire environ 6 ou 7 francs par jour. C'était une aubaine inespérée, le paradis terrestre... Ah bien, oui ! Nous avions compté sans notre hôte, sans l'incoercible virus pénitentiaire. Il n'y avait pas quinze jours que F... était entré dans la maison, qu'on le prenait en flagrant délit de vol de crayons, de bougies et autres menus objets. Il n'avait pas pu attendre, et les nombreux louis qu'il soutirait par ci par là à toutes les personnes dont il avait fait la connaissance dans ma cellule ne suffisaient pas aux exigences de ses passions exacerbées par un long jeûne !

On ne le fit pas arrêter, par considération pour ses parrains, mais on l'envoya se faire pendre ailleurs... Au bout de quelques semaines, je le voyais — naturellement ! — revenir à Sainte-Pélagie, avec une condamnation à six mois pour escroquerie.

Le misérable s'était fait arrêter exprès.

Il avait, selon l'expression consacrée, « diné à la course », c'est-à-dire qu'il s'était fait servir, dans un bon restaurant, un excellent repas, avec vins fins et cigares exquis, sauf à déclarer, après la chartreuse, qu'il n'avait pas un traître sou pour payer l'addition.

C'est le procédé habituel de ceux que hante la nostalgie de la prison... D'autres préfèrent, après avoir préalablement commis quelque délit insignifiant, insulter grossièrement le tribunal : ils sont sûrs de se faire incontinent octroyer *ab iralis* quelques années de prison...

La récidive n'implique donc pas l'inclination congéniale au crime.

Il est d'autres caractères encore que Lombroso considère comme primitifs, comme inhérents à la nature première, à la constitution native du criminel, mais qui, en réalité, sont consécutifs et résultent simplement de l'emprisonnement ou de la vie criminelle elle-même.

Gautier (1) a magistralement dépeint l'influence exercée par la vie de prison sur le physique et le moral des détenus.

De même que la vie nomade, la vie au désert, la vie en campagne ou en mer, la vie du chasseur, de l'explorateur, du soldat, du marin, oblige l'homme à s'adapter à certaines exigences, et développe en lui certaines facultés, qui, dans d'autres circonstances, n'eussent jamais vu le jour, de même la vie pénitentiaire a son action physique, intellectuelle et morale, qui façonne le détenu et lui donne une tournure d'esprit à part, des qualités professionnelles et distinctives qui n'ont de valeur et d'utilité que sous les verrous, mais qui, là, en dedans de ce cercle de pierre, atteignent parfois une originalité et une perfection inouïes. Il est certain, par exemple, qu'il existe un type pénitentiaire, comme il existe un type militaire, un type ecclésiastique, un type monacal. C'est à ce point que, quand on se trouve pour la première fois en présence d'une troupe de détenus, on éprouve la même impression qu'en débarquant sur une terre étrangère, peuplée d'une race exotique. On jurerait que, sans les différences de taille, de corpulence, de couleur, de poil, ils se ressemblent tous, et

(1) *Loco cilato*, p. 541.

qu'une parenté mystérieuse a imprimé sur leurs physio-
nomies je ne sais quel uniforme air de famille. C'est à la
longue seulement qu'on parvient à démêler les indivi-
dualités diverses.

Quels sont les traits caractéristiques du type pénitentiaire ?

J'avoue que, tout en étant sûr de ne pas m'y tromper
une seule fois sur vingt, en vertu d'une sorte de divina-
tion instinctive, faite de souvenirs confus, je serais fort
embarrassé pour en donner une formule « ferme ». Si
j'avais, à l'époque où l'expérimentation directe *in animâ
vili* m'était si facile, connu les hypothèses modernes de
MM. Lombroso, Lacassagne, Garofalo, Ferri, etc.,
sur la physiognomonie de l'*uomo delinquente*, mes observations, plus méthodiques et mieux dirigées, eussent sans
doute été plus fructueuses. Je puis affirmer, cependant,
car j'ai encore la photographie composite du type vivant
au fond de la rétine, que dans le dessin général les traits
prédominants sont l'asymétrie fréquente de la face, la
lourdeur de la mâchoire, la grandeur demesurée des
cavités orbitaires, et l'énormité des mains et des pieds.

Mais je n'ose rien en conclure. N'y a-t-il pas là une
sorte d'illusion due à la mise en scène, et aboutissant à
un effet diamétralement opposé aux effets d'embellis-
sement produits par l'optique du théâtre ? Ne faut-il
pas faire entrer en ligne de compte l'ignominie d'un
costume si peu fait pour avantager le « sujet », l'anémie
pénitentiaire, avec la pâleur livide et l'émaciation qui en
sont les conséquences, les ravages, enfin, que doivent
fatalement buriner sur des figures rasées et des crânes
tondus la claustration, le désespoir, la honte et les privations de toute espèce ?

Ce qui m'a frappé davantage, et ce qui, m'est avis,
doit avoir, au point de vue spécial auquel je me place,
une importance plus significative, c'est l'anomalie de
l'air des détenus, de leur *habitus vultus et corporis*, de ce

que les faubouriens appelleraient leur « dégaîne ». Je
ne sais pas si, comme on le dit, les malfaiteurs diffèrent
anatomiquement et physiologiquement du commun des
mortels, mais ce que je sais, c'est qu'ils n'ont pas la
physionomie de tout le monde; leurs allures rampantes et
effarouchées, la mobilité et la sournoiserie de leurs regards, un je ne sais quoi de félin, de lâche, d'humble, de
suppliant et d'écrasé en font une classe à part ; on dirait
des chiens battus ; à peine, par ci, par là, quelques
têtes énergiques de révoltés...

Seulement, est-ce là un type congénital, l'indice d'une
race, un signe de déchéance innée ou de rétrogradation ?
N'est-ce pas plutôt un type acquis ? Sans nier l'existence
du criminel-né, dont la tare originelle se traduirait au
dehors par des stigmates visibles, j'avoue que je penche
de préférence pour la seconde hypothèse.

Je crois, en d'autres termes, que s'il y a le type
« malfaiteur » — dont on peut rencontrer ailleurs qu'en
prison des échantillons caractérisés, — il y a aussi le type
de détenu, plus ou moins profondément inscrit sur n'importe quel visage par l'atmosphère et le régime péniten-
tiaires.

Ce serait le milieu qui créerait le type et lui impri-
merait l'estampille des influences ambiantes.

De même que la gymnastique modifie non seulement
le volume et la contractilité des muscles, mais aussi leur
forme, leurs agencements respectifs dans certaines
limites (témoins les fantastiques dislocations des clowns),
voire même leur constitution chimique, de même l'in-
correction du régime pénitentiaire, l'importunité d'une
existence mécanisée par la discipline, la promiscuité des
pires hideurs, la monotonie des sensations, la prédominance de la peur et de l'ennui, l'alimentation, l'obligation du silence, l'éclairage lui-même, — qui sait ? —
cet éclairage blafard, ce faux jour spécial aux corridors
et aux préaux des geôles, peuvent, à ce qu'il me semble,

influencer à la longue les visages et les prunelles, comme les cerveaux et les pensées, et finalement aboutir à ces plis de bouche, à ces froncements de sourcils, à ces traits grimaçants, à ces moires du regard, à ces étrangetés de gestes et d'attitudes qui nous étonnent si fort.

N'est-il pas vrai que, par une répétition fréquente, les traits mimiques passagers finissent par devenir des traits persistants et physiognomoniques ? N'est-il pas vrai, d'autre part, que la mimique spontanée, qui peut s'apprendre, est dominée par les émotions ressenties ? D'où cette conséquence que la physionomie, le moi visible, n'est que la projection des émotions habituelles... On acquiert, en un mot, à l'ombre des prisons et sous l'influence de la discipline pénitentiaire, l'air prisonnier, comme on acquiert ailleurs, en vertu d'une autre genèse, l'air prêtre, dans lequel l'atavisme n'a pas grand'chose à voir.

Ce n'est qu'à la condition d'élargir l'hypothèse qu'on réussit à comprendre comment certains détenus, qui ne sont pas cependant irrémédiablement gangrenés, en arrivent à ne plus vivre que par la prison et pour la prison, et à se trouver tellement dépaysés une fois qu'ils en sont sortis, qu'ils ne tardent guère à y revenir, comme le gibier blessé qui fait la randonnée. Je ne parle pas seulement, entendez-moi bien, des monstres dont le crime, avec ses risques, est si bien la carrière, dans la plus stricte acception du mot, qu'ils l'appellent « le travail ». Je ne parle pas seulement de ceux-là, qui, soit prédisposition congénitale, soit dépravation précoce, et n'ayant d'autres ressources que le pillage, la prostitution et l'assassinat, « chourinent » et « grinchissent » comme d'autres débitent le bois, forgent le fer, tissent le drap, piochent la terre ou noircissent du papier, et préparent un vol ou un meurtre avec le sérieux et la placidité d'un négociant en train de méditer une affaire.

Les transformations que l'emprisonnement fait

subir aux individus, la pratique du crime les réalise d'une façon encore plus évidente.

Qui ne sait que le vice marque son stigmate sur le visage et communique au regard un aspect particulier ?

Au reste, il ne faut pas faire de la laideur l'expression constante de la méchanceté. « On peut être laid comme Socrate et bon comme lui, et on peut de même être méprisable et perfide avec le visage d'Alcibiade ou celui de Byron (1). »

Il n'est pas difficile de trouver des exemples de parfaits coquins sous un masque aimable et sympathique.

Victor Contesenne, dont les évasions audacieuses ont si longtemps défrayé la chronique judiciaire, est un bel homme, à longue barbe blonde soigneusement peignée, à la parole facile, à la tenue correcte, au geste comme il faut..

Il a, dit Bataille (2) qui en fait la peinture, absolument l'air d'un « monsieur ». Ses cheveux poivre et sel sont rejetés en arrière, laissant à découvert le front qui est vaste et haut. Il est impossible d'avoir plus de *respectabilité* apparente.

Eyssautier, un des assassins du courrier de Salon, est, dit encore Bataille (3), un beau garçon d'une taille élancée et d'une allure qui a bien quelque élégance. La tête était fine et la physionomie presque douce. » Il est vrai que l'auteur ajoute : « Ses yeux gris d'une excessive mobilité avaient une expression fausse et astucieuse. »

Le comte de Molen, c'est toujours la même auteur qui parle (4), est un assez joli cavalier, de trente-cinq

---

(1) P. Mantegazza, *La physionomie et l'expression des sentiments*, Paris, 1889, p. 24.
(2) *Causes criminelles et mondaines de 1881*, p. 229.
(3) *Ibidem*, p. 6.
(4) *Causes criminelles et mondaines de 1887*, p. 536.

à trente-huit ans, grand, élancé, élégamment vêtu d'un riche pardessus de voyage, portant la barbe blonde taillée avec soin. L'œil bleu est un peu éteint, le parole traînante et dédaigneuse ; les cheveux, prématurément clairsemés, sont coupés court à l'officier. L'homme a positivement de la race et, s'il faut lui reprocher, en dehors de la double tentative d'assassinat qu'il a commise, d'avoir contracté un mariage d'argent et puisé à même la dot de sa femme au profit d'une maîtresse, on doit lui savoir gré de l'attitude discrète et digne qu'il a gardée devant le jury.

Non seulement la physionomie ne s'enlaidit pas fatalement et toujours dans la pratique du vice ; il peut même arriver qu'elle s'améliore. C'est ce que l'on constate très nettement en comparant les portraits pris à différentes époques chez un jeune criminel parisien et publiés par Joly (1). En 1885, lors de sa première arrestation pour abus de confiance, c'était un gamin mal peigné, à la figure peu régulière ; en 1889, il est de nouveau arrêté pour vol, ayant vécu dans le désordre depuis 1885 ; ses traits sont plus adoucis, sa personne plus soignée, sa tenue plus élégante.

C'est qu'il ne faut pas perdre de vue l'influence exercée sur la physionomie, sur l'attitude en général, par l'éducation, et ici j'envisage l'éducation en tant qu'elle se rapporte aux règles du maintien, du « savoir-vivre ».

Chacun a pu l'observer : sous l'action du travail manuel, des soucis de la vie matérielle, de la négligence des soins du corps, du laisser-aller, du manque de tenue, les traits perdent de leur finesse, de leur régularité, l'attitude devient gauche, pesante.

(1) H. Joly, *Jeunes criminels parisiens. Archives de l'anthropologie criminelle*, t. V, 1890, p. 400.

Au contraire, dans les classes supérieures, même chez des individus dépravés, la vie facile, l'habitude des bonnes manières, une hygiène irréprochable conservent à la physionomie quelque chose de fin, de délicat, de « distingué ».

L'absence de rougeur s'explique aussi, bien naturellement, comme la suite des habitudes criminelles.

La répétition d'actes délictueux (1), la comparution répétée devant les tribunaux correctionnels rendent le récidiviste insensible à la honte de la réprimande et de la condamnation ; il ne rougit plus de son état habituel de dégradation. Racine qui, sans être anthropologiste, connaissait le cœur humain et surtout le cœur féminin, avait fait dire à Phèdre :

> . . . . Je sais mes perfidies,
> Et ne suis point de ces femmes hardies
> Qui, goûtant dans le crime une tranquille paix,
> Ont su se faire un front qui ne rougit jamais.

Absence de rougeur, absence de remords, sont deux faits corrélatifs procédant de la même cause.

Loin de se rattacher à la nature première, au fonds originel de l'individu, l'absence de remords est, en bien des cas, le fruit d'une succession de fautes qui peu à peu ont étouffé la conscience et oblitéré le sens moral.

Mais cette absence de remords n'a point la grande fréquence que lui attribuent Lombroso et ses disciples : plus souvent qu'ils ne le disent, la conscience subsiste chez le criminel et elle fait entendre ses reproches, ses protestations.

(1) Louis Proal, *L'anthropologie criminelle. Le Correspondant* 10 février 1890.

J'ai, — disait à Guillot un assassin exécuté depuis, — j'ai confiance dans la justice et dans Dieu qui nous a fait arrêter pour que nous ne recommencions pas.

— J'ai bien su que je faisais mal, disait un autre, j'ai des regrets, oui, pour sûr, je sais que je mérite d'être condamné pour longtemps (1).

Marchandon, à la suite de ses aveux, adresse au juge un mémoire dans lequel il s'exprime ainsi :

Dans le wagon, en retournant à Compiègne après le crime, j'étais seul. Je me mis à pleurer à plusieurs reprises en pensant à ce que j'avais fait : une fois arrivé chez nous, je faisais tout pour cacher mon émotion ; la nuit, je ne dormis pas ; à quatre heures, on me surprit pleurant, on me demanda ce que j'avais, je ne répondis pas... Voilà le récit de mon grand malheur. J'en demande pardon à Dieu et à la justice des hommes, ainsi qu'à cette pauvre famille que j'ai plongée dans le deuil (2).

Au moment où on le ligotait sur l'échafaud, Albert éprouva un frisson par tout le corps.

— Est-ce que je vous fais mal ? demanda l'exécuteur.
— Non, répondit Albert en faisant un effort sur lui-même. D'ailleurs, il faut que je souffre beaucoup pour expier le mal que j'ai fait aux autres (3).

Mielle, qui assassina un de ses amis et qui, après avoir coupé en deux le cadavre, le jeta à la Seine, poursuivi par le remords, se dénonça lui-même.

On le voyait pâle, inquiet, avec les yeux caves et

(1) Guillot, *Les prisons de Paris et les prisonniers*, Paris, 1890, p. 159.
(2) Guillot, *op. cit.*, p. 160.
(3) Abbé Moreau, *Le monde des prisons*, Paris, 1887, p. 145.

fatigués d'un homme que le sommeil fuit. « J'ai le dégoût de moi-même, disait-il à son concierge, mes mains m'é-cœurent. J'ai beau les frotter avec de l'odeur, je ne peux pas manger avec. Tenez, sentez !... quel goût singulier ! »

Le 8 mai, il prit la fuite, et, pendant près de deux mois, il vagabonda à travers l'Ile-de-France et la Champagne, errant de village en village, se louant comme garçon de ferme et fuyant sans cesse, comme un homme que pourchasse le remords, ce compagnon invisible et fidèle du criminel. Comme Caïn, sans doute, il voyait toujours la victime pantelante devant ses yeux, et son allure seule l'eût dénoncé comme un assassin, si un mandat d'arrêt, lancé de Paris, n'avait mis en éveil la gendarmerie (1).

Jusqu'à la veille de sa comparution devant le Conseil de guerre, Adeline, un jeune homme de vingt ans, soldat au 74ᵉ de ligne, qui avait assassiné son grand' père pour s'emparer de sa fortune, avait nié le crime avec la plus grande énergie. Enfin, à l'audience, il se décida à faire des aveux complets.

« Je n'en puis plus, disait-il, au Président du Conseil de guerre. Je suis à bout de forces ; depuis que je suis en prison, je n'ai pu dormir une seule nuit. »

Adeline n'était certes pas un criminel d'occasion. Dès l'enfance, il avait montré les instincts les plus pervers. Il fut chassé pour vol du lycée de Caen, où il était élevé comme boursier, et il dut quitter le lycée de Rouen après une scène violente avec deux de ses maîtres qu'il insulta publiquement. Placé chez un notaire, il emporta la caisse de son patron et s'en vint à Paris où il gaspilla l'argent avec des femmes.

A peine était-il incorporé au 74ᵉ de ligne, qu'il

____

(1) Bataille, *Causes criminelles et mondaines de* 1885, p. 61.

débaucha les hommes de sa compagnie, parlant haut de ses maîtresses, ayant chambre en ville et dépensant, sans compter, un argent dont on ignorait la source, mais qui en réalité, avait été volé à son grand-père (1).

Cet homme si pervers, si familiarisé avec le mal, ne réussit point cependant à échapper aux remords.

« Tant est merveilleux l'effort de la conscience ! Elle nous fait trahir, accuser et combattre nousmesmes et à faulte de tesmoing estrangier, elle nous produit contre nous » (Montaigne.)

L'approche de la mort est, pour le très grand nombre des condamnés, le signal du réveil de la conscience et de la conversion.

En ces trente dernières années, tous les condamnés à mort, à l'exception d'un seul, ont accepté à leur dernière heure les secours de la religion et, au dire des aumôniers qui se sont succédé à la Roquette, l'abbé Crozes (2), l'abbé Moreau, l'abbé Faure (3), ils ont manifesté des sentiments de sincère repentir.

Les autres caractères psychiques du criminel-né, tels que l'égoïsme, la cruauté, la paresse, ne sont point non plus, dans tous les cas, le fait de la nature première de l'individu : l'éducation, le mauvais exemple, l'entraînement, voilà bien souvent leurs véritables facteurs.

Et si la pratique du crime, la malfaisance habituelle est capable de modifier l'âme, il n'est pas téméraire de prétendre que les caractères physiques eux-mêmes subissent jusqu'à un certain point la

---

(1) A. Bataille, *Causes criminelles et mondaines de* 1884, p. 281.
(2) Abbé Moreau, *Souvenirs de la petite et de la grande Roquette*, Paris, 3e édition.
(3) Joly, *Le crime.* p. 237.

même influence. On l'a dit : « la fonction fait l'organe. » S'il ne faut pas prendre cette affirmation dans son sens absolu, on peut néanmoins soutenir en toute vérité que l'organisme se modifie notablement d'après le mode d'activité qui lui est imposé.

La transmission héréditaire du crime tend évidemment à prouver que celui-ci n'est point un état accidentel, mais bien une condition inhérente à la nature de l'individu, et en outre, par les transformations qu'elle détermine, elle fait ressortir les affinités étroites qui existent entre le crime et l'alcoolisme ou certaines formes de folie chez les parents.

Malheureusement pour la thèse de Lombroso, la signification des faits invoqués en faveur de cette hérédité est très contestable. En ce qui concerne l'hérédité similaire, on peut soutenir qu'elle n'est très souvent qu'une apparence ; si des parents criminels ont des enfants criminels également, c'est la conséquence de l'éducation corruptrice, des mauvais exemples qu'ils leur donnent : il s'agit, en d'autre termes, d'une action du milieu, plutôt que d'une action héréditaire proprement dite. La même interprétation convient aux cas d'alcoolisme chez les parents ; que peut devenir la moralité d'enfants qui sont chaque jour témoins de l'avilissement, de l'abjection de leur père, de leur mère ? Quel respect peuvent-ils conserver à l'égard de leurs parents ? Qui leur apprendra à se dominer eux-mêmes, à réprimer leurs mauvais instincts, leurs penchants vicieux ?

Quant aux transformations de la folie, de l'épilepsie en criminalité chez les descendants, elles se rattachent plutôt à la question des aliénés dits criminels, dont nous aurons à parler plus tard, qu'aux criminels proprement dits.

Au surplus, si l'on doit admettre une certaine

transmission héréditaire du crime, ce qui est l'objet de cette transmission, ce n'est pas le crime lui-même, c'est la tendance, c'est le penchant. Comme le dit fort bien Proal (1), « le penchant peut aider à la formation de la vertu ou du vice, mais il ne crée ni l'un ni l'autre. »

Si le vice était héréditaire, la vertu le serait aussi. Or, l'expérience de tous les jours nous apprend que les parents les plus honnêtes ont souvent des enfants vicieux, criminels. Si des parents vertueux peuvent transmettre à leurs enfants, avec le sang, la bonté, la sincérité, l'amour du travail, pourquoi prennent-ils tant de peine pour les rendre bons, sincères, laborieux? Si la transmission du sang emportait la transmission des qualités morales, l'éducation des enfants ne serait pas une œuvre aussi difficile. Or, il est d'expérience constante que les parents les plus honnêtes ne sont jamais sûrs de la conduite de leurs enfants, malgré les bons exemples qu'ils leur donnent, et que leurs efforts restent stériles, si la bonne volonté de l'enfant n'y répond pas.

Si le crime était héréditaire, les criminels devraient être issus de parents criminels. Or, il résulte de ma pratique judiciaire que très fréquemment les accusés et les prévenus ont des parents honnêtes. Combien de fois j'ai vu des parents de la plus grande honorabilité venir réclamer à l'audience l'indulgence des magistrats pour leurs fils coupables! Combien de fois j'ai constaté que les accusés avaient reçu de leur famille les meilleurs exemples! Même chez de grands criminels, j'ai fait cette constatation. Ainsi le père et la mère de Roure, condamné pour assassinat aux travaux forcés à perpétuité, étaient très honnêtes. Baud, qui a été condamné à mort,

____

(1) *Les médecins positivistes et les théories modernes de la criminalité. Le Correspondant,* 10 octobre 1890, p. 103.

appartenait à une famille très honorable. Constantin, qui, avec un complice, avait assassiné à Marseille le garçon de recettes du Crédit foncier, avait des parents très estimés, etc., etc. Dans l'histoire, on voit aussi de nombreux exemples de fils criminels issus de parents très vertueux. Commode n'était-il pas le fils de Marc-Aurèle ? Par contre, ne voit-on pas sortir de parents coupables des enfants honnêtes ? Plutarque en avait déjà fait la remarque : « Périclès était né d'une famille sacrilège et maudite. Le grand Pompée eut pour père ce Strabon, qui fut si odieux au peuple romain qu'on arracha son corps de dessus le brancard des funérailles et qu'on le foula aux pieds. Les descendants d'un Sisyphe, d'un Autolycus, d'un Plégias se distinguèrent entre les plus grands rois par leurs vertus et par leur gloire (1). » Lombroso lui-même reconnaît qu'il a « bien des fois remarqué des jeunes gens très honnêtes issus de parents mauvais (2). » (Proal.)

Les considérations que nous venons d'exposer démontrent que le type criminel est une œuvre de fantaisie, d'imagination.

Si l'on recherche la proportion des criminels présentant les caractères du type, on constate que cette proportion est relativement faible.

D'après Lombroso, ils manquent dans 60 pour 100 des cas. En vain essaie-t-il de diminuer l'importance de cette constatation : il reste acquis que le prétendu signalement du criminel fait défaut dans la majorité des cas, et qu'à ce point de vue, il est incapable de rendre les services qu'on pourrait en attendre.

Un autre fait qui démontre que le type criminel de Lombroso n'est pas réel, c'est que les caractères qu'on

---

(1) Plutarque, *Des délais de la justice divine.*
(2) Lombroso, *L'homme criminel,* p. 135.

lui attribue se présentent chez la femme normale.

Le crâne de la femme se distingue du crâne de l'homme par le faible développement de la voûte cranienne comparé à celui de la base du crâne, par le développement considérable des mâchoires par rapport à celui du crâne. Or, ces caractères sont également assignés aux crânes des assassins (1). — L'état des réactions vaso-motrices constitue une autre analogie entre la femme et le criminel. D'après Herzen (2), les petites filles rougissent plus vite que les petits garçons ; mais tandis que, chez ces derniers, la réaction s'accélère régulièrement jusqu'à l'adolescence, chez les premières, elle s'accélère moins rapidement et elle s'arrête à une rapidité inférieure à celle du sexe masculin et qui se maintient pendant toute sa vie.

Puisque, en vertu de son organisation, la femme est plus rapprochée que l'homme du type criminel, on devrait trouver chez elle une criminalité plus élevée que dans le sexe masculin. Or, c'est précisément le contraire qui a lieu : la femme est moins portée au crime que l'homme ; le nombre des femmes dans les prisons est dix fois moindre que celui des hommes (Tarde) (3).

D'après la dernière statistique française, celle relative à l'année 1887, sur 4,298 accusés traduits devant les cours d'assises, il y avait 3,673 hommes et 625 femmes. L'année précédente, en 1886, le nombre total des accusés des deux sexes était de 4397, se

(1) *Congrès international d'anthropologie criminelle. Archives de l'anthropologie criminelle,* t. IV, 1889, p. 543. — Manouvrier, *Les crânes des suppliciés. Archives de l'anthropologie criminelle,* t. I, 1886, p. 135.

(2) *Le cerveau et l'activité cérébrale,* Paris, p. 98.

(3) *Congrès international d'anthropologie criminelle. Archives de l'anthropologie criminelle,* t. IV, 1889, p. 543.

décomposant ainsi : 3,758 hommes, 639 femmes. Cette différence considérable entre la criminalité de l'homme et celle de la femme est, chaque année, constatée par les statistiques. En 1881, sur 100,000 hommes, il y avait 20 accusés; sur 100,000 femmes, il y avait 3 accusées (1).

Ailleurs, la proportion des crimes chez la femme est encore moins élevée; elle est de 10 pour 100 environ dans la majorité des États-Unis et elle atteint à peine 3 pour 100 (3 femmes contre 97 hommes) au Japon, dans les Indes, à l'Ile Maurice, dans l'Amérique du Sud et dans quelques parties de l'Amérique du Nord (2).

A cette objection, Lombroso répond que la prostitution est une forme de la criminalité féminine et que si l'on en tient compte, la différence entre les deux sexes disparaît. Mais, il n'est pas juste d'assimiler la prostitution au crime.

Sans doute, comme les criminels, les prostituées sont des êtres improductifs, des antisociaux; mais elles ne touchent ni à la vie, ni au bien d'autrui.

Les hystériques nous fournissent encore une objection à la théorie de Lombroso. Bien qu'elles ne présentent que rarement des stigmates anatomiques et qu'elles soient généralement douées d'une organisation physique irréprochable, elles réalisent plusieurs conditions physiologiques de la criminalité et présentent fréquemment des tendances délictueuses : les voleuses aux étalages, les vitrioleuses se recrutent assez souvent parmi elles (Féré) (3).

Comme on le voit, le type criminel de Lombroso

(1) L. Proal, *La criminalité féminine. Le Correspondant*, 10 mai 1890, p. 478.

(2) Joly, *Le crime*, p. 251.

(3) *Dégénérescence et criminalité*, p. 75.

soulève de nombreuses objections : ce type ne répond pas à la réalité : c'est une construction artificielle qui ne résiste pas à un examen sérieux.

C'est en vain que, pour justifier les contradictions qui se sont produites, on a essayé d'établir des divisions dans ce type criminel, et de grouper les traits propres aux différentes catégories de malfaiteurs.

En exposant le type criminel, nous avons déjà indiqué quelques-uns de ces traits. Nous avons appris, par exemple, que les voleurs ont le nez retroussé, tandis que les assassins l'ont crochu ; que les mains longues se rencontrent chez les voleurs, les mains courtes chez les assassins.

Lombroso (1) a résumé comme suit les caractères particuliers aux différentes catégories de criminels :

Chez les assassins et les meurtriers, il y a prévalence de la courbe et du diamètre transversal de la tête : la demi-circonférence postérieure de la tête est plus forte que l'antérieure ; la mâchoire est volumineuse, et les zygomas éloignés ; ils ont le plus souvent les cheveux noirs et touffus et la barbe rare ; ie goître et les mains trapues s'y rencontrent aussi avec fréquence. Chez les auteurs de blessures, la brachycéphalie est le caractère le plus constant : vient ensuite la longueur des mains et des bras.

Chez les auteurs de viol, on a observé une taille petite, avec poids relativement élevé, les mains et les bras courts, le front étroit, la demi-circonférence antérieure de la tête très courte. Les anomalies des organes génitaux et du nez sont fréquentes, et presque toujours l'intelligence est très peu développée.

Les cheveux touffus et la barbe rare, la dérivation de parents alcoolisés et névropathes caractérisent les voleurs

(1) *L'anthropologie criminelle*, 1890, p. 38.

de grands chemins. Beaucoup d'entre ceux-ci sont tatoués et ont les réflexes exagérés.

Les incendiaires sont presque tous aliénés; leurs parents l'étaient aussi.

On a trouvé, chez les escrocs, les mâchoires fortes, les zygomas éloignés, le poids du corps très élevé, parents âgés, intelligence discrète, quelquefois même très développée.

Les voleurs avec effraction ressemblent aux voleurs de grands chemins par les caractères physiques et psychiques. Chez eux, on trouve un grand nombre de fous simulateurs. Chez les autres voleurs, ou remarque les cheveux noirs et la barbe rare; l'intelligence est plus soignée que dans les autres classes, les escrocs exceptés; l'alcoolisme chronique est très fréquent, tandis qu'il l'est moins chez leurs parents.

Chez les oisifs, Marro a trouvé beaucoup d'anomalies psychiques : arrêt du développement de l'intelligence; en particulier l'épilepsie et d'autres défauts expliquent leurs penchants étranges.

Loin de résoudre les difficultés, cette division du type criminel commun en plusieurs types particuliers n'a fait qu'en susciter de nouvelles.

La division des malfaiteurs en plusieurs catégories n'est légitime que pour la minorité des cas.

Il est vrai qu'en Corse, on rencontre assez souvent l'assassin vrai qui ne se livre jamais au vol, mais qui obéit à des haines de famille, à des ressentiments de caste (1).

D'autre part, on pourrait citer des exemples de voleurs qui, de propos délibéré, systématiquement, se sont toujours abstenus de l'assassinat.

Tel était ce Wilde, le roi des pick-pockets, qui fut

(1) Bournet, *La criminalité en Corse. Archives de l'anthropologie criminelle*, t. II, 1887, p. 455 et t. III, 1888, p. 1.

pendu en 1725 et qui ne trempa jamais dans un acte de violence.

Quelques-uns de ses associés ayant poignardé un gentilhomme, il les fit arrêter sur-le-champ, disant : « Je ne pardonne jamais au meurtre ! » Par compensation, c'est lui qui, paraît-il, inventa le système si florissant aujourd'hui encore chez les voleurs anglais et qui consiste à revendre aux individus volés les objets qui leur ont été pris, au lieu d'aller les vendre à des recéleurs, prêteurs sur gage ou brocanteurs. Il avait sa bande dont il était le chef occulte et qui était chargée d'aller voler, puis de centraliser ses produits dans un local convenu. Il avait d'autre part une sorte d'agence dont il était le chef avoué; celle-là, moyennant récompense, restituait les objets qu'on était censé avoir retrouvé chez les recéleurs (1).

Mais ce sont là certainement des exceptions.

La plupart des criminels ne se renferment pas dans la pratique exclusive d'une seule espèce de crimes, ils passent successivement de l'un à l'autre. Généralement, ils commencent par le vol et finissent par l'assassinat.

L'histoire de Lacenaire, que je vais reproduire d'après Joly (2), est celle d'un grand nombre de criminels : c'est le même début par des escroqueries, par des vols, c'est la même formation, le même développement de l'idée criminelle, c'est le même passage ordinairement gradué de l'accident à l'habitude, c'est le même aboutissement au meurtre.

Lacenaire avait reçu une éducation de collège et de séminaire, éducation bonne, mais moyenne, où, malgré

______

(1) J.-D. Lewis, ancien membre de la Chambre des Communes, magistrat anglais, *Les causes célèbres de l'Angleterre*, 1 vol., Paris, Charavay, 1884, voyez surtout le ch. iv.

(2) Joly, *Le crime*, p. 109.

quelques légendes bien réfutées, rien de saillant ne s'était révélé ni produit, dans aucun sens. Il était fort intelligent, cela ne fait aucun doute : il était aussi fort ambitieux et peu ami du travail suivi. Il était venu à Paris dans l'intention d'y faire son droit. Les ressources de son père n'étant pas suffisantes, il entra dans une maison de commerce, puis chez un avoué, puis chez un notaire puis chez un banquier. Au bout de quelque temps, il se dégoûte du travail et s'engage : il va faire la guerre en Morée. De toute cette existence, rien de delictueux n'a transpiré.

Revenu en France, il trouve son père parti, après faillite. Des amis cependant lui viennent en aide : on lui donne 500 francs. Combien d'autres auraient trouvé dans ce modeste don le point de départ d'une vie honorable et peut-être celui d'une fortune! Lui, court à Paris et s'empresse d'y dépenser toute la somme. Il entre alors dans ce qu'on a nommé depuis, la bohème littéraire. Il fait des vers et des articles politiques. Il se bat en duel avec un neveu de Benjamin Constant et il le tue. Il a prétendu plus tard (fut-ce par un effet de cette vanité et de cet orgueil du crime qu'il porta si haut), que la vue de l'agonie de sa victime ne lui avait causé aucune émotion. Ce qui est authentique, c'est qu'il s'attribuait alors une certaine importance, qu'il devenait de plus en plus avide d'argent et que, n'en gagnant pas assez à son gré, il s'en procura par le vol et par l'escroquerie.

Condamné à la prison, il se lia vite avec des malfaiteurs de profession. Il apprit à se servir d'eux, il prit de faux noms, il multiplia ses déguisements, multiplia aussi ses vols, prit l'habitude d'aller au devant des libérés de Poissy et de les aider à manger en orgies leur pécule de sortie. Il avait trente-quatre ans, quand il commença cette vie crapuleuse et ces essais d'association criminelle.

C'est à peu près à cette époque qu'il commit un meurtre et une tentative de meurtre qui ne furent connus que beaucoup plus tard par ses révélations spontanées. Le premier fut exécuté à la suite d'une orgie, à deux heures du matin, sur un pont du Rhône à Lyon ; l'autre eut lieu à la sortie d'une maison de jeu, en suivant un joueur qui emportait sur lui un gros gain (1). Le crime et la tentative furent impunis tous les deux. A partir de ce moment, Lacenaire avait partout des complices. Il pouvait être trahi par eux et il pouvait lui-même les livrer : il était lié à eux comme eux à lui. Il était donc en plein dans cette existence où les méfaits ne sont interrompus que par des accès de débauche et de paresse de plus en plus invraisemblables.

Gamahut, l'assassin de madame Ballerich, était un récidiviste déjà condamné pour vol. Tous ses complices étaient également des repris de justice qui avaient commencé par des vols, des filouteries.

Toute l'adolescence de Marchandon avait été remplie par le vol jusqu'au jour où il devint le plus dangereux des assassins (A. Bataille) (2).

Mais à quoi bon multiplier les exemples d'un fait qui ne peut pas être sérieusement contesté. Les statistiques françaises établissent que sur cent assassinats, vingt-cinq ont pour mobile la cupidité, quarante les querelles domestiques, l'amour contrarié, l'adultère, le concubinage et la débauche, en résumé, le désordre des mœurs ; vingt-deux proviennent de haine, de ressentiment, de vengeance.

On peut dire en somme assez exactement que les trois quarts environ des malfaiteurs sont plus ou moins capables d'exécuter indifféremment, suivant les circons-

---

(1) Voyez les *Mémoires de Canler*, p. 109.
(2) *Causes criminelles et mondaines de 1885.*

tances, l'un ou l'autre des trois modes du crime contre la propriété, contre la vie ou contre les mœurs.

L'association de plusieurs espèces de crimes se montre aussi chez ceux qui se livrent à la prostitution antiphysique : ils sont tous plus ou moins voleurs, et passent du vol simple à l'escroquerie et de l'escroquerie à l'assassinat.

Les différentes catégories établies parmi les criminels sont donc arbitraires, et arbitraires aussi sont les types particuliers qu'on a prétendu distinguer.

Si nous rejetons l'opinion de Lombroso relative à l'homme criminel, il ne s'ensuit pas que nous méconnaissions la part de vérité que contient cette opinion.

Les deux données essentielles de la doctrine de Lombroso sont, d'une part, *l'existence d'individus criminels par nature*, incorrigibles, et, d'autre part, *l'existence d'un type criminel*, c'est-à-dire d'un ensemble de caractères physiques et psychiques qui sont en corrélation avec la tendance vicieuse innée, avec le penchant naturel au crime.

Or, ces deux données ne sont pas absolument nouvelles.

Des hommes impartiaux, qui se sont trouvés en contact intime avec des criminels, reconnaissent l'existence d'êtres foncièrement vicieux, voués en quelque sorte au crime, inaccessibles à tous les moyens d'amendement et de correction.

Ecoutez l'abbé Moreau (1), l'aumônier de la Roquette :

C'est un fait trop peu connu, dit-il, mais évident pour

____

(1) *Souvenirs de la petite et de la grande Roquette*, t. II, p. 439.

ceux qui comme moi ont fréquenté ce monde, que le monde des prisons se divise en deux catégories très distinctes : les malfaiteurs par tempérament, et ceux que de fâcheuses circonstances ont entraînés au mal.

Les premiers, quoi qu'on fasse, sont incorrigibles. En prison, ils font de nouveaux plans et forment des élèves. Rien ne les arrête : ni les sentiments de la famille, ni leur intérêt bien compris, ni la prison, ni le bagne, rien, sauf peut-être l'échafaud ; rien ne peut les faire changer de profession. Ils sont voleurs ou assassins comme d'autres pâtissiers ou fumistes. Il leur est impossible de tourner leurs aptitudes vers un autre labeur. Je suis honteux de me servir de cette expression : c'est chez eux une irrésistible vocation.

Ils aiment leur métier, ils en sont fiers. Essayez de les dépayser, ils auront la nostalgie de la pince et du couteau. Vous les aurez introduits à grand' peine dans un refuge, dans un atelier ; ils se sauveront par la fenêtre et, malgré leurs promesses, malgré vos bienfaits, ils retourneront à leur infâme métier.

Il y a donc des incorrigibles. Mais quel en est le nombre ? Sont-ils l'exception, constituent-ils des monstres, ou bien représentent-ils la règle comme paraissent le penser la plupart des anthropologistes modernes ? Leur incorrigibilité est-elle absolue, liée à la nature première, ou bien est-elle la conséquence de la dégradation progressive du sens moral, de l'oblitération graduelle de la conscience. C'est dans le sens de l'incorrigibilité relative, de l'incorrigibilité de fait que le quatrième Congrés pénitentiaire international (1) a résolu la question qui lui était posée :

(1) Voir le compte rendu par H. Joly, *Archives de l'anthropologie criminelle*, t. V, 1890, p. 517.

Peut-on admettre que certains criminels ou délinquants soient considérés comme incorrigibles et, dans le cas de l'affirmative, quels moyens pourraient être employés pour protéger la société contre cette catégorie de criminels ?

Après la lecture de nombreux rapports et après une discussion approfondie, le Congrès s'est arrêté à la solution suivante :

Sans admettre qu'au point de vue pénal et pénitentiaire, il y ait des criminels absolument incorrigibles, comme cependant l'expérience démontre qu'en fait, il y a des individus rebelles à cette double action pénale et pénitentiaire et reviennent, par habitude et comme par profession, à enfreindre les lois de la société, la Section émet le vœu qu'il faudrait prendre des mesures spéciales contre ces individus.

Pour conclure à l'incorrigibilité absolue, tout critérium fait défaut. Incorrigible signifie qui résiste aux moyens appropriés d'amendement et de correction. Mais ces moyens, les a-t-on employés ?

Vous colloquez le criminel dans une cellule, l'abandonnant au cours de ses pensées perverses, ou vous le jetez au milieu d'êtres dégradés et corrompus comme lui. Ce serait vraiment merveille qu'il en sortît moins mauvais qu'il n'y est entré.

Les résultats obtenus par les sociétés de patronage instituées en différents pays, prouvent qu'il est possible d'obtenir l'amendement de la plupart des criminels.

Depuis quinze ans, disait M. Lardy, le président de la Société de Neuchâtel, dans une note adressée à M. Émile de Laveleye, nous avons assisté 2,000 libérés, et il n'y en a que 50 pour lesquels nous n'avons pas réussi du tout (1).

Il résulte des rapports annuels de cette Société que, sur 100 libérés dont elle s'occupe, il n'y a en moyenne que trois rechutes. A Paris, dans la Société de la rue de la Cavalerie, on évalue les récidives à une moyenne presque régulière de 8 à 10 pour 100, ce qui est singulièrement minime, observe M. Du Camp, en comparaison de la récidive des libérés ordinaires.

Le petit nombre des cas de récidive constatés à la Nouvelle-Calédonie, où sont réunis plus de 9,000 forçats, l'écume de la population criminelle d'une grande nation, la facilité de relèvement des condamnés vivant dans un milieu nouveau, démontrent aussi d'une façon bien éloquente que les crimes sont engendrés, pour la plupart, moins par la perversité native ou constitutionnelle du malfaiteur que par la difficulté, sinon l'impossibilité que rencontrent certains individus à conquérir honnêtement une petite place au soleil.

Oui, on peut l'affirmer avec Kernoor (2), « les criminels accessibles à l'amendement s'appellent légion, tandis que les incurables ne sont que de rares et monstrueux phénomènes offerts aux études des savants. »

Veut-on une autre preuve de la puissance de l'éducation et d'efforts sérieux tendant à l'amélioration morale des êtres les plus dégradés ? Que l'on considère les résultats obtenus dans les établissements

(1) Cette citation, ainsi que les renseignements qui suivent sur les sociétés de patronage, sont empruntés à l'excellente brochure de M. F. Thiry, *La charité envers les criminels*, p. 22.

(2) *Chronique de Nouméa. Archives de l'anthropologie criminelle*, t. II, 1887, p. 414.

d'enfants idiots, arriérés ou épileptiques. « On arrive à rendre souples et obéissants des êtres pervers, malfaisants et dangereux (1). »

Letourneau (2) reconnaît d'ailleurs les exagérations des anthropologistes criminologues lorsqu'ils déclarent incorrigibles la majorité des criminels :

L'incurabilité d'un bon nombre de criminels n'est pas encore suffisamment démontrée, dit-il, et elle ne le sera pas, avant que, suivant le vœu très sensé de Lombroso, on n'ait soigné et traité les criminels-nés dans des asiles spéciaux analogues à nos asiles d'aliénés.

Je ne sais pas ce que pourraient être ces établissement rêvés par Lombroso ; ce que je sais, c'est qu'on ne réprime pas les passions, qu'on ne corrige pas les vices avec de l'hydrothérapie ou des médicaments.

C'est la conscience qu'il faut guérir ; c'est à la conscience qu'il faut s'adresser, et nul ne le fera avec plus d'autorité que l'aumônier dans les prisons. Il est le dépositaire du principe religieux, qui est, suivant l'expression de J. Rochard (3), le seul sur lequel on puisse baser la loi du devoir.

Il connaît les cœurs et, par des paroles miséricordieuses, il pourra aider au relèvement de plus d'un misérable que le contact pestilentiel de la prison perd à tout jamais (Laurent) (4).

La seconde donnée fondamentale de la doctrine de Lombroso est l'existence d'un type criminel. Or,

---

(1) A. Favereau, *De l'éducation des enfants idiots, arriérés, épileptiques. Le Correspondant*, 25 février 1890.
(2) Lombroso, Préface à *L'homme criminel*.
(3) J. Rochard, *L'éducation de nos fils*, Paris, 1890, p. 197.
(4) *Op. citato*, p. 606.

nous trouvons dans diverses expressions populaires l'affirmation d'un type semblable. On parle d'une *face patibulaire*, d'une *mine de brigand*.

Certes, il n'est pas contestable que les criminels ne présentent certains traits spéciaux. Mais, ces traits, d'ailleurs inconstants et assez mal dessinés, ne préexistent pas toujours à la pratique du vice : ils en sont la suite, la conséquence.

On doit reconnaître en outre que, parmi les malfaiteurs, il en est dont l'organisation offre des stigmates physiques véritables, des signes évidents de dégénérescence. Pour que l'on puisse attribuer quelque valeur à ces stigmates, il faut qu'ils soient nombreux et manifestes.

Dans ces conditions, ils dénotent un état d'infirmité ou de maladie mentale, et ceux qu'ils affectent ne sont plus à proprement parler des criminels, ce sont des malades, des dégénérés.

DEUXIÈME PARTIE

INTERPRÉTATION DU TYPE CRIMINEL

C'est à l'atavisme que Lombroso attribue le type criminel et l'inclination vicieuse qui en dépend.

Le criminel reproduit l'organisation physique et psychique d'un ancêtre éloigné, qui n'en était encore qu'à ce degré de civilisation, de culture intellectuelle et morale que présentent actuellement les races inférieures, les sauvages.

L'homme criminel ressemble donc en même temps à l'homme primitif et au sauvage : il ressemble aussi à l'enfant.

Dans le cours de son développement, l'organisme humain traverse successivement les différentes étapes de l'évolution phyllogénique. Au lieu d'atteindre le degré ultime, le criminel subit un arrêt de développement : il ne dépasse pas le stade d'évolution correspondant à celui de l'enfant, de sorte qu'on pourrait dire que la criminalité n'est que l'enfance prolongée.

Dans les deux premières éditions de son livre : *L'Homme criminel*, Lombroso soutenait la théorie atavique pure.

Mais comment oserait-on prétendre que des caractères incompatibles avec la conservation de la race tels que les malformations craniennes, les lésions des méninges, du cerveau soient des signes propres à la « race criminelle » ? Autant vaudrait soutenir, suivant la plaisante remarque de Féré, que l'infécondité des microcéphales et des imbéciles est, elle aussi, la réapparition d'un caractère ancestral.

Aussi, Lombroso s'est-il vu contraint de faire appel à un élément pathologique : il rapproche le criminel-né du fou moral, de l'épileptique ; il associe donc la théorie tératologique et la théorie atavistique.

CHAPITRE PREMIER

La théorie atavistique.

Dans ce chapitre, nous n'étudierons que la première partie de la thèse de Lombroso, à savoir l'atavisme.

Si nous considérons d'abord les caractères physiques, nous reconnaîtrons que ceux auxquels Lombroso attribue, au point de vue atavistique, la plus haute importance, se retrouvent aussi fréquemment, sinon plus souvent, parmi les honnêtes gens que parmi les criminels.

Il en est ainsi pour le *front fuyant*. Marro (1) l'a constaté chez les criminels, dans la proportion de 3, 1 pour 100 et chez les honnêtes gens, dans la proportion de 4 pour 100.

Les oreilles munies du tubercule de Darwin, qui serait le reste de l'extrémité de l'oreille d'un ancêtre bestial de l'homme, se présentent chez les

(1) *Op. citato*, p. 157.

malfaiteurs dans la proportion de moins de 1 pour 100, chez les honnêtes gens de 7 pour 100.

Il est vrai que l'ambidextrie ou la gaucherie, d'après Marro, sont deux fois plus fréquentes chez les malfaiteurs que chez les normaux. Mais, comme le fait observer Tarde (1), cette différence peut tenir, en grande partie du moins, à celle de leur éducation ; bien plus souvent que les seconds, les premiers ont été abandonnés, livrés à eux-mêmes et à leurs mauvaises habitudes, durant leur enfance, et l'on sait combien de fois la vigilance de parents attentifs corrige chez les enfants une tendance naturelle à se servir de la main gauche.

L'origine atavique du tatouage est également bien sujette à caution.

Il paraît infiniment plus simple et plus vraisemblable de ne voir dans les inscriptions et les barbouillages dont les malfaiteurs se couvrent la peau que l'effet d'un contact accidentel avec des peuplades primitives ; car c'est surtout chez les matelots criminels que cet usage se remarque. Toutefois, il se peut que l'inverse soit aussi vrai et que bien des peuples arriérés doivent à leurs rapports avec nos marins civilisés l'avantage de pratiquer ces incisions dermiques. Le tatouage est rare chez les indigènes de la Cochinchine, dit le docteur Lorion (2) ; ceux qui sont porteurs de ces dessins faits au moyen de diverses couleurs infiltrées dans le derme ont vécu parmi les Européens ; ils ont été le plus souvent matelots, chauffeurs ou domestiques à bord des navires de guerre ou de commerce. L'Arabe, bien plus civilisé que le Cochinchinois, mais bien plus en rapport avec les Européens, se tatoue davantage (3) et souvent la nature du

(1) Tarde. *La philosophie pénale*, Lyon et Paris, 1890, p. 230.
(2) *La criminalité en Cochinchine*, Lyon, Storck.
(3) Kocher, *La criminalité chez les Arabes.*

dessin reproduit par lui atteste clairement qu'il copie nos compatriotes (Tarde) (1).

Les anomalies que Lombroso attribue au criminel peuvent être rangées en trois groupes : *anomalies congénitales ; anomalies de développement ; anomalies pathologiques.*

Or, comme l'observe très justement Dortel (2) dans une thèse excellente, publiée sous l'inspiration du professeur Brouardel, les premières, qui sont au point de vue de la théorie, les plus importantes, devraient être les plus nombreuses. Il n'en est rien. Ce sont les anomalies de développement et les anomalies pathologiques qu'on observe le plus communément. Il est donc extrêmement vraisemblable d'admettre que, aussi bien que ces dernières, les anomalies congénitales relèvent non pas de l'atavisme, mais d'une cause morbide, d'un trouble de l'évolution de l'organisme.

Mais n'insistons pas davantage sur les caractères physiques du type criminel envisagés au point de vue de leur origine prétendûment atavistique et passons à l'examen des caractères moraux.

D'après la théorie de *l'atavisme moral* (3) proposée par Colajanni, ces caractères moraux seraient seuls l'objet de la transmission héréditaire de retour. Le criminel serait bien, comme l'enseigne Lombroso, un néo-sauvage, un néo-barbare, mais au moral seulement : il ne le serait pas au physique.

(1) *La philosophie pénale*, p. 233.
(2) Emile Dortel, *L'anthropologie criminelle et la responsabilité médico-légale*, thèse de Paris, 1891, p. 25.
(3) Tarde a fait de cette théorie une excellente étude dans les *Archives de l'anthropologie criminelle*, t. IV, 1888, p. 237.

ARTICLE PREMIER. — RESSEMBLANCE DU CRIMINEL-NÉ ET DE L'HOMME PRIMITIF, OU THÉORIE ATAVISTIQUE PROPREMENT DITE.

Est-il possible d'établir avec quelque probabilité que le penchant criminel est vraiment un héritage provenant d'ancêtres éloignés, et de retrouver chez ceux-ci les tendances vicieuses du criminel-né, son manque de sens moral, sa vie déréglée et malfaisante? Il n'en est rien ; au contraire, les découvertes archéologiques et anthropologiques récentes enseignent que l'homme primitif avait des notions morales et religieuses, qu'il croyait à une autre vie et à des êtres supérieurs.

Il est désormais hors de doute, dit M. de Quatrefages (1), que les troglodytes de la race de Cro-Magnon ensevelissaient leurs morts et que cet ensevelissement était accompagné de pratiques attestant leur croyance à une autre vie. Or, on sait que cette race est une de nos plus anciennes, puisqu'elle remonte jusqu'à l'âge de l'ours.

Cartailhac (2) établit également d'une façon péremptoire l'existence du culte des morts chez l'homme primitif, et, en ce qui concerne particulièrement l'anthropophagie, il se rallie à l'opinion que Lartet exprime en ces termes :

Pour ma part, dans tout ce que j'ai pu observer d'an-

(1) *Histoire générale des races humaines. Introduction à l'étude des races humaines*, Paris, 1887, p. 280. — Voyez aussi Quatrefages, *Hommes fossiles et hommes sauvages.* Paris, 1884.
(2) Cartailhac, *La France préhistorique*, Paris, 1889.

ciennes stations rapportables à la Gaule primitive, je n'ai pas reconnu le moindre indice d'anthropophagie.

Si l'on consulte les archéologues de la Langue, ou de la Religion, ou du Droit ou de l'Art, tous s'accorderont à doter nos plus anciens aïeux de pitié et de justice, de mansuétude et d'activité laborieuse, en même temps que de bravoure et de fermeté. Qu'ont rencontré de plus primitif M. de Laveleye et Summer-Maine au fond de nos institutions juridiques européennes ? Une organisation toute communiste de la propriété, ce qui suppose essentiellement une mutuelle sympathie, une disposition à la confiance et à la fraternité, conditions indispensables de tout communisme analogue.

Aussi, M. Letourneau, témoignage non suspect, signale-t-il chez toutes les tribus pastorales ou agricoles qui vivent ou qui vivaient en état de communauté, chez les Peaux-Rouges par exemple, chez les Gopas et les Koupnis d'Asie, « le développement des sentiments altruistes », la probité instinctive et la douceur des mœurs.

Les Koupnis, nous dit-il, ont à quelque distance de leurs villages, dans une position abritée, des greniers communs où l'on rassemble tout ce qui est considéré comme ayant de la valeur, en denrées, provisions, etc. Ces magasins sont dépourvus de protection, néanmoins il est sans exemple qu'on y commette un larcin, même en temps de disette. Dans son voyage de découvertes aux origines de la famille dans nos races élevées, qu'a trouvé M. Fustel de Coulange ? Une intensité de vie domestique et religieuse, une énergie de vertus patriarcales, de piété filiale, de justice élémentaire qui excitent son admiration et sans lesquelles n'eût jamais été possible ni concevable le foyer antique ; n'a-t-il pas fallu l'amour du père, poussé jusqu'à l'adoration, pour transformer sa tombe en autel et son souvenir en culte sacré ? Demandez aux sinologues ce qu'ils pensent des anciens

Chinois, aux égyptologues ce qu'ils pensent des plus anciens Égyptiens, à M. d'Arbois de Jubainville ce qu'il pense des plus anciens Celtes, à Tacite, à Homère, à la Bible ce qu'il faut penser des anciens Germains, des anciens Hellènes, des anciens Hébreux, au point de vue de la moralité ; ils vous répondront en vous citant des échantillons d'activité, de constance, de loyauté, d'empire sur soi ou de sacrifice de soi, auxquels vous trouverez difficilement rien à comparer parmi nous. Le témoignage des philologues, puisé à des sources tout autres, viendra confirmer le leur ; celui de Pictet, entre mille, dans ses origines indo-européennes (1).

Summer-Maine a réussi à prouver que « la famille patriarcale » a été le départ commun de toutes les civilisations.

Cette toute-puissance du *pater familias* antique, hindou, romain, grec, slave, celte, germain, ajoutons chinois, complétée par l'égalité de tous les sujets, est la démarcation nette, sorte de fossé de fortification, creusée entre eux et le reste du monde, même parent, par l'idée de l'*agnation*, coexistant avec la *communauté de village* et ses règles compliquées. Cette communauté était une association de familles entre lesquelles le communisme régnait, mais dont chacune à part était régie patriarcalement. Or, soit pour ce communisme, soit pour cette vie patriarcale, la condition préalable et indispensable était une haute dose de moralité innée. Avant d'accuser de dureté le régime de la *patria potestas* et de l'agnation, on doit songer que le chef de famille avait commencé par être fils de famille et, comme tel, plié aux habitudes de respect, de vénération, de dévouement domestiques. Ce qu'il y a de dur et de cruel en apparence dans la consti-

(1) Tarde, *L'atavisme moral*, *Archives de l'anthropologie crimi-nelle*, t. IV, 1889, p. 258.

tution de la famille patriarcale, n'est que l'effet de son caractère défensif et militaire : elle doit donner tout pouvoir à son général, elle doit se clore hermétiquement comme un camp retranché. D'ailleurs, quel esprit de solidarité et d'abnégation réciproque ne suppose pas l'égalité des enfants! Quelle docilité affectueuse et respectueuse ne suppose pas la puissance suprême exercée par le père, par le plus vieux, c'est-à-dire par le plus faible, devant lequel tous les forts s'inclinent! Observons qu'avant tout et dès les plus hauts temps, le *pater familias* est juge, et juge très juste, si l'on regarde à ce qui se passe en Chine et ailleurs où l'équité des tribunaux domestiques est l'objet d'éloges unanimes. Ajoutons que la communauté de village, partout où elle subsiste encore, est exclusive de cette anomalie monstrueuse que nous appelons l'indigent. Ce problème du « paupérisme » sur lequel nous écrivons tant de brochures stériles, n'a reçu jusqu'ici aucune solution égale à celle-là en efficacité. Et, pour que l'homme des âges reculés l'ait découverte et pratiquée, je me persuade qu'il a du être équitable et compatissant. Quant aux vertus qui consistent dans l'empire sur soi-même, sobriété, courage, héroïsme de l'ascète indien ou du sauvage torturé, il n'est pas possible de les refuser aux hommes primitifs. Tout au plus peut-on en atténuer le mérite sous le prétexte d'une insensibilité physique à la douleur dont on les dote arbitrairement, pour se dispenser de les admirer.

Si, comme le soutient Colajanni, les éléments essentiels du crime sont d'une part, l'atteinte portée à la probité et d'autre part, l'atteinte portée à la pitié, la probité et la pitié doivent avoir été étrangères à l'homme primitif. Il n'en est rien.

Il est à peu près certain que les « premiers hommes » avaient une industrie, puisqu'on trouve sur des surfaces considérables de véritables ateliers et comme des magasins d'armes, de poteries, d'ustensiles de toute espèce, remontant certainement à l'époque quaternaire! Ces premiers hommes connaissaient aussi le commerce : on trouve au Midi des squelettes parés d'objets venus du Nord, et réciproquement. On trouve en Suisse du corail rouge de la Méditerranée. On trouve l'ambre jaune de la Baltique dans les cités lacustres des Alpes, dans les grottes des Pyrénées et dans les dolmens de la Lozère. On relève en maint endroit de l'Europe des perles et des pierres précieuses, dont on ne connaît aucun gisement dans l'ancien continent. Tout cela est acquis. Or, pouvait-il y avoir industrie, échange et commerce sans quelque respect des conventions et sans une probité au moins rudimentaire? Et si la probité était nécessaire, le vol ou la tromperie ne devaient-ils point passer pour des délits (1)?

Et la pitié, était-elle donc ignorée de l'homme primitif? Aucunement.

On voit par l'examen des ossements que l'homme survivait souvent à de graves blessures. Les os portent la marque de l'inflammation, de la suture, du travail de cicatrisation et de réparation. Le blessé avait dû être soigné et nourri pendant tout le temps de sa maladie (2).

Nous pouvons le conclure avec Joly : la pitié n'était pas inconnue de l'homme primitif; mais, si elle inspirait de tels actes, les cruautés de ceux qui la méconnaissaient inutilement ne devaient-elles point passer pour condamnables?

Nous voilà bien loin du portrait que Lombroso a tracé de l'homme préhistorique!

D'ailleurs, le point de départ même, l'idée fonda-

(1) De Nadaillac, *Les premiers hommes*, t. II, pp. 183, 184, 187.
(2) De Nadaillac, *Les premiers hommes*, t. II, pp. 203, 205. Cité par Joly, *Le Crime*, p. 18.

mentale de la théorie atavistique est tout à fait inadmissible. Cette théorie suppose que le crime est un phénomène absolument anormal, une espèce de monstruosité, et elle oppose la *race des criminels* à la *race des honnêtes gens*.

Or, nous l'avons dit, il n'existe pas en réalité de séparation radicale entre l'homme vertueux et le malfaiteur et personne n'est assuré de par sa nature, de par sa constitution, d'échapper toujours au crime. De même que toute intelligence humaine est sujette à l'erreur, toute volonté est exposée au mal.

Des lors, pourquoi chercher dans l'enfance de l'humanité, l'explication d'un phénomène qui a sa raison d'être dans la nature intime de tout homme, aussi bien dans le présent que dans les siècles passés?

ARTICLE II. — THÉORIE DE L'ATAVISME BESTIAL OU PRÉHUMAIN

Pour échapper aux difficultés que soulève la théorie de l'atavisme humain, Sergi (1) fait du crime un retour à l'état bestial.

Ce n'est plus l'homme primitif qui reparaît dans le criminel, c'est la bête. La bête dans l'homme! Mais, de tout temps, les moralistes en ont parlé. Qui ne connaît les lignes charmantes que Xavier de Maistre (2) lui a consacrées?

Je tiens d'un vieux professeur (c'est du plus loin qu'il me souvienne) que Platon appelait la matière l'autre. C'est fort bien! mais j'aimerais mieux donner ce nom à

____

(1) Riant, *Les irresponsables devant la justice*, Paris, 1888, p. 189.

(2) Xavier de Maistre, *Œuvres choisies*, Paris, Hachette, 1868. *Voyage autour de ma chambre*, p. 192.

la bête qui est jointe à notre âme. C'est réellement cette bête qui est l'autre, et qui nous lutine d'une manière si étrange. On s'aperçoit bien en gros que l'homme est double ; mais c'est, dit-on, parce qu'il est composé d'une âme et d'un corps, et l'on accuse ce corps de je ne sais combien de choses, bien mal à propos assurément, puisqu'il est aussi incapable de sentir que de penser. C'est à la bête qu'il faut s'en prendre, à cet être sensible, parfaitement distinct de l'âme, véritable individu qui a son existence séparée, ses goûts, ses inclinations, sa volonté, et qui n'est au-dessus des autres animaux que parce qu'il est mieux élevé et pourvu d'organes plus parfaits.

Messieurs et mesdames, soyez fiers de votre intelligence tant qu'il vous plaira : mais défiez-vous beaucoup de l'autre.

Mais en parlant de la bête dans l'homme, les moralistes n'ont pas songé à faire autre chose qu'éclairer par une image l'état de l'âme humaine soumise à la fois aux sollicitations du bien et du mal. D'après Sergi, cette image serait l'expression rigoureuse, scientifique de la réalité.

En vertu d'un phénomène d'hérédité atavique, c'est la bête qui se réveille chez le criminel : ses penchants, ses instincts sont ceux d'un ancêtre bestial de l'homme. Quel est cet ancêtre à la nature perverse, aux instincts féroces et sanguinaires? Où trouver parmi les animaux ce besoin du mal pour le mal, cet amour du vice en lui-même qui caractérise le criminel-né?

En présence des témoignages de Brehm (1), de du Chaillu et d'autres naturalistes, Colajanni lui-même est forcé de reconnaître « la pieuse coopération, la mutuelle assistance et l'héroïque abnégation, dont

(1) Brehm, *Merveilles de la nature*, Paris, 1891, 10 vol. in-8°.

les sociétés simiennes ont fourni d'admirables exemples (1). »

Mais ce ne sont pas seulement les singes, ni même les mammifères ou les vertébrés, ce sont tous les animaux, qui lorsqu'ils s'essayent à la vie sociale, les abeilles, les fourmis, les termites entre autres, pratiquent stoïquement, héroïquement leurs devoirs dictés par leur morale aussi rigoureuse que bizarre et déploient en mille occasions les plus beaux sentiments de fraternité, d'aide réciproque, de courage au poste du combat, ainsi que tant d'autres vertus connues des seuls naturalistes. Qu'on relise les *Sociétés animales* de M. Espinas et l'on y trouvera à chaque page la preuve de ce que j'avance. Quoi d'étonnant, après tout, puisque sans sociabilité préalable, c'est-à-dire sans moralité instinctive, il ne saurait y avoir de société ? En toute espèce sociale, donc, l'individu naît bon et moralisable dès le début Mais quelle espèce ne tend, n'aspire à se socialiser Dans son système de politique positive, œuvre de folie peut-être, mais de géniale folie, Auguste Comte revient à plusieurs reprises sur cette importante idée, que l'aspiration à la vie sociale est le vœu de toute vie organique, vœu le plus souvent déçu quand il n'est pas servi par les conditions voulues de bonté, d'esprit d'union et de sacrifice, mais toujours renaissant d'un bout à l'autre de l'échelle animale jusqu'à ce qu'enfin il se réalise pleinement en nous.

Idée confirmée, du reste, au delà de toute prévision par les travaux contemporains, tels que les *Colonies animales* de M. Edmond Perrier. D'autre part, je suis frappé de voir qu'un des penseurs les plus sagaces, un des plus profonds moralistes de ce temps, Guyau (2), a cru néces-

(1) Tarde, *L'atavisme moral. Archives de l'anthropologie criminelle*, t, IV, 1888, p. 262.
(2) Guyau, *Morale anglaise contemporaine*, in fine.

saire de chercher dans le monde vivant les germes et les premiers exemples de la morale pour donner à celle-ci une base objective suffisante. Rien de plus facile, si l'on pose en principe que vitalité et socialité, c'est même chose au fond, et si, partant de là, on songe au penchant universel, éternel, qui porte tous les êtres vivants, animaux ou plantes même, depuis les végétaux ou les animaux unicellulaires jusqu'à nous, à s'associer pour former soit des organisations simples, proprement dites, soit ensuite ces organismes d'organismes, ces organismes du second degré qu'on appelle des sociétés. Mais ce caractère essentiellement social de tout ce qui est vital, nous ne l'apercevons, dans toutes les espèces autres que les nôtres, que superficiellement et du dehors. Par analogie, nous devons croire que, si nous pouvions pénétrer dans ces états hermétiquement clos à nos observations, nous y découvririons des vertus sœurs de nos vertus. Jugeons des cellules vivantes par leurs actes, et nous ne pourrons nous empêcher de louer leur serviabilité réciproque, leur activité, leur docilité, leur soumission à la règle commune, aux traditions de leur passé, leur profonde honnêteté en un mot. La nôtre est simplement fille de la leur. Et l'on supposerait gratuitement, après cela, sans l'ombre d'une preuve, comme un *à priori* évident, que l'ancêtre des nations les plus haut placées sur le faîte européen de la civilisation était égoïste, cruel, indisciplinable, paresseux, voleur, incendiaire, anarchiste! Et, quand un individu remarquablement pervers, insociable, naît parmi nous, on invoquerait l'atavisme pour expliquer le phénomène! Pour moi, je comprendrais plutôt l'inverse. Quand dans nos agglomérations urbaines d'égoïsmes et d'utilitarismes en conflit, il surgit un cœur dévoué, noblement généreux, je comprendrais qu'on vît en lui l'image des lointains aïeux dont le sang et la sueur ont fait notre bien-être. L'héroïsme, voilà peut-être le véritable atavisme moral.

ARTICLE III. — RESSEMBLANCE DU CRIMINEL-NÉ
ET DU SAUVAGE

Si la similitude du criminel avec l'homme primitif est chimérique, en est-il de même de la ressemblance que l'école d'anthropologie affirme entre lui et le sauvage ?

A en croire Lombroso :

Le crime, chez les sauvages, n'est pas une exception, mais la règle presque générale. Aussi n'y est-il considéré par personne comme un crime et se confond-il, dans ses origines, avec les actions les moins criminelles.

Pour établir cette thèse, on réunit des traits de cruauté, des exemples de férocité, des anecdotes empruntées de ci de là aux récits des voyageurs. On fait état de telle pratique, de tel usage en vigueur dans certaines peuplades sauvages.

Mais on ne se préoccupe pas de rechercher si ces actes de méchanceté et de cruauté sont le fait du grand nombre, ou s'ils sont seulement des exceptions, si le crime est vraiment chez les sauvages un phénomène normal, et si leur nature intime est aussi perverse qu'on le prétend.

Or, quand on examine la question à ce point de vue, on arrive à constater que les races les plus dégradées elles-mêmes possèdent des rudiments de moralité, certaines notions de justice, de culpabilité et de responsabilité.

Lombroso affirme que les Australiens ne font pas plus de cas de la vie d'un homme que de celle d'un crapaud. Cependant, les Australiens ont la notion du juste et de l'injuste, ils savent parfaitement distinguer la vengeance qui est juste de celle qui ne l'est pas. Perron d'Arc (1), qui les a observés de près, rapporte que chez eux le rapt, l'adultère, l'inceste, le vol dans certains cas graves, et les insultes à un chef sont punis de mort. Il ajoute cette remarquable observation :

Ces exécutions capitales, qui se font en public, au grand jour, avec le consentement de tous, n'appellent à leur suite aucunes représailles, sont regardées comme justes, et leur souvenir meurt et s'efface dans les mémoires comme meurt et disparaît le supplicié. » A la vérité « il n'en est pas ainsi pour les homicides ordinaires. La loi des tribus n'a rien à y voir : le châtiment s'y trouve remis tout entier aux mains des intéressés, c'est-à-dire des familles elles-mêmes. » Mais qu'y a-t-il là d'étonnant ? Les différentes unités sociales se resserrent ou s'étendent avec le temps. L'unité par excellence d'aujourd'hui, celle du moins qui prend à son compte la punition des coupables et la protection des innocents, c'est l'État. Il n'y a pas bien longtemps qu'un malfaiteur se trouvait en sécurité quand il avait fui le territoire de la nation où il avait commis son méfait. Aujourd'hui même il est remis, par l'extradition, à son pays d'origine, et c'est à son propre gouvernement qu'on laisse le soin de le juger et de le punir. Ce que les États font ainsi à l'égard de la nation d'où le coupable s'est échappé, les peuplades mal organisées des races sauvages le font à l'égard des familles, en attendant que, par une transition souvent observée, elles abandonnent ce droit de punir à ce qu'on appelle la tribu.

On peut soutenir que dans certaines contrées, la tribu a précédé la famille même.

Ce qui prouve, en tout cas, qu'il y a bien là une idée

____

(1) *Aventures d'un voyageur en Australie*, Paris, p. 223. Cité par Joly, *Le Crime*, p. 13.

morale et déjà juridique, c'est que la famille n'est pas seulement solidaire pour châtier les actes commis contre elle dans la personne d'un de ses membres ; elle l'est aussi pour expier les actes qui sont censés commis par elle parce qu'ils l'ont été par l'un des siens.

Il en est ainsi au Congo comme en Australie. Dans le premier de ces deux pays, par exemple, les objets volés ou perdus sont au compte de celui à qui ils ont été confiés.

« S'il fuit pour se soustraire à cette obligation, on saisit ses femmes et on les met en prison. Alors il vient lui-même se constituer prisonnier pour leur rendre la liberté ; autrement, il encourrait le mépris de ses proches. Les familles de ses femmes lui reprendraient de droit et sans restitution de biens, celles qu'il traiterait si indignement. Il reste en prison jusqu'à ce que ses parents aient acquitté la dette, et ceux-ci sont obligés de le nourrir (1). »

N'oublions pas, d'ailleurs, qu'il y a sauvages et sauvages. Il en est de bons, il en est de mauvais. Sous ce rapport, les conditions d'existence exercent une grande influence ; là où ces conditions sont faciles, dans les régions fertiles, les mœurs sont généralement douces, paisibles ; au contraire, là où les moyens de subsistance sont le prix d'une lutte incessante et pénible, il y a une tendance à la cruauté, à la férocité.

Le caractère d'une peuplade peut changer au contact de la civilisation. On a vu sous l'influence des entraves que celle-ci apporte à leur liberté, sous l'influence des modifications imposées à leurs habitudes, certaines peuplades de caractère doux et inoffensif devenir méchantes et querelleuses.

(1) Douville, *Voyage au Congo*, t. I, p. 200.

Corre (1) va même jusqu'à dire que :

Les sauvages les plus féroces n'apparaissent qu'au contact des civilisés. Les Européens ont appris aux Indiens et aux Noirs la non-pitié et la non-probité, que leurs savants ont la singulière prétention d'attribuer en monopole à ces pauvres êtres.

ARTICLE IV. — RESSEMBLANCE DU CRIMINEL-NÉ ET DE L'ENFANT OU THÉORIE DE L'INFANTILISME

La théorie atavique n'est pas plus heureuse quand elle prétend établir une similitude entre l'enfant et le criminel-né (2). Elle nous dépeint l'enfant sous les traits les plus noirs ; elle en fait un être naturellement pervers, doué de tous les vices, sujet aux plus mauvais instincts.

La colère est un des sentiments qui se manifestent le plus tôt chez l'enfant. Elle le pousse à battre les personnes, à briser tout, comme le sauvage qui entre en fureur quand il tue le bison.

D'après Paul Moreau (de Tours) (3), bien des enfants ne peuvent attendre un instant ce qu'ils ont demandé, sans entrer dans une colère extraordinaire. Pérez a vu une petite fille de onze mois furieuse, parce qu'elle ne pouvait arriver à saisir le nez de son grand-père.

L'esprit de vengeance est chez les enfants l'accompagnement assez habituel de la colère.

Il n'est pas rare, dit Lombroso, de voir un enfant

(1) Corre, *Crime et suicide*, Paris, 1891, p. 51.
(2) Lombroso, *L'homme criminel*, p. 99 et *L'Anthropologie criminelle*, p. 13.
(3) Moreau, *La folie chez les enfants*, Paris, 1888.

de sept à huit mois égratigner sa nourrice quand elle essaie de lui retirer le sein et lui rendre les coups qu'elle lui a donnés.

Les enfants sont essentiellement jaloux. Il s'en est trouvé qui présentaient un couteau à leurs parents pour qu'ils tuent leurs rivaux.

Combien de malheureux nourrissons ne voit-on pas dépérir entre les mains des meilleures nourrices, qui naturellement préfèrent l'enfant auquel elles ont donné le jour à l'enfant de l'étrangère qui achète leur lait ! (1).

La jalousie est commune à tous les animaux, et se fait voir dans les hommes même les plus calmes ; tantôt elle éclate comme un incendie, tantôt elle couve sous les cendres ; elle peut être excitée par l'amour, mais elle l'est surtout par l'instinct de possession ; elle est violente chez les enfants. Pérez en a vu un qui était jaloux, non seulement de tous ceux qui approchaient sa nourrice, mais encore de son biberon. — On voit bien des fois les enfants briser un objet plutôt que de le céder à leurs camarades.

Fénelon a dit (2) : « La jalousie est plus violente dans les enfants qu'on ne saurait se l'imaginer ; on en voit quelquefois qui dépérissent d'une langueur secrète parce que d'autres sont plus aimés et plus caressés qu'eux. »

Piedemann avait un fils de vingt-deux mois ; il remarqua que cet enfant voulait être flatté quand on flattait sa sœur, et qu'il la battait quand elle ne lui cédait sur-le-champ ce qu'on lui donnait.

Un enfant de trois ans parlait avec un grand plaisir de la sœur qu'il allait avoir. Quand elle fut née, et qu'il la

---

(1) Descuret, *La médecine des passions*, Liège, 1844, p. 345.
(2) Fénelon, *Éducation des filles*, ch. v.

vit caresser, il demanda tout à coup « si elle ne mour-
rait pas bientôt. »

J'ai vu ce sentiment de jalousie développé chez une
petite fille, dès les premiers jours qui suivirent sa naissance ; elle refusait de téter quand elle voyait à l'autre
sein sa sœur jumelle, et il fallut les séparer. A quatre
ans, elle cessait de manger si par la fenêtre, elle voyait
un enfant vêtu comme elle. De quatorze ans à quinze
ans, à la suite d'une grave maladie, elle parut s'adoucir ;
plus tard néanmoins, à vingt-cinq ans, elle était moins
bonne qu'hypocrite. Elle était d'ailleurs hydrocéphale et
atteinte d'une hyperesthésie hystérique : c'était la fille
d'un fou moral.

Volbust raconte qu'un enfant de six ans, jaloux de son
petit frère, présentait souvent un couteau à ses parents
pour qu'ils voulussent bien le lui tuer.

Omnis homo mendax. Tout homme est menteur.
D'après Lombroso cela serait particulièrement vrai
pour l'enfant. Il est certain que l'on voit assez souvent, devant les tribunaux notamment, des enfants (1)
commettre les mensonges les plus effrontés et les
plus obstinés : ils apportent dans leurs inventions
une fertilité d'imagination qui frappe d'étonnement
et qui peut donner le change sur leur sincérité.

Pour faire du bruit autour d'elle, une fillette feignait
d'avoir émis un os par le vagin, et trompait plusieurs
années de suite les médecins les plus habiles.

Une autre de cinq ou six ans entendit un jour sa
mère adoptive lire dans un journal le compte rendu
d'un procès scandaleux ; peu de jours après, elle prétendit avoir été victime d'obscénités de la part de son
père et de son oncle ; une action très grave s'engageait

---

(1) Voyez A. Motet, *Les faux témoignages des enfants devant
la justice. Ann. d'hyg.*, 1887, t. XVII, p. 481.

déjà, quand un examen attentif démontra que tout cela était une fable inventée par elle, et que le vrai, l'unique motif qui l'avait poussée était le désir de faire parler d'elle dans les journaux (Bourdin).

Bourdin, qui a traité aussi du mensonge chez les enfants (1), nous raconte les faits suivants :

Dans un collège, un petit garçon imagina, pour se faire renvoyer, de dire qu'il avait un pois dans l'oreille ; il criait si fort, que plusieurs personnes en furent convaincues.

Un autre, dans le même but, simula une chorée violente.

Deux enfants de cinq ou six ans, à table, avaient convenu de cacher à leur mère un léger méfait commis par l'un d'eux (il s'agissait d'un peu de vin répandu sur la nappe), à condition que l'autre ne prétendrait pas l'empêcher d'aller au théâtre, plaisir qu'on avait promis d'abord à lui seul.

Comme le criminel-né, l'enfant répugne au travail régulier, à l'effort soutenu. Plein d'entrain et de vie au milieu des jeux, il est mou, indolent en face de son devoir.

La vanité se retrouve aussi chez l'enfant :

Une fillette fort taciturne, dit Lombroso, d'une intelligence peu développée, élevée par une mère excellente et qui écartait d'elle toute idée de noblesse, se promenant avec la fille de sa femme de chambre, lui imposait de prétendus services et ne cessait de la gronder. Il y a dans ce fait un peu d'imitation, mais surtout beaucoup de ces idées de grandeur.

(1) *Les enfants menteurs*, Paris, 1883.

Tous les enfants, dès qu'ils ont atteint sept ou huit mois, sont fiers de leurs bottines, de leurs chapeaux neufs, et boudent quand on veut les leur ôter. J'ai vu quelques enfants, même de ceux qui plus tard devaient se montrer fort peu intelligents et peu précoces, se plaindre à dix ou neuf mois, quand on ne leur donnait pas un vêtement élégant et riche. L'un d'eux, âgé de vingt-deux mois, voulait toujours son habit bleu ; un autre réclamait sans cesse l'habit de marié.

Ils se vantent, à tous, d'avoir un père professeur, d'appartenir à une famille noble ou riche.

Les plus ignorants ne reconnaissent jamais avoir été justement réprimandés par leurs maîtres ; ils expliquent les reproches qu'on leur adresse par de mauvaises raisons, toujours étrangères à leurs propres torts.

Tous se croient supérieurs aux autres dans leurs petites entreprises ; ainsi Pérez a observé un petit garçon qui, jouant à l'escarpolette criait : « Oh ! voyez comme je me lance bien, comme je suis léger ; personne ne pourrait faire si bien ! » Et cependant ses compagnons ne restaient pas en arrière. Voilà, dit avec raison Pérez, une illusion produite par l'amour-propre.

La personnalité, chez le petit enfant, va jusqu'à l'égoïsme, à la présomption, au pédantisme, et souvent avec des tendances à la sympathie, à la tendresse, à la crédulité. C'est ce qui, plus tard, favorisera le développement du sens moral. L'idée de la personnalité est à peine ébauchée dans la première année, de même que chez les animaux. De deux à quatre ans, le sentiment personnel s'affirme, et va jusqu'à l'exagération. Un enfant de vingt-six mois poussait des cris à la moindre égratignure. Il se corrigea par amour-propre et, même lorsqu'on le battait, loin de se plaindre, il tournait la chose en plaisanterie ; un jour il refusa de lire devant des jeunes filles, disant « qu'elles se moquaient de lui. »

Avant l'âge de 6, 7 ans, l'enfant est privé du sens moral, du discernement du bien et du mal.

Ses affections sont mobiles, changeantes, superficielles.

Pérez, enfant, conduit devant le lit où reposait le cadavre de sa sœur, ne pensait qu'à une chose, à la ressemblance qu'il lui trouvait avec la sœur de son camarade, et il courait vers sa mère pour lui faire part de son observation. — Un autre enfant âgé de quatre ans perdit son ami le plus cher ; le père du mort le prit dans ses bras en sanglotant ; mais lui, se dégageant tout à coup : « Maintenant que Pierre est mort, dit-il, tu me donneras son cheval et son tambour, n'est-ce pas ? »

L'enfant est porté à la cruauté :

> Cet âge est sans pitié,

a dit le fabuliste ; il se plaît à martyriser les animaux, à tourmenter les faibles.

C'est l'enfant qui a inventé la cage de jonc ou d'osier, les trappes, les filets à papillons, et mille autres petits engins de destruction et de torture.

J'ai vu, dit le docteur Blatin, d'ingénieux petits drôles jouer au volant avec de jeunes lapins, qu'ils se renvoyaient gaiement de l'un à l'autre, à coups de raquette (1).

Au mois de juillet 1866, dans l'arène de Mont-de-Marsan, on a vu des enfants de dix ans s'acharner contre des taureaux à moitié morts, et les achever à coups d'épée.

A Murcie, en Espagne, on a vu des jeunes filles descendre dans l'arène et remplir l'office du matador.

______

(1) Blatin, *Nos cruautés envers les animaux*, p. 414.

Il n'est pas jusqu'à l'argot dont on ne constate l'existence chez les enfants : ils se font des signes avec la main ou se parlent avec les syllabes des mots renversés ou d'une autre façon, pour se soustraire à la surveillance de leurs chefs.

Enfin, la passion des boissons alcooliques et du jeu, la prédisposition à l'obscénité, l'imprévoyance sont encore des traits communs à l'enfant et au criminel-né.

Qu'il existe des enfants répondant au tableau tracé par Lombroso, réunissant en eux tous les penchants mauvais, toutes les inclinations vicieuses, nous le concédons volontiers.

Magnan (1) en a fait connaître plusieurs exemples. Je lui emprunte les deux suivants :

Émile M..., âgé de onze ans et demi, est né d'une mère déséquilibrée. Son grand-oncle paternel s'est suicidé. Sa grand'mère a eu un accès de folie après ses couches. Sa sœur est hystérique. Son frère jumeau est très émotif, se masturbe et a des pertes de connaissance. Émile M... pleure et rit facilement : il a des accès de colère fréquents et très violents ; il a fait un grand nombre de tentatives de vol, dérobant de l'argent à son père, prenant tout ce qui lui tombe sous la main, même sans idée de profit personnel, cachant dans les cendres du foyer, les verres, le pain, le sucre, jetant à la rue, au cabinet, les outils et les marchandises de son père pour le ruiner, dit-il. Il a tenté plusieurs fois d'empoisonner

(1) Magnan, *De l'enfance des criminels dans ses rapports avec la prédisposition naturelle au crime. Archives de l'anthropologie criminelle*, t. IV, 1889, p. 257.

son père, et, avant de partir pour l'école, il lui porte, gai et souriant, la tasse de café où il a déposé du phosphore. Un de ses empoisonnements faillit être mortel. Il a essayé de tuer son frère jumeau en plaçant un couteau dans la paillasse de son lit. Il s'est frappé lui-même d'un coup de couteau par dégoût de la vie, à ce qu'il prétend. Il se livre à l'onanisme et s'est déjà grisé plusieurs fois.

Dans le second cas, il s'agit d'une enfant âgée de neuf ans, fille d'un père aliéné :

Elle est en proie à une excitation génésique habituelle. Son intelligence est débile ; les plus mauvais instincts se sont librement développés chez elle. Cependant, remarquons encore qu'il n'existe pas chez elle de malformation, de stigmates physiques ; elle a toujours été incapable d'attention ; turbulente, on l'a renvoyée de plusieurs écoles. Des tendances au vol se sont montrées dès l'âge de trois ans ; elle ramassait tout ce qu'elle trouvait, prenait de l'argent à sa mère, volait aux étalages. A cinq ans, elle est arrêtée par un agent et conduite au dépôt après une résistance violente. Elle aime à vagabonder, crie sans raison, jette ses chaussons, sa poupée dans les cabinets, sans motifs, retrousse ses jupons dans la rue. Excitation génitale très grande. Elle se masturbe depuis l'âge de six ans, onanisme buccal sur son jeune frère. A l'asile, attouchements réciproques. Onanisme en public. Elle se laisse introduire un barreau de chaise dans le rectum par une autre petite malade. La mémoire est faible, l'intelligence peu développée. Elle sait lire et écrire, mais ignore le calcul.

Morel (1) aussi a rapporté des faits analogues.

(1) Morel, *Traité des dégénérescences*, Paris, 1857, p. 116.

Un enfant de 5 ou 6 ans n'avait pas de plus grand bonheur que d'arracher leurs petits à des animaux, de leur faire subir une espèce de jugement et de les poignarder sous les yeux de leur mère.

Un autre enfant, observé par le même auteur, était devenu, à l'âge de 3 ans, la terreur des petits enfants de la localité et leur faisait subir des tortures incroyables.

Mais les enfants, qui sont l'objet des observations précédentes, ne sauraient être considérés comme des enfants normaux : ce sont manifestement des êtres dégénérés, des victimes de l'hérédité psychopathique.

Dans les cas de Magnan, cette hérédité est bien manifeste : elle est non moins certaine pour les sujets étudiés par Morel.

Ici, elle apparaît sous forme d'alcoolisme, et c'est précisément pour montrer le rôle que les antécédents alcooliques jouent dans l'apparition d'instincts cruels que Morel a cité les exemples en question.

Assurément, tout enfant porte en soi des inclinations mauvaises. Avant l'âge de la raison, ces inclinations ne sont point encore soumises à l'action inhibitoire, à l'influence répressive de la volonté inspirée par la conscience morale.

L'éducation aura à développer cette conscience morale dont le germe est déposé en toute âme humaine. Si vraiment l'enfant avait tant et de si puissantes inclinations au mal, il s'y abandonnerait pour ainsi dire sans frein et sans mesure : ce serait un être odieux et pervers, comme nous le décrit Lombroso ; ce ne serait pas cette charmante et séduisante créature que nous aimons, dont la douceur et la tendresse rachètent les fautes passagères, les défaillances momentanées, et que le poète (1) a célébrée en termes si touchants :

(1) Victor Hugo.

... Vos petites mains joyeuses et bénies,
  N'ont point mal fait encor ;
Jamais vos jeunes pas n'ont touché notre fange.
 Tête sacrée ! enfant aux cheveux blonds ! bel ange
  A l'auréole d'or,

Vous êtes parmi nous, la colombe de l'arche,
Vos pieds tendres et purs n'ont point l'âge où l'on marche,
  Vos ailes sont d'azur ;
Sans le comprendre encor, vous regardez le monde.
Double virginité ! corps où rien n'est immonde,
  Amé ou rien n'est impur !

Au surplus, la statistique démontre que la criminalité chez les enfants est extrêmement minime. Et que l'on ne dise pas que c'est le défaut de vigueur physique, l'insuffisance du développement intellectuel qui les arrêtent dans l'exécution des crimes. N'en voit-on pas qui, sans être exceptionnellement doués, au point de vue de la force corporelle et de l'intelligence, accomplissent néanmoins des meurtres, des incendies, des vols audacieux (1)?

Le criminel ne ressemble donc ni à l'homme primitif, ni au sauvage, ni à l'enfant : c'est assez dire que la théorie atavistique est tout à fait dénuée de fondement.

(1) Tarde, *L'atavisme moral. Archives de l'anthropologie criminelle*, t. IV, 1889. p. 257.

CHAPITRE II

La théorie pathologique ou tératologique.

La seconde partie de la thèse de Lombroso, celle qui affirme l'existence de rapports entre la criminalité et la folie, est-elle plus solidement établie? C'est ce que nous allons examiner, en étudiant concurremment *la théorie pathologique* ou *tératologique*, que l'on a opposée à la théorie atavistique pour l'interprétation du crime.

Dans cette théorie, l'influence héréditaire ne trouve pas de place. La criminalité est un état morbide, un phénomène pathologique.

Quelle est la nature de ce phénomène pathologique? A cet égard, les opinions varient.

Letourneau (1) et E. Ferri (2) assimilent la criminalité à la *folie morale*. C'est également à la folie morale que Lombroso (3) rattache le penchant criminel. « Le fou moral, dit-il, n'a rien de commun avec l'aliéné; il n'est pas un malade, il est un crétin du sens moral. » Voilà, certes, une formule ambiguë dont les termes jurent entre eux. Le fou moral qui n'a rien de commun avec l'aliéné! Un crétin qui n'est pas un malade! — Pareilles contradictions entre les termes, pareilles subtilités se rencontrent également dans la manière de voir de Garofalo (4);

(1) Letourneau, préface au livre de Lombroso, *L'homme criminel*, p. v.

(2) Ferri, *Congrès de Rome. Archives de l'anthropologie criminelle*, t. I, 1886, p. 185,

(3) Lombroso. *L'homme criminel*, préface, p. **xv**.

(4) Garofalo, *La criminologie*, 1888, pp. 94, 96, 286.

cet auteur admet chez le criminel instinctif, l'existence d'anomalies et notamment l'absence de sens moral : néanmoins, le criminel n'est point un malade ; il n'est pas un fou moral.

D'après Maudsley (1), le crime est le résultat d'une véritable névrose qui a des rapports étroits par sa nature et son origine, avec d'autres névroses et spécialement avec l'épilepsie et les névroses délirantes. Il la désigne du nom de *psychose criminelle*.

Benedikt attribue la criminalité à la *neurasthénie*, c'est-à-dire à la faiblesse du système nerveux : cette faiblesse est congénitale ou acquise dans la première enfance. Le neurasthénique étant incapable de déployer l'effort nécessaire pour fournir une certaine somme de travail, cherche d'autres moyens de pourvoir à sa subsistance. Si les facultés morales souffrent également de neurasthénie, le malade sera hors d'état de résister aux inclinations mauvaises et se trouvera ainsi entraîné à commettre des actes prohibés.

Féré (2) considère la criminalité comme une manifestation de la *dégénérescence*.

Non seulement, dit-il, la criminalité et la folie sont liées par une parenté évidente et par une certaine communauté phénoménale, mais leur développement paraît subordonné aux mêmes conditions sociales.

Sous leur apparente diversité, toutes ces formules tendent à rapprocher la criminalité de la folie, à ranger le criminel parmi les aliénés ou à côté d'eux, à en faire des fous, ou du moins des demi-fous, des *mattoïdes*, suivant l'expression de Lombroso.

Evidemment, il faut reconnaître que la criminalité et la folie entretiennent d'intimes rapports.

(1) Maudsley, *Le crime et la folie*, 1887.
(2) Féré, *Dégénérescence et criminalité*, 1888 p. 87.

Ces rapports se manifestent par la plus grande fréquence des infractions parmi les aliénés.

Ainsi, Starke (1) a calculé que, pendant les vingt-cinq années de 1854 à 1878, il y eut en Prusse une poursuite par 27.7 habitants.

Or, Sander (2) constate que, parmi les 1,706 pensionnaires de l'asile de Dalldorf, il y a 177 individus qui ont subi au moins une condamnation, ce qui donne une poursuite pour 9.6 aliénés.

Mais, si l'on considère que ces derniers ne présentent aucune condamnation pour vol de bois, tandis que ce délit figure pour 56. 3 pour 100 dans l'ensemble des infractions, on obtiendra la proportion de 4.5 à 27.7 ou de 1 à 6, c'est-à-dire qu'il y a parmi les aliénés six fois plus de criminels que parmi les individus sains.

Sur 1,000 détenus du département de la Seine, Motet (3) a reconnu qu'il y avait 4.5 pour 100 d'aliénés tandis que sur 1,000 individus de la population libre, il n'y en a que 1. 38 pour 100.

Si la fréquence plus considérable des infractions chez les aliénés atteste une certaine parenté entre le crime et la folie, la comparaison de ces deux états eux-mêmes, l'examen de leurs caractères propres la font mieux ressortir encore.

Lorsque nous étudierons successivement à ce point de vue les diverses formes de maladies mentales, nous aurons l'occasion d'établir cette vérité.

Mais si l'on peut rapprocher le crime de la folie, il n'est pas permis de les identifier, de les confondre

(1) Starke, *Verbrechen und Verbrecher in Preussen*, 1854-1878, Berlin, 1884, p. 35.

(2) W. Sander et A. Richter, *Die Beziehungen zwischen Geistesstörung und Verbrechen*, Berlin, 1886, p. 156.

(3) Motet, *Des mesures à prendre à l'égard des aliénés dits criminels. Annales d'hygiène publique*, 1870, t. I, p. 207.

absolument. A côté de ces points de ressemblance, il
il y a des différences nettes, tranchées, qui assurent
à chacun de ces deux états son existence propre, indépendante.

Le grand trait de la folie, dit Taylor (1), est un
changement de caractère. D'un homme au tempérament
violent, on peut prouver qu'il a toujours été le même ;
mais un homme frappé d'aliénation mentale est différent
de ce qu'il a été antérieurement.

Tandis que le crime n'est que la manifestation des
penchants propres à l'individu, une expression de
son caractère, la folie est la transformation en une
personnalité nouvelle, douée d'autres penchants.

La plupart des auteurs insistent sur l'importance
de la modification du caractère pour distinguer la
folie.

Un troisième caractère, dit Jules Falret (2), bien meilleur que les précédents, ayant une véritable importance,
admis par tous les aliénistes et qui sert tous les jours
pour le diagnostic de la folie, c'est *la comparaison de
l'individu malade avec lui-même*, aux diverses époques
de son existence. Mon père, en 1838, a insisté avec beaucoup de raison sur la valeur incontestable de ce caractère et le professeur Griesinger l'indique également
comme un des moyens les plus sûrs pour arriver au diagnostic de la folie.

Nous lisons en effet dans Griesinger (3) :

Le point capital est toujours celui-ci que, dans l'im-

(1) Cité par Joly, *Le crime*, p. 337.
(2) Falret, *Etudes cliniques sur les maladies mentales et nerveuses*, Paris, 1890, p. 481.
(3) Griesinger, *Traité des maladies mentales*, traduction française, Paris, 1865, p. 136.

mense majorité des cas, il survient avec la maladie mentale, un changement dans les dispositions de l'esprit, dans les sentiments, les penchants, les habitudes, la direction de la volonté, dans les jugements, une constitution de la vie morale qui diffère considérablement de la manière d'être antérieure du malade et étrangère à celui-ci. Il n'est plus le même; son ancien moi est lui-même changé, il devient étranger à soi-même (aliéné).

Écoutons encore Legrand du Saulle (1) s'exprimer sur la même question :

L'homme commence à être malade, dit-il, lorsqu'il vient à différer de lui-même.

Moins important que le caractère précédent, l'insociabilité est cependant un trait bien significatif de la folie.

L'aliéné aime la solitude ; il répugne naturellement à toute association. Ses projets, il les forme seul, ne les communique à personne et ne cherche aucune aide, aucune coopération. Il ne constitue jamais d'associations et, suivant la remarque de Taylor, il n'a jamais de complices dans les méfaits qu'il accomplit. Le criminel, au contraire, est parfaitement sociable.

Bien qu'en révolte ouverte et permanente contre la société, il ne la déteste pas. Il aime la foule, les réunions ; il fréquente les cabarets et il ne confie parfois que trop facilement, au point de vue de sa sécurité, les secrets qui le concernent.

Souvent il s'associe à d'autres malfaiteurs et constitue avec eux une société ayant sa hiérarchie, ses statuts et travaillant dans l'intérêt commun.

Sans doute, les grandes bandes de l'ancien régime,

(1) *Traité de médecine légale*, Paris, 1886.

les compagnies de routiers du moyen-âge et de la Renaissance ont presque totalement disparu. Ce n'est pas, comme le remarque Joly (1), que l'esprit d'association ait diminué chez les malfaiteurs : seulement, les conditions actuelles, notamment une surveillance plus facile et plus étroite, l'ont obligé à se manifester de façon différente. A vrai dire, il s'est produit des tentatives de restauration des grandes bandes de malfaiteurs. Ainsi, en septembre 1876, le tribunal de la Seine achevait l'instruction d'une bande énorme, dite *bande de Regnault et Chevalier*. Il y avait 150 accusés.

Deux ans après, Abadie, un précoce brigand, eut l'ambition de constituer une vaste société criminelle. Cette société vécut deux ans : elle disparut lorsque le double assassinat dans lequel Abadie avait trempé, eut été découvert.

Si les grandes bandes de malfaiteurs n'existent plus, les associations de 2 à 5 individus se développent et prospèrent, attestant l'esprit d'association des criminels.

D'autres traits du caractère distinguent encore l'aliéné du criminel.

Le fou n'aime ni le jeu, ni l'orgie : il prend en horreur sa famille et le malfaiteur aime souvent la sienne. (Tarde).

Chaque criminel a ses procédés toujours les mêmes : ils se répètent, ces spécialistes du délit. Ils sont incapables d'inventer, mais ils sont, à un haut degré, imitateurs. Encore une différence avec le fou, dont le propre est d'être soustrait à l'influence des exemples ambiants et retranché par là de la société de ses semblables, tandis que de bizarres combinaisons d'idées, qui seraient des inventions ou des découvertes, si elles étaient utiles et

(1 *Le Crime,* p. 143.

vraies, sillonnent de leurs feux-follets sa nuit mentale. Aussi, ne devons-nous pas nous étonner que le minimum de criminalité statistiquement révélée se trouve dans le monde des savants. La folie, en effet, plus que le crime, est l'écueil fatal des esprits très cultivés, savants, lettrés ou artistes. » (Tarde.)

L'étude de la physionomie fournit également un moyen distinctif.

La physionomie de l'aliéné se caractérise par le *polymorphisme*, c'est-à-dire que les expressions les plus variées et les plus contradictoires se succèdent avec une extrême rapidité. Très souvent, l'expression du visage n'est pas d'accord avec l'état psychique qui la détermine : c'est ce qu'on appelle l'*inconséquence de la physionomie*. Ou bien encore, le rapport entre le jeu de la mimique et les influences extérieures est troublé ; ainsi, le fou pleurera dans des circonstances gaies ; il rira devant une chose triste.

Enfin, la physionomie de l'aliéné tend à la *monotonie*, qui est l'indice de la stupidité, de l'indifférence dans laquelle il finit par tomber.

Or, aucun de ces caractères ne se retrouve sur la physionomie des criminels.

Enfin, les caractères de l'acte coupable lui-même pourront servir à distinguer le crime de la folie.

Il faudra tout d'abord tenir compte du mobile de l'acte. C'est le propre de l'homme raisonnable de proportionner ses efforts à l'importance du but à atteindre. S'agit-il d'un acte criminel, il ne le commettra qu'en vue d'avantages sérieux, car il sait les risques qu'il court, les dangers auxquels il s'expose.

L'aliéné agit sans but déterminé : il se lance à l'aveugle dans toutes sortes d'entreprises où il ne peut trouver que déceptions et ennuis.

Je sais bien qu'il existe des natures perverses pour lesquelles le mal a du charme et qui le commettent sans aucun avantage ou profit.

D'autre part, les aliénés obéissent souvent dans leur conduite à des motifs nettement déterminés, motifs qui ont leur origine dans des conceptions délirantes ou dans des hallucinations, mais qui néanmoins, sont parfaitement appropriés à l'action.

Si ces deux restrictions enlèvent au caractère indiqué sa valeur générale, absolue, elles ne le suppriment pas cependant ; l'absence ou la futilité du mobile reste une présomption en faveur de la folie.

Il en est de même du défaut de préméditation.

Assurément, il est des aliénés qui préparent longuement et minutieusement l'exécution d'un acte criminel : Parant (1) en rapporte plusieurs exemples.

Mais lorsque la préméditation fait défaut, il y a lieu de soupçonner la folie. N'est-ce pas le fait d'un malade, d'un insensé que de se jeter dans l'exécution d'un acte sans connaître les moyens qui seront à sa disposition, sans prévoir les résultats, sans chercher à en éviter les conséquences fâcheuses ?

L'attitude du sujet après l'accomplissement du crime mérite aussi d'être prise en considération : l'indifférence absolue, l'absence de tout remords seront une présomption de folie. Si elles se présentent chez des criminels d'habitude, chez des malfaiteurs endurcis, elles n'atteignent pas, cependant, le même degré que dans la folie.

Les caractères que je viens d'exposer séparent nettement la criminalité et la folie : la distinction apparaîtra plus manifeste encore par l'étude spéciale des diverses maladies psychiques qui offrent quelque rapprochement avec le crime.

(1) *La raison dans la folie. La préméditation chez les aliénés,* Paris, 1888, p. 282.

ARTICLE PREMIER. — FOLIE MORALE

Parmi ces maladies, la *folie morale* (1) doit être citée en première ligne.

La folie morale est un trouble psychique qui porte sur la sphère affective et qui consiste dans l'obtusion ou la privation du sens moral.

Le malade est atteint d'une profonde et incorrigible perversité, qui l'entraîne constamment à des actes coupables, qui l'empêche d'en reconnaître ou plutôt d'en ressentir le caractère criminel et d'en regretter l'accomplissement. Il est étranger aux sentiments d'ordre supérieur : il est dominé par l'égoïsme et il s'abandonne à tous ses penchants, sans égard pour sa position sociale, pour l'honneur et l'avenir de sa famille.

Ces fous moraux sont, comme le dit Jules Falret (1), de vrais fléaux de famille. Ils se font d'abord renvoyer violemment des pensions, institutions, séminaires, couvents, maisons religieuses ou maisons de correction où on les a placés : ils ont des instincts vicieux précoces qui les font considérer comme des êtres cyniques, féroces

(1) C'est Pritchard (*A Treatise on Insanity*, 1835) qui a créé le terme *folie morale, moral insanity*. Les appellations les plus diverses lui ont été attribuées : *monomanie raisonnante ou affective* (Esquirol), *monomanie instinctive ou impulsive* (More), *délire des actes, folie d'action* (Brierre de Boismont), *manie de caractère* (J. Pinel), *lypémanie raisonneuse* (Billod), *folie lucide* (Trélat), *pseudo-monomanie* (Delasiauve), *folie héréditaire instinctive* (Morel), *esthésiomanie* (Berthier), *folie raisonnante ou morale* (Falret), *folie instinctive ou des actes* (Foville), *folie avec conscience* (Baillarger), *folie affective* (Maudsley).

(1) Jules Falret, *Les aliénés et les asiles d'aliénés, la responsabilité légale des aliénés*, Paris, 1891, p. 187.

ou dangereux ; on ne peut pas plus les garder dans la famille que dans l'éducation commune. Ils s'engagent alors comme mousses, dans l'armée : ils se font mettre dans les compagnies de discipline, renvoyer des régiments, condamner par des conseils de guerre...

Ils se livrent successivement aux professions les plus diverses sans pouvoir s'attacher à aucune. Ils ne peuvent se fixer à rien ; ils changent de lieu, de situation, de milieu, de relations, d'occupations et de mode d'existence. Rien ne peut les retenir dans la voie droite et régulière, ni les supplications de leurs parents, ni les conseils de leurs amis, ni les malheurs de tout genre que leur conduite leur inflige à chaque instant. L'expérience personnelle et les dures épreuves de la vie, qui servent ordinairement à corriger les natures les plus insoumises, quand elles sont susceptibles de modification, n'ont pas de prise sur ces natures exceptionnelles, mal nées, vouées au mal par naissance et que rien ne peut modifier, ni l'expérience des autres, ni leur expérience personnelle. Ils parcourent ainsi la vie au milieu des péripéties les plus variées, des incidents les plus graves et les plus grotesques, côtoient constamment la police correctionnelle et la cour d'assises, ou bien l'asile d'aliénés, et ils finissent souvent par arriver à l'un ou à l'autre.

La folie morale consiste essentiellement dans une perversion des sentiments et des instincts.

L'intelligence, d'après certains auteurs, reste absolument intacte.

Ce qui est certain, c'est qu'elle ne présente aucune altération grave : pas d'hallucinations, pas de délire, pas d'idées fixes.

Cependant, elle ne paraît pas complètement exempte de toute modification. On trouve, et suivant certains auteurs, entre autres Moeli, le fait est constant, un degré plus ou moins prononcé de débilité mentale dont nous aurons à parler tout à l'heure.

Pour faire mieux comprendre encore la folie morale, donnons un exemple de cette affection.

Un vieillard âgé de soixante-neuf ans a passé depuis quinze ans d'un asile dans l'autre. Ses facultés intellectuelles étaient loin d'être affaiblies ; il composait très bien et faisait convenablement des poésies avec beaucoup d'abondance et il était un excellent conteur. Il n'avait aucun délire d'aucune sorte, et, cependant, c'était l'homme le plus désespérant et le plus fatigant des mortels. Moralement, il était complètement dépravé ; il volait et cachait tout ce qu'il pouvait et, plusieurs fois, il s'était échappé de l'asile avec une merveilleuse habileté. Il vendait ce qu'il avait volé et il mentait avec tant d'aplomb qu'il trompait beaucoup de monde, et finalement il tombait entre les mains de la police ou se trouvait découvert dans l'état le plus malheureux, en compagnie des gens les plus vils de la plus basse classe de la société. Au début de sa folie, qui se manifesta vers l'âge de quarante-huit ans, il fut mis plusieurs fois en prison pour vol. A l'asile, c'était un malade extrêmement turbulent. Il donnait d'excellents conseils et écrivait des règlements admirables pour son installation, et il était très subtil pour découvrir les négligences ou les abus des employés qui lui déplaisaient. Mais il était toujours lui-même à l'affût pour transgresser les règlements de la maison et quand on le découvrait, il répondait par des expressions choquantes et sales. Il avait quelque chose d'artiste et il aimait à dessiner des images obscènes représentant des hommes et des femmes nus et à les montrer aux autres malades. On ne pouvait compter sur lui avec les malades femmes, car il eut essayé de prendre des libertés inconvenantes avec les créatures les plus démentes. Bref, il n'avait aucun sens moral et tout ce que

l'on pouvait reprocher à son intelligence très fine, c'était
de se mettre entièrement au service de la dépravation.
On aurait pu sans aucun doute prétendre que c'était un
être endurci dans le vice et que sa place était la
prison.

Mais la prison avait été essayée plusieurs fois et sans
profit. Il y avait de plus une raison qui faisait que la
discipline de la prison ne pouvait remplacer le traitement
de l'asile. A de longs intervalles, de deux ans parfois, le
malade tombait dans une profonde mélancolie pendant
deux ou trois mois ; il refusait de prendre aucune nourriture et il était aussi nettement aliéné que les autres
malades de l'asile. La maladie avait débuté par un de
ces accès de mélancolie (1).

La folie morale ne constitue pas un état morbide
per se : elle est plutôt un syndrome, un complexus
symptomatique qui se présente dans différentes maladies (2).

Le plus souvent, elle est une manifestation de la
folie héréditaire, dégénérative. Les individus issus
de parents névropahiques ou vésaniques offrent un
ensemble d'anomalies psychiques, de défectuosités
intellectuelles et morales qui parfois restent station-
naires pendant toute la vie, qui d'autres fois, se développent et constituent une véritable maladie mentale.

Les héréditaires, les dégénérés présentent également des anomalies dans leur organisation physique :
ce sont les *stigmates physiques* de la dégénérescence.

La folie morale ne se rencontre pas seulement
dans la dégénérescence : elle se retrouve dans toutes

---

(1) Maudsley. *La pathologie de l'esprit*, p. 372.
(2) Binswanger, *Ueber die Beziehungen des moralischen Irre-
seins zu der erblich degenerativen Geistesstörung. Sammlung klin.
Vorträge*, Leipzig, 1887.

les maladies mentales qui ont pour origine une prédisposition psychopathique, ainsi que dans celles
qui aboutissent à la suppression de l'activité mentale
(Binswanger).

Les troubles psychiques dégénératifs acquis (folie
alcoolique, traumatique, épileptique, hystérique)
peuvent également réaliser le tableau de la folie
morale.

Le défaut de sens moral, la perversité incorrigible,
les penchants mauvais, tels sont les traits essentiels
du fou moral.

Ces traits sont aussi ceux du criminel-né, d'après
Lombroso et ses disciples.

S'ensuit-il qu'il faille assimiler l'un à l'autre et
supprimer toute barrière entre le crime et la folie?

Cette conclusion n'est aucunement justifiée. S'il y
a des caractères communs à la folie morale et au
crime, il existe d'autre part, entre ces deux états, des
différences bien nettes et bien tranchées (1).

Pour poser le diagnostic de folie morale, il ne
suffit pas de constater l'oblitération de la conscience,
l'inclination au crime, la perversité, présumée incorrigible. Il est absolument indispensable de trouver
l'ensemble des symptômes appartenant à la dégénérescence psychique qui est, nous l'avons dit, le fond
sur lequel se développe habituellement la folie morale.

On aura tout d'abord à rechercher les antécédents
héréditaires : si l'on est en présence de la folie morale, on trouvera, chez les parents, ou bien l'aliénation mentale, ou bien l'alcoolisme, ou bien l'épilepsie.

Le sujet lui-même présentera des marques facile-

(1) Voir Krafft-Ebing, *Lehrbuch der gerichtlichen Psychopathologie*, Stuttgart, 1881, p. 244. — Hack Tuke, *Moral or Emo-
tional Insanity. Journ. of Ment. Science*, July, 1885. — Binswanger, *Geistesstörung und Verbrechen*, 1890.

ment appréciables de la dégénérescence. On reconnaîtra l'existence de troubles fonctionnels dans la sphère motrice, tels que les convulsions généralisées ou partielles (tic facial), des symptômes épileptiques, des contractures, des parésies. Ces troubles apparaissent parfois dès l'enfance, sous forme d'éclampsie de la dentition, de cris ou de terreurs nocturnes, de chorée, de somnambulisme. L'intolérance alcoolique révélera la perturbation du système vaso-moteur : des accès d'asthme, des troubles nerveux du côté du cœur s'observeront également.

Les stigmates physiques de la dégénérescence ont une grande importance pour le diagnostic de la folie morale : on ne négligera pas de les relever. Ces stigmates consistent dans des malformations telles que le bec de lièvre, la gueule de loup, les fistules au cou, les doigts ou les orteils supplémentaires, le colobome de l'iris.

Le fou moral est donc manifestement un malade, et la perturbation de ses dispositions affectives n'est pas la manifestation unique, exclusive, de son état pathologique. La perversion morale est liée aux vices de son organisation physique : elle a ses racines dans l'hérédité; elle constitue sa nature intime et est vraiment incorrigible.

Le criminel, au contraire, est exempt de tare héréditaire et doué d'une organisation normale. Ses mauvais penchants ne sont point inhérents à sa nature : ils sont la conséquence d'une éducation vicieuse, de mauvais exemples et de sa propre volonté, Artisan de sa déchéance morale, il pourra toujours être aussi l'artisan de son relèvement et de sa réhabilitation.

Les circonstances qui entourent l'accomplissement de l'acte coupable sont également bien différentes chez le criminel et chez le fou moral.

Le criminel agit toujours dans un but intéressé, poussé toujours par un mobile psychologique, haine, vengeance ou convoitise : le fou moral fait le mal pour le seul plaisir de faire le mal, ou parce qu'il n'apprécie pas la portée de ses actes (1).

On doit encore tenir compte de l'absurdité des actes, qui vont parfois à l'encontre des intérêts personnels, de la soudaineté et de la rapidité de leur exécution, de leur monstruosité, de la négligence de toutes précautions, de l'absence de toute considération, de la cruauté, du cynisme, du sang-froid et de l'indifférence, qui se montrent parfois chez le criminel d'habitude, mais qui n'y atteignent jamais un degré aussi prononcé que chez le fou moral.

La précocité de la perversion morale, son apparition à une période de la vie où il ne peut être question de l'influence de mauvais exemples, et souvent en dépit d'une bonne éducation, sont encore des signes qui indiquent l'existence de la folie morale (Krafft-Ebing) (2).

Il existe donc de nombreux caractères distinctifs permettant de séparer le crime, la perversité naturelle, de la maladie, de la perversité morbide.

Mais, pour être autorisé à poser le diagnostic de folie morale, il faut que tous ces caractères, ou du moins que les principaux, se trouvent réunis (Gauster) (3). Se contenter par exemple de la nature monstrueuse, profondément immorale de l'acte incriminé, c'est se lancer dans une confusion volontaire, c'est commettre une erreur manifeste. Pareille confusion, pareille erreur se rencontrent dans le cas suivant (4) :

(1) Marandon de Montyel, *L'affaire Ménétrier*. *L'Encéphale*, janvier 1888, p. 32.
(2) *Op. cit.*, p. 247.
(3) *Revista sperimentale di frenatria e med. légal.*
(4) *Op. citat.*, p. 471.

En avril 1875, comparaissaient devant le jury de Reggio trois frères accusés d'avoir tué leur père.

On avait trouvé celui-ci avec le crâne horriblement mutilé à coups de pierre. Ciro, un de ses fils, âgé de 20 ans, se déclarait seul coupable. Primo et Ferdinando affirmaient leur innocence, mais se contredisaient dans leurs explications. Tous trois furent condamnés à mort, mais la peine fut commuée en détention perpétuelle.

Bigi, le père, était un homme brutal, emporté, violent, qui lui-même était soupçonné d'avoir tué son père; il avait commis de nombreuses infractions et à plusieurs reprises, avait proféré des menaces de mort à l'adresse des siens, si bien que ceux-ci s'étaient vus forcés d'appeler les gendarmes à leur secours.

Bigi était manifestement aliéné depuis une maladie qui l'avait fait interner en 1846.

Après le crime, Ciro s'endormit tranquillement et le lendemain matin, raconta sans la moindre émotion que son père était tué et que cela aurait dû être fait depuis longtemps. Pendant le procès il resta impassible, cynique, sans repentir et sans émotion, même au moment où il entendit prononcer sa condamnation et celle de ses frères.

Le défenseur souleva la question de la folie.

Dans les antécédents de Ciro, on ne trouve rien de pathologique. C'était un *homme intelligent, laborieux, bien constitué au physique comme au moral* et que personne n'aurait cru capable d'un tel crime.

Les experts invoquèrent la possibilité d'une prédisposition latente à l'aliénation qui se serait manifestée au moment du crime; ils n'admettent aucunement que Ciro soit à proprement parler un malade. Mais il présenterait une oblitération morbide du sens moral, d'origine héréditaire : exemples pernicieux du père, caractère horrible du crime, indifférence totale de l'accusé qui s'est mis à rire en entendant la sentence. Ils concluent à une atténuation de la responsabilité.

Voilà donc une folie morale qui serait demeurée latente pendant 20 ans !

Mais, — et ici je laisse parler Gauster (1) qui rapporte le fait — le diagnostic est dénué de tout fondement.

La monstruosité du crime doit éveiller les soupçons : elle ne prouve pas la folie. Rien dans l'exécution de ce forfait ne le distingue de forfaits analogues, rien ne le signale comme pathologique. La folie du père n'est pas une preuve péremptoire de dégénérescence psychique du fils. La brutalité du caractère, la grossièreté, la violence des sentiments sont très souvent la conséquence d'une mauvaise éducation et de mauvais exemples et de l'influence du milieu ; cela ne constitue pas plus une maladie que la laideur du corps n'est un état morbide.

ARTICLE II. — DÉBILITÉ MENTALE.

Comme la folie morale, la *faiblesse de l'esprit* est une manifestation de la dégénérescence psychique.

Cette faiblesse de l'esprit affecte divers degrés. A son maximum de développement, elle constitue l'*idiotie : l'imbécillité* occupe le milieu de l'échelle, dont les degrés inférieurs appartiennent à la *débilité mentale* ou *semi-imbécillité*. L'idiotie ou l'imbécillité bien développée sont faciles à reconnaître ; il n'en est pas de même de la débilité mentale.

Le faible d'esprit est un être d'un développement psychique incomplet.

(1) *Die gerichtliche Psychopathologie*, Tubingue, 1882, p. 471.

Son intelligence ne dépasse guère le domaine des connaissances sensibles. Il est incapable d'enchaîner rapidement et convenablement ses idées, de les coordonner et d'en tirer des notions générales précises.

Son jugement n'a que faible portée, il ne s'exerce guère en dehors des faits de chaque jour, des objets vulgaires.

A l'école, il a pu emmagasiner un certain nombre de connaissances : mais il les a apprises mécaniquement, il ne les a point assimilées et n'en saurait tirer parti.

Sa mémoire parfois infidèle est en d'autres cas, au contraire, exceptionnellement brillante, du moins pour certaines catégories d'objets.

Falret a cité un imbécile d'un asile d'Angleterre connaissant la date de naissance et de mort de tous les grands hommes et la date de beaucoup de faits historiques, de batailles, etc. Sur tout le reste, l'intelligence et la mémoire même sont presque nulles.

Il en est de même de la mémoire des airs de musique que l'on remarque si fréquemment chez les idiots. B..., un jeune idiot de cinq ans, à Bicêtre, observé par Paul Sollier (1), ne revient jamais de chez ses parents sans connaître toute une série de nouvelles chansons qu'il ne comprend du reste pas.

Il peut exceller dans les arts ou dans les travaux manuels.

De même que le fou moral n'est pas indemne du côté de l'intelligence, le faible d'esprit présente également des défectuosités des facultés morales.

En réalité, folie morale et imbécillité sont deux variétés : dans l'une prédominent les lésions du

(1) Paul Sollier, *Psychologie de l'idiot et de l'imbécile*, Paris, 1891, p. 224.

moral, dans l'autre les lésions de l'intelligence. Le faible d'esprit ne s'élève pas au-dessus des sentiments égoïstes : il ignore les aspirations nobles et élevées. Il n'a qu'une vague notion du bien et du mal et sa faible volonté ne le garde que fort inefficacement contre les entraînements de ses passions, contre l'influence de l'exemple ou des mauvais conseils.

Aussi commet-il bien souvent des infractions de toutes sortes.

C'est surtout parmi les faibles d'esprit que se recrutent les voleurs de profession. Sur 67 malades examinés par Mœli (1), 61 soit 92 pour 100 avaient été condamnés pour vol.

Les deux observations suivantes empruntées à Mœli (2) montrent bien la persévérance des imbéciles dans le vol.

OBSERVATION. — J..., âgé de vingt-huit ans, provient d'une famille fortement chargée de tares neuropathiques et psychopathiques. Il a vécu dans des conditions déplorables, et à l'école, il a fait preuve d'une incapacité complète. Jusqu'à vingt ans, il a été condamné cinq fois pour vol, la dernière fois à deux ans de prison ; à l'âge de vingt ans, il fut placé à l'asile ; il en sortit à différentes reprises, mais il y fut toujours bientôt ramené à cause de disputes, de violences auxquelles l'entraînaient sa vie déréglée et son intolérance vis-à-vis des boissons alcooliques.

A l'asile, on parvenait à l'occuper et en somme, il se montrait doux et soumis ; mais il cédait aveuglément à tout ce qui lui passait par la tête ou à ce qui lui était suggéré par autrui.

OBSERVATION. — Le nommé Gr..., âgé de quarante-un

(1) *Ueber irre Verbrecher*, p. 109.
(2) *Op. citat.*, p. 45.

ans. Sa mère est morte aliénée. Sa conformation physique est défectueuse, son intelligence peu développée. Il a souvent été condamné pour vol, huit fois jusqu'à l'âge de quarante ans, et il a passé onze années en prison. Les périodes de liberté ne dépassent pas six mois.

Le sujet présente les caractères d'un faible d'esprit : il est distrait, dissipé. Il se plaît dans des situations imaginaires et alors prononce des discours avec répliques et chante des cantiques pieux. Il a inventé une machine dont il ne veut pas révéler l'usage. Il est irascible, rancunier, sournois.

ARTICLE III. — IMPULSIONS IRRÉSISTIBLES.

C'est par Esquirol (1) que fut constituée la doctrine des monomanies qui proclamait l'existence de maladies mentales n'atteignant qu'un petit nombre de facultés psychiques et respectant toutes les autres.

Le symptôme capital de la monomanie instinctive consistait dans des *impulsions irrésistibles* et, suivant la nature de l'impulsion, on distinguait la *monomanie homicide*, la *pyromanie* ou *monomanie incendiaire*, la *kleptomanie* ou *monomanie du vol*, etc.

Ici, disait-on, la volonté seule est atteinte ; l'intelligence est intacte, les facultés affectives ne sont pas intéressées.

Esquirol a réuni nombre d'observations de monomanie homicide : nous en reproduisons deux :

OBSERVATION. — Un chimiste distingué, poète aimable, d'un caractère naturellement doux et sociable, vint dans une maison de santé du faubourg Saint-Antoine. Tourmenté du désir de tuer, il se prosternait

(1) Esquirol, *Des maladies mentales considérées sous les rapports médical, hygiénique et médico-légal*, Paris, 1838, t. II, p. 94.

au pied des autels et implorait la Divinité de le délivrer
d'un penchant atroce et de l'origine duquel il n'a jamais
su rendre compte. Lorsque ce malade sentait que sa
volonté allait fléchir sous l'empire de ce penchant, il
accourait vers le chef de l'établissement et se faisait lier
les pouces l'un contre l'autre. Cette frêle ligature suffisait pour calmer ce malheureux, qui cependant a fini
par exercer une tentative d'homicide sur un de ses gardiens, et par périr dans un accès de manie avec fureur.

OBSERVATION. — Une femme de la campagne, âgée
de vingt-quatre ans (1), d'un tempérament bilieux, san-
guin, ayant des mœurs simples et de bonnes habitudes,
mais peu communicative, était accouchée de son premier enfant depuis dix jours, lorsque, subitement, ayant
les yeux fixés sur lui, elle se sentit agitée par le désir de
l'égorger. Cette idée la fit frémir ; elle porta aussitôt
l'enfant dans son berceau et sortit afin de se soustraire à
ce funeste penchant. Rentrée chez elle auprès de ce
petit être qui réclamait son sein, elle éprouva l'impression qui la portait à lui donner la mort ; elle s'éloigna
de nouveau, elle porta ses regards vers le ciel, se rendit
à l'église et se mit en prières.

La journée n'avait été pour cette malheureuse mère
qu'un combat entre l'idée d'ôter la vie à son enfant et la
crainte de succomber à son penchant. Elle garda jusqu'au soir le secret de ses agitations. Ce fut son curé,
vieillard respectable, qui le premier en reçut la confi-
dence. Ce digne ecclésiastique l'entretint dans les
espérances que donne la religion et, en homme aussi
prudent qu'instruit, il lui conseilla de prendre les avis
d'un médecin, et la fit surveiller jusqu'au lendemain.
Arrivé près de la malade, continue M. Michu, elle me

(1) F.-H. Michu, *Discussion médico-légale sur la monomanie
homicide*, Paris, 1826.

parut sombre, et son air annonçait la honte de sa position.

Questionnée sur la tendresse qu'elle devait avoir pour
son enfant, elle nous répondit : « Je sens bien qu'une
mère doit aimer son enfant ; si je ne l'aime pas, cela ne
dépend pas de moi. »

Rien de digne d'être noté ne s'offrit à notre examen,
continue ce médecin, si ce n'est la constipation et la
diminution de l'appétit... Nous insistâmes pour que
l'enfant fût éloigné de sa mère. Huit jours ne s'étaient
pas écoulés que la malade revint à des dispositions plus
heureuses. Elle vit son enfant ; mais on jugea conve-
nable de le laisser avec sa nourrice.

Voici d'autres cas de folie impulsive, rapportés
par le docteur Paul Garnier (1).

OBSERVATION. — Césaire T..., quarante-huit ans,
cultivateur (père sujet à des emportements frénétiques,
mère atteinte de dépression mélancolique), indemne de
stigmates physiques de dégénérescence, se fait arrêter,
une première fois, sur la voie publique, en août 1871. Il
a les yeux hagards ; très ému, il déclare aux agents qu'il
a dû quitter sa femme, parce qu'il se sent porté à faire
un mauvais coup. Il reste interné à Sainte-Anne pendant
quelques mois et sort très amélioré. Six ans plus tard, un
deuxième accès survient. Il quitte brusquement le département de la Mayenne où il habitait avec sa femme,
se rend à Paris et se présente aussitôt à un commissaire
de police auquel il fait la déclaration suivante : « J'ai
quitté ma femme, parce que je suis fou. Je ne retourne-
rai chez moi qu'après mon entier rétablissement. Je suis
poursuivi par des idées de suicide et d'homicide. Je
tenais l'autre jour mon enfant dans les bras, lorsque

____

(1) Paul Garnier, *La folie à Paris*, 1890, p. 171.

l'idée de le tuer me traversa le cerveau. J'ai également voulu attenter aux jours de ma femme. C'est pour éviter de faire du mal que j'ai fui ma maison et que je suis venu à Paris dans l'espérance qu'on me guérirait. » T... est de nouveau interné pendant deux mois environ. Puis dix ans se passent sans nouvelle rechute. En 1887, les mêmes idées reparaissent. Depuis quelques jours, il se trouvait mal à son aise, lorsqu'un matin il éprouve une sensation de chaleur qui, partie du creux épigastrique, se propage au cerveau. Le sang afflue à la tête, tandis que les extrémités semblent se refroidir. « Mes cheveux semblaient, nous disait-il, se dresser sur la tête, en même temps qu'une foule d'idées, ayant pour objet, tour à tour, l'homicide et le suicide, me traversaient le cerveau comme des éclairs. Je m'échappai de de la maison; j'ai couru à travers champs. Je me suis donné le plus de mouvement possible pour chasser mes mauvaises idées. Mais tant que la chaleur persiste dans mon crâne, l'envie reste toujours présente. Un jour, je me suis armé de mon fusil pour me tuer, mais je fus arrêté en songeant qu'il me fallait forcément tuer ma femme et mon enfant. Heureusement, je ne pus pas mettre ce projet à exécution sur le moment même. Sitôt que la sensation de chaleur ne se fait plus sentir, l'envie cesse elle-même. »

OBSERVATIONS. — Un autre impulsif homicide du même genre, Léon M..., quarante ans (mère et grand-mère aliénées, père ivrogne, tante maternelle idiote), désertait le domicile conjugal et allait passer ses nuits dans le bois de Boulogne, afin de ne pas céder à l'envie de tuer sa femme et ses enfants.

Nous avons observé, pendant plusieurs années, à l'asile Sainte-Anne, un malheureux qui se sentait envahi par l'invincible désir de tuer son médecin auquel il devait et reconnaissait devoir une véritable reconnaissance. Ses

lamentations, ses sanglots attestaient l'intensité de sa
souffrance morale.

Si l'existence des impulsions irrésistibles est tout
a fait incontestable, leur signification n'est pas encore complètement élucidée.

On est généralement d'accord aujourd'hui pour
leur dénier une existence propre, indépendante. Elles
ne surgissent pas d'une manière subite, spontanée
dans un cerveau parfaitement sain jusque-là. Elles
sont ordinairement liées à la dégénérescence psychique : elles ne constituent pas une maladie propre,
elles ne sont qu'un symptôme d'un état morbide
préexistant.

L'étude minutieuse des antécédents, de la vie
passée, l'examen de l'état présent permettront de découvrir la maladie dont l'acte impulsif n'a été
qu'une manifestation.

En outre, l'analyse de l'accès impulsif lui-même
fournira des caractères bien nets, permettant de
distinguer l'impulsion morbide de l'acte criminel
proprement dit : « L'absence de mobile est la caractéristique essentielle, le signe pathognomonique
de l'impulsion irrésistible ; irrésistibilité et intérêt
sont deux termes qui s'excluent (1). » L'impulsif
ne commet l'acte coupable que lorsqu'il est sous
l'influence d'un accès : il est poussé par un malaise
intérieur qui s'élève peu à peu au degré de la plus
vive angoisse et qui finit par avoir raison des dernières résistances, des dernières hésitations. Lorsque
l'acte est accompli, le malade éprouve un véritable soulagement et, tout entier à cette impression
de délivrance et de bien-être, il est incapable de
mesurer la gravité du fait qu'il vient de commettre.
Ce n'est que plus tard, lorsque l'orage morbide s'est

(1) Marandon de Montyel, *L'Encéphale*, 1888, p. 24.

apaisé, que la conscience reprend possession d'elle-
même, qu'elle apprécie l'horreur du crime et qu'elle
en conçoit du repentir.

Le criminel, au contraire, n'obéit à aucune impulsion morbide, n'est en proie à aucune anxiété anormale : il agit toujours dans un but déterminé, en
vue d'un intérêt personnel : il sait attendre l'occasion
propice et s'entourer des précautions nécessaires
pour s'assurer l'impunité.

ARTICLE IV. — DÉGÉNÉRÉS SUPÉRIEURS.

La dégénérescence psychique ne se traduit pas
toujours par des symptômes manifestes, par des phénomènes évidemment pathologiques, tels que la folie
morale, la débilité mentale, les impulsions irrésistibles. Elle demeure parfois dans un état en quelque
sorte latent et ne se révèle qu'à la suite d'un examen
minutieux et approfondi. Sans présenter de maladie
mentale proprement dite, les dégénérés dont il s'agit
et que l'on appelle les *dégénérés supérieurs* ne jouissent pas de la parfaite intégrité de leurs facultés psychiques.

La déséquilibration est leur trait propre, leur marque distinctive (1). Brillante à certains points de
vue, leur intelligence présente d'autre part des
lacunes, des défectuosités sensibles.

Ce qui leur manque le plus souvent c'est un jugement droit, un sens critique ferme.

En général, on peut dire d'eux qu'*ils feraient un
marché d'or, s'ils donnaient en échange tout ce qu'ils
ont d'esprit pour un peu de bon sens.*

____

(1) De là les appellations de *déséquilibrés, désharmoniques*, attribuées aux dégénérés supérieurs.

Leurs sentiments ne sont pas mieux pondérés que leur intelligence et ils se signalent par quelque singularité, par quelque anomalie du caractère, par quelque inclination vicieuse.

Leurs antécédents héréditaires ne sont pas irréprochables : la folie, ou l'épilepsie, ou encore l'alcoolisme, se rencontrent chez leurs parents.

Laborde (1) a fait connaître, parmi les héros de la Commune de Paris, quelques types de ces dégénérés, qui ont joué un rôle considérable dans cette sinistre épopée.

En général, démesurément ambitieux et plus ou moins privés de sens moral, ils ont mis au service de leur ambition les moyens les plus criminels.

On a vu alors des généraux d'armée aptes tout au plus à manier un outil au lieu d'une épée, de hauts fonctionnaires improvisés, cachant sous les apparences de l'extérieur ou sous des insignes plus ou moins voyants, une réalité vulgaire, ignorante et incapable.

Ils ont accompli les forfaits les plus atroces, les attentats les plus odieux. L'un d'eux, aux avertissements d'un ami intime sur sa conduite publique et sur le chagrin qu'elle causait à son père, répondait : « Eh bien, si mon père cr..., meurt (j'atténue les termes) de chagrin et de douleur, on l'enterrera et tout sera dit ! » Et ce fils, à 25 ans, *décrétait* officiellement, à Paris, *le meurtre des pères de famille !*

Lorsqu'un individu appartenant à la catégorie des dégénérés latents commet un acte criminel, il n'est pas toujours facile de reconnaître son infirmité mentale et d'apprécier le degré de sa culpabilité.

Assurément, il serait excessif de les exonérer tou-

_____

(1) Laborde, *Les hommes et les actes de l'insurrection de Paris devant la psychologie morbide*, Paris 1872.

jours et complètement de toute responsabilité : dans cet état de développement rudimentaire, la dégénérescence psychique constitue une prédisposition au crime, mais elle ne détermine pas nécessairement un entraînement fatal, irrésistible.

En tous cas, ces dégénérés sont des êtres anormaux, et ils ne doivent pas être confondus avec les criminels d'habitude.

Ils appartiennent aussi à la catégorie des dégénérés supérieurs, ces deux criminels dont Laurent (1) a rapporté l'histoire.

OBSERVATION. — Le premier est le nommé H... âgé de 21 ans, né à Pittsburg (Pensylvanie). Ses parents, sur lesquels il ne veut donner aucun renseignement, tenaient un magasin de nouveautés à Pittsburg et possédaient une fortune qui leur permettait de vivre dans l'aisance.

A la mort de son père, H..., qui avait alors 15 ans, parcourut l'Europe et l'Amérique, excentrique comme un vrai Yankee, courant les femmes et s'alcoolisant généreusement. En Chine, il fuma de l'opium avec ivresse et, revenu en Europe, il le remplaça par des piqûres de morphine. C'est un garçon à la figure intelligente, assez instruit, parlant l'anglais, le français et un peu le chinois.

Très adroit pick-pocket, avec tous les dehors de l'homme du monde, il n'a qu'une passion : voler. Depuis l'âge de 15 ans, il n'a vécu que de vols, alors que par la situation de sa famille, il pouvait vivre heureux et honoré. Il aime le vol, comme d'autres aiment la musique ou la poésie : il vole par dilettantisme. Il a subi 4 condamnations à l'étranger et il est condamné à perpétuité par contumace dans son pays. Il purge ici une peine de six mois de prison. On l'avait arrêté à l'Opéra-Comique, la main dans la poche d'une riche étrangère. Il se vante

(1) Emile Laurent, *Les dégénérés dans les prisons. Archives de l'Anthropologie criminelle*, t. III, 1888, p. 580.

volontiers de son adresse et il pousse la complaisance jusqu'à nous montrer comment on débarrasse élégamment un monsieur de sa montre et de son porte-monnaie. Les mains de H... sont maigres, osseuses et démesurément longues, ce qui le sert admirablement pour son métier. La longueur totale de sa main est de 254 millimètres, la largeur du poignet est de 53 millimètres ; le médius mesure 117 millimètres, mais l'annulaire de chaque main présente une assez curieuse déformation : la deuxième et la troisième phalanges sont rétractées sur la première phalange et le doigt a la forme d'un crochet.

H... aurait produit lui-même ses déformations en tenant pendant plusieurs jours l'annulaire fortement plié sur la main par un bandage. Cette déformation lui permettait de plonger plus facilement dans les poches. L'articulation entre la deuxième et la troisième phalange ne présente que des mouvements très limités, mais l'articulation entre la première et la deuxième phalange n'existe pour ainsi dire plus, les deux os sont comme soudés : il a en outre une rétraction du tendon fléchisseur.

Observation. — Le sieur P..., né à Constantinople de parents d'origine russe et possédant en Roumanie des biens d'une valeur assez considérable. Ayant perdu jeune ses parents et sa fortune, il reçut néanmoins une assez bonne instruction, mais plus superficielle que solide. Il a une certaine connaissance de l'hébreu et parle français, allemand, anglais, italien, roumain, russe et turc.

P... a toujours été sobre comme un Oriental. Le tabac seul est pour lui un impérieux besoin. De bonne heure il se mit à voyager comme employé de commerce, parcourant ainsi toute l'Europe et une partie de l'Amérique du Sud. Pendant la guerre de 1870-71, il servit dans l'armée de la Loire et reçut plusieurs blessures. Il fut naturalisé Français et vit depuis plus de dix ans avec une Parisienne qui lui donna une petite fille, malheureuse enfant écrasée sous les roues d'un omnibus. Son frère aîné, père d'une nombreuse famille, vit également à Paris, expulsé de Roumanie à la suite d'articles excessifs publiés dans une feuille dont il était le directeur.

P... est un homme susceptible, emporté, prompt à lever la main. Ils eurent un jour, son frère et lui, une discussion avec le gérant d'un café des boulevards. Une rixe s'ensuivit, les passants s'en mêlèrent, poursuivant P... et criant : Mort aux Prussiens ! P... bousculé, renversé, tira une épée de sa canne, et frappa à coups redoublés le gérant du café qui mourut le soir même.

Amené devant le jury de la Seine, P... se montra tellement surexcité que l'affaire dut être remise, et on le conduisit à Sainte-Anne où une attaque de manie aiguë ne tarda pas à se déclarer. Ramené ensuite à la Santé, nous avons pu l'observer pendant plusieurs mois et juger du manque d'équilibre de son système nerveux. Certains jours, désespéré, il restait plongé dans un abattement profond ; d'autres jours, il se montrait exalté, plein de faconde ; il écrivait des lettres de remerciements aux journalistes qui l'avaient défendu ; il rédigeait un mémoire destiné, disait-il, à un grand retentissement dans le monde politique, mémoire qu'il devait traduire en 5 ou 6 langues et où il était question de la réforme des lois et du système pénitentiaire, des rapports de l'Allemagne et de la France avec la Russie ; de l'exposition de 1889 et de la Tour Eiffel, qui devait tomber et écraser 223 personnes, *Eiffel* étant un mot fatidique qui vient de deux radicaux allemands : *ei*, cris de douleur, et *fallen*, tomber, etc., etc. P... fut condamné à quatre ans de prison.

Le sujet de cette observation qui a eu une certaine célébrité est, croyons-nous, un beau type de déséquilibré.

ARTICLE V. — ALCOOLISME.

L'alcoolisme offre aussi d'intimes relations avec la criminalité.

Les statistiques le démontrent d'une façon irréfragable.

Dans le département du Nord, où la consommation moyenne atteint 6 litres d'alcool pur par an et par homme, les crimes contre les mœurs s'élèvent à 27 pour 100 de la population. Dans le Midi, où le chiffre de la consommation moyenne n'est que de 2 litres, la proportion descend à 8 pour 100 (1).

L'alcoolisme engendre un état de dégénérescence caractérisé par l'abrutissement, l'affaiblissement du sens moral et conduit ainsi à tous les désordres, à toutes les violences.

L'observation suivante relatée par Lentz (1) montrera cette détérioration morale, cette dégénérescence psychique produites par l'alcoolisme.

OBSERVATION. — L..., célibataire, sans antécédents héréditaires, n'a jamais eu de maladies graves : il est gai, causeur, bon enfant. A 20 ans, il fait un premier terme de milice, assiste à la guerre de 1870 et passe caporal. Pendant un second terme comme remplaçant, il est nommé sergent, puis est cassé de son grade à cause de ses habitudes invétérées d'ivrognerie ; c'est un homme brutal, ivrogne et indiscipliné (renseignements fournis par son colonel). Rentré dans sa famille, au lieu de l'aider par son travail, il mène une vie de fainéant, s'enivrant chaque fois que l'occasion s'en présente.

(1) Riant, *Les irresponsables devant la justice*, p. 94.
(2) F. Lentz, *De l'alcoolisme et de ses diverses manifestations considérées au point de vue psychologique, pathologique, clinique et medico-légal*, Bruxelles, 1884. pp. 332 et 338.

Le père reproche à son fils ses habitudes de paresse et d'ivrognerie, lui refuse l'argent que celui-ci réclame ; de là, chez L..., une profonde irritation qui se fait jour par des menaces proférées contre ses parents et, à deux reprises différentes, il s'oublie en pleine auberge jusqu'à porter la main sur son père. Certains autres faits bizarres sont encore signalés. L..., qui fréquentait les auberges, oubliait quelquefois de prendre la chope qu'on lui avait servie et partait, agissant ainsi comme un homme égaré. D'autres fois, il sortait pendant la nuit, soit en sautant par la fenêtre, soit en passant par la porte, allait se promener dans le bois ou dans le village, puis rentrait le matin, crotté et mouillé ; une nuit, il s'était mis à chanter durant environ deux heures devant la maison pendant un très mauvais temps. Une autre fois, après une altercation qu'il aurait eue avec son père, L..., ayant un air égaré, sort et rencontre une enfant qui portait un arrosoir ; il le lui arrache des mains, se met à le jeter en l'air et finit par le briser, sans faire le moindre mal à l'enfant.

Deux faits indiquent chez L... une grande irritabilité et même une tendance à se porter à des actes de violence. Un jour, il entre à la brasserie où était son père, et lui tapant sur l'épaule sans lui faire de mal, lui dit : « J'aurai ta peau. » Une autre fois, L... se trouvant dans une auberge où on ne voulait pas lui servir à boire, par suite de la défense faite par son père, se précipite sur celui-ci et l'empoigne par ses vêtements.

C'est dans cette situation morale que L... tenta d'assassiner son père. Un soir, sans être pris de boisson, il alla droit à la porte de la chambre de celui-ci, brisa pour l'ouvrir, d'un coup de pied, le panneau intérieur, et s'avançant alors, sans proférer une parole, jusqu'au lit de l'auteur de ses jours, il frappa le vieillard de trois coups de couteau, se précipita vers le lit de sa mère pour la frapper à son tour, et, comme elle s'était enfuie, il assouvit sa fureur en enfonçant à plusieurs reprises son couteau dans les objets de couchage ; cela fait, il alla tranquillement se coucher.

L... s'était cru, et cette opinion n'avait aucun fondement sérieux, frustré de sa part d'héritage et créancier de son père d'une certaine somme d'argent, dont celui-ci aurait refusé le remboursement. Ces idées imaginaires l'avaient entretenu dans un état d'irritation continuelle contre lui, alors qu'autrefois, avant sa maladie, il était fils soumis et obéissant. L'alcool et les habitudes d'ivrognerie contractées par L... ont donc eu pour résultat d'obscurcir son intelligence et de le mettre dans un état d'hébétude et d'engourdissement. C'est une circonstance fortuite qui a armé son bras. Quand il arrive à son domicile, ses parents sont couchés, leur porte est fermée en dedans ; ce simple fait le met en fureur ; la sourde irritation qui couve en lui, éclate, il enfonce la porte et commet l'horrible attentat. Tout a été instinctif, instantané ; L... a frappé, et frappé au hasard, et quand son père et sa mère sont échappés, au lieu de les poursuivre, il a plongé son arme à plusieurs reprises dans les objets de couchage. C'est un exemple d'impulsion subite, irrésistible, telle qu'on l'observe souvent chez les alcoolisés, et ce qui complète l'analogie, c'est qu'aussitôt le crime commis, L... subit comme une détente ; il va, comme si rien ne s'était passé, se reposer sur son lit, ne songeant ni à fuir, ni à se cacher. L... est, du reste, sujet à des impulsions soudaines, à des paroxysmes de fureur : la preuve en est dans ce fait que, furieux d'être mis à la porte d'un cabaret où il avait injurié son propre père, il assouvit sa rage en cassant l'arrosoir que portait un enfant inoffensif passant à côté de lui ; il en est de même quand il épuise sa fureur en criblant de coups de couteau le matelas de sa mère.

L... est d'une taille moyenne, d'une bonne constitution ; il est vigoureux et bien portant. Ce qui frappe d'abord, c'est l'attitude d'absolue indifférence pour tout ce qui l'entoure. Dans le quartier où on l'a placé, L... ne parle à personne, ne demande jamais rien et reste toute la journée immobile dans un coin, ou bien se promène, les mains dans les poches, sans lever les yeux. Quand on l'interpelle, il répond aussi brièvement que possible et par simples monosyllabes, et, pour peu que l'entretien se prolonge, il paraît ennuyé. Le regard est vague, incertain ; la physionomie sans expression ; le sommeil est paisible et régulier. L... mange de fort bon appétit et se soumet passivement à toutes les exigences de la discipline intérieure ; il répond convenablement et assez régulièrement aux questions qu'on lui adresse. Mais le fait qui frappe le plus, c'est son insensibilité morale absolue. On a beau lui représenter l'énormité du crime qu'il a commis, essayer de réveiller en lui un sentiment de remords ou seulement de regrets, l'on n'a jamais rien pu obtenir. L... ne se rend pas compte de la gravité de son acte ; il ne cherche pas à l'excuser ; quand on lui en parle trop longtemps, il s'impatiente et finit par dire, qu'après tout, son père l'agaçait. Jamais, du reste, L... n'a demandé des nouvelles de sa famille ; son père et sa mère sont venus le voir ; il les a reçus avec la plus parfaite indifférence, répondant à peine à leurs questions et leur demandant seulement si les foins étaient rentrés, à quand la moisson, et s'ils pensent qu'il sortira bientôt.

Malgré cette insensibilité morale et peut-être à cause d'elle, L... est fortement irritable et prompt à s'emporter pour les motifs les plus futiles ; la moindre contradiction l'irrite ; il se fâche quand on lui parle de son crime, il se fâche encore quand on lui dit qu'il ne peut sortir de l'asile. Il est, en outre, sujet à des impulsions soudaines, à des paroxysmes de fureur, témoin ce fait d'arracher des mains d'un enfant inoffensif, et qui ne le regardait même pas, un arrosoir et de le briser en morceaux.

Mais ce n'est pas seulement par la dégénérescence morale qu'il entraîne que l'alcool constitue un agent de la criminalité : il peut encore donner lieu à des impulsions subites, à des accès de fureur dont le sujet ne conserve souvent aucun souvenir. Ces impulsions brusques surviennent non seulement chez les buveurs invétérés ; on les a également observées à la suite d'une débauche accidentelle.

Le cas suivant rapporté par Paul Garnier (1) en fournira un exemple.

OBSERVATION. — T..., tourneur en cuivre, est âgé de vingt-six ans. Brun, de stature moyenne, d'un développement physique ordinaire, de tempérament nerveux, il passait pour un homme peu agressif et aucune menace de sa part n'était venue annoncer l'acte de violence auquel il s'est livré. On a cité de lui des bizarreries qui, pour être appréciées à leur valeur, doivent être examinées à la lumière des renseignements fournis sur ses antécédents à la fois héréditaires et personnels. T... appartient à une nombreuse famille ; ils sont neuf enfants ; quatre sœurs sont bien portantes ; sur ses quatre frères, l'un s'est suicidé en se brûlant la cervelle dans un accès de folie ; un second a encouru des condamnations ; il n'y aurait rien à dire sur le compte des deux autres. Quant à ses parents, ils jouissent, paraît-il, d'une bonne santé, aussi bien physique que morale. T... semble avoir toujours été d'une intelligence au-dessous de la moyenne. Faut-il attribuer la faiblesse de son niveau mental à une fièvre typhoïde, ou bien à d'autres causes comme l'hérédité ? c'est ce qu'il est difficile de préciser. Il ne manquait cependant ni de bon vouloir, ni d'application ; mais son esprit était peu ouvert. Il lui

______

(1) Paul Garnier. *La folie à Paris*, Paris, 1890, p. 307.

eût, cependant, suffi pour se conduire sainement si, de bonne heure, il n'avait contracté l'habitude de boire. Exerçant une action excitante sur un individu ainsi prédisposé, l'alcool devait provoquer rapidement des désordres dans les centres nerveux, dans le jeu des facultés psychiques, effet qui devait être encore plus prompt avec l'absinthe, boisson favorite de T...

Vers l'âge de dix-neuf à vingt ans, il buvait déjà beaucoup, se montrait excitable, s'exaltait pour des motifs futiles. Par deux fois à cette même époque, il aurait tenté de se suicider, à la suite de discussions avec ses parents. Cependant il est juste de dire qu'il put faire son service militaire d'une façon régulière et qu'il gagna les galons de sergent. Libéré du service, il vint se fixer à Paris ; et, peu après, s'y maria. Cette union, contractée au mois de février, ne fut pas longtemps heureuse ; T... s'était remis à boire plus que jamais. Son système nerveux fut bientôt en complet désarroi. Non seulement les journées étaient marquées par des querelles violentes entre le mari et la femme, mais les nuits furent aussi troublées par une agitation des plus vives. T... se levait la nuit, commettait les actes les plus étranges. Une fois, il va à la fenêtre, l'ouvre et se balance quelques instants dans le vide. Une autre fois, il s'arme d'un couteau et gesticule avec violence. Le lendemain, il n'a aucun souvenir de ses extravagances nocturnes. D'autres phénomènes bien caractéristiques se produisent encore. T... sursautait dans son lit comme agité par des convulsions ; il était pris, par courts instants, de ronflements stertoreux. Enfin, il lui arrivait assez fréquemment d'uriner au lit sans s'en rendre compte. Très vraisemblablement, il s'agissait là d'accès épileptiformes provoqués par un poison épileptogène comme l'absinthe.

Dans les semaines qui ont précédé son agression contre sa femme, T... dont la tête se troublait de plus en plus, montrait une grande défiance vis-à-vis de celle-ci. En proie à une jalousie inquiète, il ne travaillait presque plus, s'occupait à suivre sa femme, à noter toutes ses démarches, prenant ombrage des circonstances les plus simples et les plus ordinaires, tenant des propos au moins singuliers, parlant d'une corde toute préparée pour se pendre. Il avait de véritables absences avec une étrange fixité du regard, de courtes divagations ou un bredouillement inintelligible. Ne jugeant plus la vie commune possible, sa femme s'était éloignée et retirée chez ses parents. Les jalouses défiances de T... s'en accrurent. Troublé, tourmenté, il demanda plus que jamais à l'absinthe une réaction contre l'ennui de sa position ; son cerveau s'exalta ; de vagues idées de vengeance le hantèrent.

C'est dans de telles dispositions que, le 22 juin, il passa tout à coup à l'acte. Rien d'étrange d'ailleurs comme son attitude à ce moment. Il arrive chez les parents de sa femme où celle-ci se trouvait ; il n'est ni menaçant ni turbulent. Il cause avec tout le monde fort tranquillement. Puis, brusquement, il balbutie, comme dans un état de demi-ivresse, cette phrase qu'il répète machinalement : « Je vais m'en aller ! Je vais m'en aller ! » Il embrasse sa belle-mère, sa belle-sœur. Sa femme s'aperçoit alors qu'il sort une bouteille de sa poche et, à son interrogation, il répond : « Ce n'est rien. » Et, en disant cela, il s'approche d'elle, l'embrasse affectueusement, se recule et lui projette par deux fois de l'acide sulfurique au visage. Au milieu de l'émoi de tous, il s'esquive et rentre chez lui où il brise une armoire à glace à l'aide d'un marteau. Il ne chercha pas davantage à se soustraire aux recherches et lorsqu'on vint l'arrêter, dans sa chambre, on put constater des préparatifs pour une tentative d'asphyxie par le charbon. Aussitôt interrogé, il répondit : « Je reconnais le fait, mais je ne me rappelle pas trop ce qui s'est passé. Ce

dont je me souviens se borne à ceci : J'avais bu passablement de vin et d'absinthe ; alors l'idée m'est venue d'aller
acheter du vitriol... Je me suis rendu chez les parents
de ma femme ; j'ai causé... puis, je ne me rappelle plus
guère ce que j'ai fait. Je n'avais cependant pas l'intention de la défigurer. Je ne sais pas pourquoi j'ai versé
du vitriol. » Lors de notre première visite à Mazas, nous
avons trouvé T... sous des dehors assez calmes ; mais
s'il n'était pas en proie au délire, son intelligence appa-
raissait notablement troublée. Il répond aux questions,
mais se perd dans des explications diffuses où les interprétations imaginaires, les exagérations maladives tien-
nent la plus grande place. A ce moment, l'action des
boissons spiritueuses sur son organisme est encore fort
manifeste. Il a des nuits fort agitées, traversées par des
cauchemars ; il a des réveils en sursaut, des illusions et
des hallucinations de la vue ; il croit voir sa femme dans
sa cellule.

Peu à peu cette agitation nocturne a fait place à un
sommeil assez complet. Parallèlement, son esprit se dé-
gageait un peu des idées erronées qui le hantaient.

Mais aujourd'hui encore T... s'abandonne à des ap-
préciations fausses et son trouble, bien qu'atténué par
l'élimination progressive de l'alcool ou de l'absinthe, est
toujours évident. L'infériorité de son inteligence se traduit par des raisonnements qui n'appartiennent qu'à un
cerveau débile. Au sujet de l'acte qui lui est reproché, il
allègue toujours une amnésie, dont l'existence n'est pas,
en pareil cas, pour étonner le médecin habitué à constater les effets de l'absinthe sur les centres nerveux.
Elle apparaît vraisemblable lorsqu'on la rapproche des
renseignements qui nous ont été fournis, renseignements
d'après lesquels il semble bien résulter que, sous l'influence de ses habitudes alcooliques, de ses abus d'absinthe principalement, l'inculpé a présenté des accès
épileptiformes avec émission involontaire de l'urine, au-

tomatisme inconscient, stertor et perte absolue du souvenir des actes accomplis au cours desdits accès.

Nous croyons T... sincère quand il nous dit : « Pour ce qui m'est reproché, je ne me rappelle rien. Cela a dû me passer dans la tête subitement, car c'est après mon arrestation que j'ai su l'heure qu'il était quand cela est arrivé. » L'attitude étrange du prévenu au temps de l'action, son balbutiement, la fixité de son regard, autorisent à penser qu'il se trouvait, à ce moment, dans un état vertigineux non imputable à l'ivresse simple, mais conditionné par un trouble plus profond de l'intelligence. Cette crise diurne, nous pouvons la comparer aux crises nocturnes dont il a été parlé plus haut et la considérer comme l'un de ces accès vertigineux épileptiformes dont l'intoxication absinthique nous offre de si fréquents exemples. Mais, si par cette interprétation de la conduite de T... nous sommes amenés à déclarer que celle-ci est sous la dépendance d'une impulsion aveugle et inconsciente, nous devons aussi en conclure que c'est un malade sujet à des accès qui le rendent dangereux et nécessitent des mesures de précaution. Dans notre pensée, il est indispensable qu'il soit traité dans une maison de santé et soit mis ainsi dans l'impossibilité de nuire. C'est cette opinion que nous formulerons dans les conclusions suivantes.

I° T... est un prédisposé dont l'intelligence, originellement peu élevée, a été encore fortement ébranlée par des habitudes d'intempérance.

2° Sous l'influence de l'abus des boissons alcooliques et particulièrement de l'absinthe, il a présenté des illusions et des hallucinations des sens, s'est abandonné à des interprétations imaginaires et à des exagérations maladives.

3° Par un effet assez fréquent de l'intoxication absinthique, surtout lorsque celle-ci agit sur un terrain prédisposé, T.., est devenu sujet, dans ces derniers mois, à des accès épileptiformes caractérisés par l'émission involontaire de l'urine, du stertor, une agitation inconsciente, des actes automatiques ne laissant aucune trace dans le souvenir.

4° Son acte accompli dans la journée du 21 juin, acte dont il n'a pu livrer les mobiles et qu'aucune raison sérieuse ne paraît avoir provoqué, est l'acte d'un malade subitement pris d'un état vertigineux épileptiforme.

5° Nous estimons qu'il doit en être déclaré irresponsable.

6° Par la nature des accès auxquels T... est sujet, il doit être considéré comme un malade dangereux, contre les violences duquel il convient de se prémunir.

En conséquence il y a lieu de le remettre à la disposition de l'autorité administrative qui pourvoira à sa séquestration dans un asile d'aliénés.

Voici un second exemple de meurtre accompli pendant une ivresse inconsciente.

Observation. — M..., maçon âgé de quarante-deux ans, homme honnête et honorable, vivait en mauvaise intelligence avec sa femme ; un jour, sans aucune dispute préalable, il la tua en lui assénant plusieurs coups de hache sur la tête et dans le dos, puis alla se constituer prisonnier, prétendant avoir commis ce meurtre dans un moment d'égarement inconscient.

M... a toujours été considéré comme sain d'esprit et fort sensé ; il n'offre aucune trace de maladie corporelle et n'a eu qu'une inflammation pulmonaire, il y a six ans ; il passe pour un homme actif, intelligent, économe. Dans ces dernières années, la conduite de sa femme qui faisait des dettes, le battait, le maltraitait, lui refusant les devoirs conjugaux et voulant même se séparer de lui, l'avait beaucoup chagriné ; il chercha sa consolation dans la boisson sans devenir toutefois un ivrogne. Malgré des motifs sérieux, il ne conçut cependant aucune animosité contre elle et ne voulut pas consentir à demander le divorce.

Quelques jours avant le fatal événement, une nouvelle dispute eut lieu, en suite de laquelle les époux ne s'adressèrent plus la parole. Le matin même du jour où il la tua, il dut de nouveau se mettre en colère contre elle, but pas mal d'eau-de-vie pendant la journée et on l'entendit même s'écrier : « Il n'y a plus moyen d'en sortir. » A la rentrée de son travail, M... était ivre et ne tenait plus bien ferme sur ses jambes. Il se mit à invectiver sa femme, ainsi qu'une voisine qui se trouvait là ; appela la première « vieille courtisane », se promena en long et en large dans la chambre, en proie à une grande excitation, donna tout à coup un violent coup de poing sur la table, cassant un verre et une lampe qui s'y trouvaient, et quand sa femme se borna à dire d'un ton calme : « C'est déjà le deuxième verre de cette semaine », il se mit à maltraiter son fils et sa grand'mère qui essayait d'éloigner l'enfant en pleurs. La mère s'écria alors : « Mon Dieu, maintenant il me bat encore mon enfant », et elle s'éloigna. M..., toujours excité, fit quelques tours dans la chambre, et, peu après, un cri perçant retentit dans la pièce voisine et aussitôt l'on en vit sortir M... qui ferma la porte avec fracas, en retira la clef et s'éloigna rapidement ; la porte fut enfoncée et l'on trouva la femme mourante.

On était encore à l'entourer, quand M... revint, n'ayant que ses bas et un lacet à la main ; il était assez excité, et quand on lui dit que sa femme n'avait plus que quelques heures à vivre, il s'approcha d'elle en disant : « Pauvre Mina, ainsi je te survivrai ; tu as encore bien dû souffrir ; je pensais que tu serais morte aussitôt. » Quand on l'arrêta, il dit aux représentants de la justice : « Pendant huit années, cela a bien marché ; mais ces huit dernières années, cela ne marchait plus du tout ; je n'ai pu faire autrement. » Quand on lui de-

manda ce qu'il avait fait après l'événement, il répondit
qu'il s'était enfui, sans savoir où il allait, qu'il était
tombé deux fois à l'eau, ce qui l'avait dégrisé et ramené
à la conscience de lui-même. « Il me semblait comme
si j'avais dû faire quelque chose de mauvais chez moi, et
je m'empressai de revenir au plus vite à l'effet de juger
de ce qui s'était passé. » Dès qu'il vit sa femme baignée
dans son sang, il devint évident pour lui que c'était lui
qui s'était rendu coupable de ce méfait. Pendant son
transfert à la prison, qui eut lieu en voiture, il fit un
long somme. Aucun antécédent héréditaire ne peut être
constaté chez lui ; il ne buvait d'ordinaire que peu,
parce qu'il supportait fort mal la boisson.

Le rapport médico-légal établit que la passion et l'alcool ont uni leur funeste influence pour amener un état
mental voisin de l'inconscience ; l'amnésie et la conduite de l'accusé immédiatement après l'acte viennent
corroborer cette opinion. M... fut condamné à cinq
années de travaux forcés, par suite de l'admission des
circonstances atténuantes, le tribunal ayant déclaré
qu'il avait commis son meurtre dans un état qui, sans
exclure complètement la connaissance de soi-même,
confinait cependant à l'inconscience (1).

Ce n'est pas tout encore : l'alcoolisme, qui est un
agent direct du crime, produit en outre la criminalité d'une façon indirecte, par voie héréditaire. Nous
avons vu, en effet, qu'il exerce une influence considérable dans l'étiologie des maladies mentales et en
particulier de ces formes dégénératives qui sont la
source principale de la folie criminelle.

Pour donner une idée de cette influence héréditaire de l'alcoolisme, nous ne pouvons pas choisir

____

(1) *Vierteljahrsbericht f. gerichtl Medicin*, XVI, 2ᵉ livraison.
Cité par Lentz, *op. citat*, p. 190.

d'exemple plus démonstratif que celui que contient l'observation suivante empruntée à Morel (1).

OBSERVATION. — « On nous amena, il y a quelques mois, dit cet auteur, un jeune malade de dix-huit ans qui, par sa démarche vacillante, la fixité de son regard, l'injection de sa face et la prostration générale du système locomoteur, peut donner également l'idée d'un état d'ivresse ou de paralysie. Lorsqu'on adresse la parole à cet aliéné, il sourit d'une manière. stupide ; sa figure s'injecte, la bouche reste entr'ouverte et la salive en découle ; il ne répond que par oui ou par non, longtemps après que la demande lui est faite, et les signes affirmatifs ou négatifs de sa pensée sont rarement en rapport avec les questions qui lui sont adressées. Les renseignements qui accompagnent l'entrée du jeune homme nous apprennent que son père est malade à l'asile depuis douze années déjà, et nous profitons de cette triste circonstance pour mettre en présence le père et le fils. Ce dernier reste impassible devant l'auteur de ses jours. Le souvenir qu'il aurait pu en conserver ne pouvait être effacé par les années, puisqu'il était venu le voir il y avait quelques mois à peine et avait demandé à l'administration une place d'infirmier. Son état mental en présence de son père ne subit aucune modification ; et depuis cinq mois que ce dernier a désiré le conserver sous sa garde spéciale. nous observons les mêmes phénomènes de stupeur et d'insensibilité, tant au moral qu'au physique.

Le pronostic de cette affection, si on l'isolait des causes qui l'ont amenée, serait difficile à établir ; mais il acquiert une triste signification, si on le rattache aux antécédents de la malheureuse famille du jeune aliéné.

Son trisaïeul habitait les montagnes des Vosges, et

(1) B.-A. Morel, *Traité des dégénérescences*, Paris, 1857, p. 124.

les tendances aux excès alcooliques, si communs dans ce pays, avaient atteint chez cet homme une forme maladive ; c'était un dipsomane dans toute la force de cette expression. Il fut tué dans une querelle qui avait pris naissance au cabaret ; ce triste exemple ne corrigea pas son fils. Ce dernier, devenu maniaque, fut amené à l'asile. Après une première sortie, il fut réintégré, et mourut des suites d'une paralysie générale. Il est le père du malade que nous avons depuis douze ans. Celui-ci eut des habitudes bien plus sobres que celles de ses ascendants, mais les dispositions héréditaires ont favorisé chez lui l'évolution d'un délire de persécution. Quant à son fils, le jeune malade en question, il fut atteint, il y a huit mois, et sans cause connue, d'un accès de manie et tout nous fait craindre que cet état ne soit la transition à l'idiotisme consécutif. En suivant la succession des faits qui ont amené l'extinction de cette famille, nous remarquons :

A la première génération : Immoralité, dépravation, excès alcooliques, abrutissement moral ;

A la deuxième génération : Ivrognerie héréditaire, accès maniaques, paralysie générale ;

A la troisième génération : Sobriété, tendances hypocondriaques, lypémanie, idées systématiques de persécution, tendances homicides ;

A la quatrième génération : Intelligence peu développée, premier accès de manie à seize ans, stupidité, transition à l'idiotisme et en définitive extinction probable de la race.

L'observation ultérieure a parfaitement justifié le pronostic énoncé plus haut. Le jeune malade est tombé dans un idiotisme complet et irrémédiable.

Frappé, depuis son séjour ici, d'une de ces affections incidentes qui détermine parfois une crise salutaire dans le cas d'aliénation mentale, son état s'est empiré, la nature n'ayant pu trouver dans sa constitution dégénérée les éléments d'une rénovation intellectuelle, physique et morale. L'idiotisme a suivi une marche ascensionnelle et ce malheureux qui, au point de vue des fonctions génératrices, n'est pas plus avancé qu'un enfant de douze ans, dont la tête est petite et mal conformée et dont la figure imberbe ne révèle aucune expression de virilité, devait être, indépendamment de son affection mentale intercurrente, le dernier descendant de sa famille.

ARTICLE VI. — ÉPILEPSIE.

L'épilepsie engendre la criminalité de différentes façons. D'abord, elle détermine une modification de l'ensemble des facultés mentales, une dégénérescence psychique en vertu de laquelle se constitue une sorte d'état de folie morale, c'est-à-dire l'abolition des sentiments élevés, la brutalité, la cruauté, l'irascibilité, une conduite déréglée.

En outre, l'épilepsie donne lieu à des troubles psychiques transitoires tels que délire, hallucinations, accès d'angoisse, impulsions.

Le fonds commun sur lequel se développent ces accidents passagers consiste dans une perturbation plus ou moins marquée de la conscience. Sous l'influence de l'anxiété ou de l'impulsion morbide, le malade peut se livrer à des violences, commettre des infractions de toutes sortes.

Le diagnostic de l'épilepsie ne rencontre pas de sérieuses difficultés lorsque la maladie s'accompagne de phénomènes épileptiques proprement dits, à savoir les accès convulsifs, le vertige ou l'absence épileptique.

En est-il toujours ainsi ?

Morel le premier a affirmé l'existence de l'*épilepsie larvée*, c'est-à-dire de cas dans lesquels la névrose se traduit exclusivement, ou bien par une impulsion soudaine et passagère, ou bien par une explosion de fureur, ou bien par un accès de délire.

Parmi les cas d'épilepsie larvée le suivant, que Esquirol (1) a emprunté à Gall, est le plus connu.

OBSERVATION. — Un paysan, né à Krumbach, en Souabe, et de parents qui ne jouissaient pas de la meilleure santé, âgé de 27 ans et célibataire, était sujet, depuis l'âge de 8 ans, à de fréquents accès d'épilepsie. Depuis deux ans sa maladie a changé de caractère, sans qu'on puisse en alléguer de raison ; au lieu d'accès d'épilepsie, cet homme se trouve, depuis cette époque, attaqué d'un penchant irrésistible pour le meurtre. Il sent l'approche de son accès plusieurs heures, quelquefois un jour, avant l'invasion. Du moment où il a ce pressentiment, il demande avec instance qu'on le garrotte, qu'on le charge de chaînes, pour l'empêcher de commettre un crime. « Lorsque cela me prend, dit-il, il faut que je tue, que j'étrangle, ne fût-ce qu'un enfant. » Sa mère et son père, que du reste il chérit tendrement, seraient dans ses accès les premières victimes de son penchant au meurtre. « Ma mère, s'écrie-t-il d'une voix terrible, sauve-toi, ou il faut que je t'étouffe ! » Avant l'accès, il se plaint d'être accablé par le sommeil, sans cependant pouvoir dormir ; il se sent très abattu et éprouve de légers mouvements convulsifs dans les membres. Pendant les accès, il conserve le sentiment de sa propre existence ; il sait parfaitement qu'en commettant un meurtre, il se rend coupable d'un crime, etc. (1)

En raison des attaques d'épilepsie subies antérieurement par le malade, on a pu avec quelque vraisemblance considérer ses accès de délire comme des

---

(1) Esquirol, *Des maladies mentales considérées sous les rapports médical, hygiénique et médico-légal*, Paris, 1838, t. II, p. 831.

équivalents épileptiques et présenter le cas comme un exemple d'épilepsie larvée. Toutefois le délire manque de ce qui constitue le signe pathognomonique de toute manifestation épileptique, la perte de délire : Christian (1) a donc raison de contester la justesse du diagnostic.

Les observations suivantes (2), au contraire, ne laissent place à aucun doute : elles nous montrent des accès de délire à explosion soudaine, avec impulsions violentes, dont la nature épileptique est suffisamment dénoncée par l'apparition ultérieure d'absences ou d'attaques convulsives.

OBSERVATION. — Une femme de la campagne, âgée de 53 ans, à l'asile depuis 12 ans, avait eu, avant son admission, plusieurs atteintes de dérangement mental. Pendant 4 à 5 jours, elle était d'une loquacité intarissable ; puis elle quittait sa demeure, courait dans la campagne, droit devant elle ; au bout de quelques heures, elle redevenait calme. A l'asile, elle a de fréquents accès d'agitation, toujours les mêmes. Elle marmotte, avec une extrême volubilité, quelques paroles inintelligibles, puis elle court dans le préau, avec une extrême rapidité, en criant : « Je suis méchante ! » Elle bat les malades quelle rencontre sur son chemin. Au milieu de sa course, on la voit souvent s'arrêter brusquement pendant quelques secondes : la figure est étonnée et grimaçante. Au bout d'un instant, elle se remet à courir.

Au mois de mai 1875, dans un de ces accès, elle fut tout à coup terrassée par une formidable attaque d'épilepsie.

OBSERVATION. — Une jeune femme de 28 ans, mariée, est amenée à l'asile pour un délire maniaque qui date de

(1) Christian, *Epilepsie, folie épileptique*, Paris, 1890, p. 120.
(2) Christian, *Ibid.*

quinze jours. Aucun renseignement. Quelques jours après son entrée, la malade, qui paraissait se calmer, se met tout d'un coup toute nue dans sa cellule, grimpe le long de la fenêtre, brise les vitres de l'imposte, et fait passer bras et jambes à travers les carreaux ; on eut toutes les peines du monde à la dégager. Un autre jour, elle grimpe sur un arbre de la cour. Ces actes paraissent absolument instinctifs, la malade ne peut en donner aucune explication. Quelquefois, elle entre en fureur, met tout en pièces autour d'elle, pousse des hurlements, ou répète indéfiniment le même mot. Cet état durait depuis des mois, le diagnostic restait incertain, quand, un matin, pendant la visite, nous la vîmes tout d'un coup pâlir ; les yeux se convulsent, les traits se crispent, la bouche est contractée, la tête tourne de gauche à droite ; en quelques secondes, tout rentrait dans l'ordre. Nous venions d'assister à un petit accès d'épilepsie, et tout s'expliquait. Nous apprîmes que plusieurs fois déjà, des accidents semblables s'étaient produits, auxquels la religieuse de service n'avait attaché aucune importance. Enfin nous apprîmes aussi qu'au début de la maladie, elle avait jeté par la fenêtre son enfant âgé de 4 ans.

Mais, dans ces deux cas, il ne s'agit pas en réalité d'épilepsie larvée : c'est comme le dit Christian, de l'épilepsie *méconnue;* il y avait des accès convulsifs, mais on ne les avait pas constatés, on n'avait pas su les voir.

D'après Christian, toute épilepsie larvée serait de l'épilepsie méconnue.

On a prétendu assigner aux accidents psychiques épileptiques des caractères particuliers. Samt (1) a indiqué les quatre symptômes suivants : stupeur avec loquacité ; actes d'une violence excessive, impulsive,

(1) *Archiv f. Psychiatrie,* t. V, p. 403 et t. VI, p. 197.

inconsciente ; manifestations délirantes de nature triste, angoissante ; perte de la mémoire plus ou moins complète.

Si ces caractères dénotent l'acte morbide et le différencient de l'acte criminel proprement dit, ils n'appartiennent pas en propre à l'épilepsie.

A ce compte, il faudrait comprendre sous la rubrique d'épileptiques tous les dégénérés, tous les héréditaires. Lombroso aboutit en effet à cette confusion quand il soutient que le criminel est à la fois un épileptique et un fou moral.

Sans doute, il existe des épileptiques qui présentent tous les signes de la folie morale, mais il existe entre eux et les fous moraux de notables différences. Un des caractères distinctifs essentiels réside dans la mobilité de caractère propre aux premiers.

Cette mobilité de caractère a été parfaitement mise en évidence par Féré (1).

Non seulement, dit-il, ils changent d'allure et de manière d'un instant à l'autre, mais ces changements se font souvent avec la brusquerie d'un coup de théâtre. Chez quelques-uns, cette mobilité ne se manifeste que momentanément par périodes interrompues par d'autres périodes de calme ; chez d'autres, au contraire, elle est permanente ; la vie de ces individus semble constituée d'une succession de paroxysmes séparés seulement par des périodes de réparation. Ces malades passent de l'enthousiasme et de la bienveillance la plus outrée au mépris et à la haine la plus implacable ; tantôt tendres et généreux, tantôt violents et d'une rapacité sordide ; tantôt polis et d'une obséquiosité gênante, tantôt insolents et grossiers, tantôt gais et expansifs, tantôt maussades et

____

(1) Ch. Féré, *Les épilepsies et les épileptiques*, Paris, 1890, p. 422.

silencieux. Le plus souvent, la modification s'opère sans transition comme un changement à vue. On retrouve, dans ces différentes modifications du caractère des épileptiques, des ébauches des variétés de folie circulaire ou folie à double forme que l'on a déjà rapprochées des processus épileptiques.

Quelquefois la mobilité se produit principalement dans le domaine intellectuel par des changements brusques d'idées qui apparaissent d'une manière impulsive et se fixent pour un temps pendant lequel tous les arguments sont sans force ; un individu ordinairement assez malléable et soumis montre une opiniâtreté invincible, sans rapport avec le peu d'importance de l'objet.

Laurent (1) a également fait ressortir les différences entre le fou moral et l'épileptique.

Le fou moral est invariablement pervers et méchant ; il n'est à aucun moment accessible à un bon sentiment, à une émotion douce et compatissante. Demain le retrouve ce qu'il était hier : ami du mal et ennemi du bien ; il ne varie jamais. Les épileptiques, au contraire, présentent souvent des intermittences pendant lesquelles ils peuvent devenir bons, compatissants, capables d'actions généreuses, accessibles au remords, pleurant et maudissant leurs fautes passées.

Citons enfin Binswanger (2), qui lui aussi s'élève avec énergie contre la confusion établie par Lombroso entre la folie morale et la folie épileptique.

Pour différencier ces deux formes, dit-il, on a dépensé une somme énorme de travail, on s'est livré aux

(1) *Op. citat.*, p. 232.
(2) *Geistesstörung und Verbrechen*, 1890.

recherches cliniques les plus minutieuses et les plus
approfondies, et voilà que, dans le but d'étayer des
théories prématurées, on fait fi des résultats de tout ce
labeur et l'on envisage la question à un point de vue
étroit, tout à fait insuffisant.

ARTICLE VII. — HYSTÉRIE

L'hystérie, cette autre névrose qui a, comme
l'épilepsie, des attaches si intimes avec les psychoses,
détermine un état mental particulier, qui se caractérise notamment par une inclination au mal, par une
oblitération du sens moral, en même temps que par
la rapidité et même l'instantanéité de production des
idées, des impulsions et des actes.

Aussi les hystériques se trouvent-elles fréquemment
en conflit avec la loi. Les vols aux étalages, les vols
dans les grands magasins constituent une des formes
les plus habituelles de leur criminalité.

On en trouvera des exemples dans les deux observations suivantes, publiées par Legrand du Saulle (1).

OBSERVATION. — *Hystérique.* — *Excentricités, prodigalités.* — *Idées de suicide.* — *Vol dans un magasin.*
— *Irresponsabilité.* — *Acquittement.*

La femme C... est âgée de 28 ans ; elle est chloro-ané-
mique et hystérique. Elle a eu six grossesses déjà, mais
a avorté trois fois, et elle a perdu deux enfants sur
trois.

En 1873, à la suite d'une fausse couche, elle a eu un
accès de délire passager. La femme C... s'est toujours

_____

(1) Motet, *Annales médico-psychologiques*, 5e série, t. VI,
p. 368, 1871. Cité par Legrand du Saulle, *Traité de médecine
légale*, Paris, 1886, p. 794.

montrée grondeuse, irritable, fantasque, capricieuse, jalouse, mobile, d'une humeur changeante et d'un caractère difficile, comme toutes les femmes à impressionnabilité nerveuse excessive et hystériforme, elle a eu des troubles gastriques, de la leucorrhée, des pertes utérines, des migraines et des névralgies. Elle passait souvent, sans transition, d'une gaieté anormale à une tristesse découragée, du rire aux larmes. On avait même noté parfois des idées de suicide chez elle. Dernièrement, elle a volé dans un magasin, sans motif et sans besoin. Elle a obéi machinalement à une impulsion subite et inconsciente; elle ne se rend pas un compte bien exact de ce qu'elle a fait et n'en a conservé qu'un souvenir confus.

Quelques jours après, a éclaté un franc accès de délire mélancolique, avec illusions sensoriales étranges, demi-stupeur, idées de suicide, insomnie, sensiblerie, inappétence et accablement général. Ne pouvant pas recevoir à son domicile les soins nécessaires, on l'a dirigée sur l'asile de Ville-Évrard et elle y est réellement soignée avec sollicitude. Sachant que cette malade avait eu du délire à la suite d'une fausse couche, en 1873, je cherchai s'il n'y avait pas aujourd'hui une cause utérine. Or, la femme C... présente en ce moment tous les signes d'une grossesse présumée, remontant environ à cinquante, cinquante-cinq ou soixante jours.

L'état mental de la malade est extrêmement amélioré, en ce moment, et la guérison est tout à fait prochaine.

Relativement à l'acte incriminé, je ne crois pas à une somme possible de liberté morale et de responsabilité légale.

En résumé : 1° La femme C... est affectée d'hystérie; 2° Elle est très probablement enceinte; 3° Elle est convalescente en ce moment d'un accès de délire mélancolique; 4° Elle a commis un vol inconscient.

OBSERVATION. — Lorsque A. F... nous fut présentée à la prison de Saint-Lazare, nous ne pûmes nous défendre d'un sentiment de méfiance. Cette jeune femme, d'une mise presque élégante, conservant au milieu des détenues une certaine coquetterie dans la toilette, dans le maintien, nous semblait pouvoir être une de ces femmes astucieuses qui cherchent, en simulant des troubles de l'intelligence et du système nerveux, à échapper aux conséquences des actes dont elles se sont rendues coupables. Mais cette première impression ne tarda pas à disparaître.

A. F..., âgée de trente et un ans, est née à Paris, d'un père qui est mort de paralysie générale. Placée de bonheur dans un couvent, elle s'y montra d'un tempérament nerveux excessif, d'un caractère mobile porté à l'exaltation et à d'incroyables exagérations. Aventurière et capricieuse, elle partit pour la Russie, remplissant dans une famille les fonctions d'institutrice ; elle abandonne bientôt cet emploi, sans motifs, et revient en France, malade, sans ressources.

Recueillie par un homme plein de bienveillance pour elle, qui lui fait donner des soins, elle appelle et abandonne de longues séries de médecins, devient difficile, insupportable. Une grossesse vient encore aggraver son état ; des accidents nerveux de toute nature éclatent ; violente, emportée, elle frappe ou insulte ses domestiques ; ses crises se terminent par des larmes. A la suite, elle est tourmentée par des idées de suicide, que la pensée seule de son enfant, qu'elle allaite, l'empêche de réaliser.

Sa conduite cependant reste assez régulière pour faire croire qu'elle est la femme légitime de ***, mais ses actes la font passer pour excentrique, bizarre. Elle n'a pas de besoins, son existence et celle de son enfant sont largement assurées, et cependant elle règle si mal ses dépenses qu'elle est toujours à court d'argent. Pour satisfaire ses caprices si nombreux, elle forme des plans qu'elle ne tarde pas à abandonner : elle prend des leçons de musique avec l'espoir d'être engagée à l'Opéra-Comique, elle travaille pendant quelque temps en cachette pour un magasin de couture, etc., etc., sans mettre un frein à son amour des dépenses, des prodigalités. Elle ne résiste pas à la tentation d'acheter ce qui flatte sa vue, alors même qu'elle ne peut en faire aucun usage.

C'est ainsi qu'on trouve chez elle neuf châles, des dentelles, des chiffons et autres objets de toute nature, enfouis et oubliés dans ses tiroirs.

Elle est enfin arrêtée sur la plainte d'un marchand de nouveautés, qui l'accuse d'avoir soustrait divers objets de prix. Devant le commissaire, elle fait des aveux complets sur lesquels elle revient aujourd'hui.

Nous sommes témoins, à la prison de Saint-Lazare, d'accidents nerveux fréquents, mais qui n'ont peut-être pas la même intensité que ceux que nous avons déjà signalés ; il n'y a plus de spasmes, de suffocations. Ses réponses sont sensées, mais il est impossible de se faire une idée du vagabondage de son imagination ; son langage traduit les conceptions les plus fantasques, les plus exaltées, et dans un langage recherché, prétentieux. « Si les esprits veillent sur les âmes ulcérées, dit-elle dans une de ses lettres, qu'ils m'appellent à eux lorsque j'aurai reçu mon ange dans une atmosphère digne de lui... Oui, le revoir sous un beau ciel, dans la forêt silencieuse, près des fleurs ! Ah ! mon ange aux cheveux blonds, c'est lui, c'est vous ! Qu'il m'embrasse encore, et après, après, que Dieu m'appelle, je serai digne de lui ; car d'où je suis on ne peut sortir que perdue ou martyre. » A côté de ces phrases exaltées arrivent sans transition des demandes tantôt d'un peu d'argent, tantôt d'objets de toilette, etc.

Nous avons cherché à savoir d'elle comment s'étaient produits les faits incriminés. Elle affirme avec énergie n'avoir jamais eu l'intention de voler. « Il y a des moments où je ne sais plus ce que je fais; il m'arrive quelquefois au milieu de la rue de m'arrêter court. J'appelle mon enfant; il est là tout près de moi, je ne le vois pas. D'autres fois, je suis agitée, inquiète; j'éprouve le besoin de sortir. Si je vois quelque chose qui me plaît, je veux le posséder; je ne pense pas à ce que cela peut coûter, il me le faut, et si je rencontre un obstacle, je suis plus troublée encore, je désire plus vivement : il m'arrive ainsi de me faire remettre des objets dont je n'ai pas besoin et qu'à un autre moment je ne chercherais pas à me procurer. On ne me refuse rien, j'ai tout ce qu'il me faut, mais quand je me sens prise du désir d'avoir un objet, rien ne m'arrête plus, je ne pense plus qu'à cela; c'est comme une idée fixe qui me tourmente jusqu'à ce que je l'aie satisfaite. C'est surtout au moment de mes époques que je suis ainsi agitée; après cela, je suis calme, et quelquefois triste, abattue, tourmentée par des visions, et j'ai l'idée de me faire mourir. » Cette idée de suicide, nous l'avons rencontrée dans ses lettres; elle y est exprimée nombre de fois, mais nous n'avons pas appris qu'aucune tentative ait été faite.

Nous n'avons pas constaté d'accès d'hystérie convulsive, mais l'ensemble des phénomènes psychiques relevé établit de la manière la plus absolue, la plus nette, l'existence de cette névrose avec la prédominance des troubles psychiques si souvent observés dans cette affection.

Nous estimons donc que, sans être une aliénée dont l'état réclame le placement dans un asile, elle doit être considérée comme absolument irresponsable des actes qui lui sont imputés.

Le tribunal, acceptant les conclusions de ce rapport, a prononcé l'acquittement de A. F...

Les hystériques ne reculent même pas devant l'incendie et le meurtre. « Parmi les femmes qui composèrent les brigades de pétroleuses en 1871, un certain nombre ont été reconnues hystériques. »(1)

Le diagnostic de l'hystérie repose sur tout un ensemble de signes qu'il n'est pas besoin d'exposer ici ; bornons-nous à constater que dans la majorité des cas, ce diagnostic ne rencontre pas de sérieuses difficultés et que dès lors, la confusion entre la perversité hystérique et la perversité naturelle, entre la pseudo-criminalité d'origine pathologique et la criminalité vraie peut être aisément évitée.

ARTICLE VIII. — CONCLUSIONS

Si je ne m'abuse, de l'exposé qui précède, il ressort avec évidence que la folie est capable de déterminer un état de perversion morale, une inclination au·mal et par suite, une espèce d'habitude criminelle.

C'est aux victimes de cette perversion pathologique, le fou moral, l'épileptique, l'imbécile que l'on pourra, si l'on veut, donner le nom de *criminel-né* bien qu'il ne soit pas correct d'attribuer la qualification de criminel à des individus subissant des influences morbides et par conséquent irresponsables, au moins à un certain degré (2).

Mais à côté de ces *criminels-nés*, ou plus exactement de ces *aliénés-criminels* (3), il y a des *criminels*

---

(1) Cullerre, *Les frontières de la folie*, Paris, 1888, p. 224.

(2) Strictement parlant, cette dénomination de *criminel-né* ne convient que dans les cas où la folie est congénitale. Mais, si l'on envisage le caractère essentiel attribué par Lombroso au criminel-né à savoir : l'entraînement fatal, irrésistible au crime, l'incorrigibilité, l'absence de remords, on peut l'étendre à tous les cas de perversion pathologique.

(3) J'emploie l'expression d'*aliéné-criminel* à défaut d'autre : elle est aussi inexacte que celle de criminel-né. En effet, l'élément indispensable de la criminalité, la responsabilité manque. De l'aliéné-criminel qui a commis l'infraction dans

d'habitude, les *vrais criminels* qui sont eux-mêmes les auteurs de leur dépravation.

Ceux-là sont doués d'une organisation normale ; ils n'ont pas obéi à des influences morbides. C'est leur volonté qui a faibli, qui a cédé au mal. Soumis à l'action funeste des facteurs sociaux, la mauvaise éducation, les mauvais exemples, l'entraînement, la misère, l'oisiveté, ils n'ont pas su y résister.

Tout homme renferme des instincts vicieux, des inclinations au mal. Si, dès les premières années de sa vie, il est abandonné à lui-même, s'il n'apprend pas à maîtriser ses passions, à réfréner ses instincts dépravés, il deviendra presque fatalement vicieux et sera prêt à tous les crimes.

S'il était besoin de fournir une preuve des funestes conséquences du défaut d'éducation, on la trouverait dans ce fait constaté par Raux (1), à savoir que sur 385 jeunes détenus, 223 appartenaient à des familles incomplètes, privées du père et de la mère, ou de l'un des deux, soit 58 pour 100 ou encore 5 familles incomplètes pour 3 complètes.

Naturellement, la mauvaise éducation, les exemples pervers exercent une influence plus décisive encore.

Poussé par l'esprit d'imitation, l'enfant reproduit les actes dont il est témoin et les exemples émanant des parents possèdent une force particulière, en raison du sentiment de respect filial.

Dès lors, dans un milieu immoral et corrompu, il lui est impossible d'apprendre à aimer le bien et à détester le vice. Ici l'ivrognerie s'étale à ses yeux ; chaque jour il

---

l'état de folie, il faut distinguer le *criminel-aliéné* qui sain d'esprit au moment du crime, est devenu aliéné dans la suite.

(1) Raux, *Nos jeunes détenus. Etude sur l'enfance coupable,* Paris et Lyon, 1890, p. 3.

s'habitue à ce triste spectacle, il considère l'état d'ivresse comme tout naturel; bientôt il l'admire et ne tarde pas à contrefaire l'homme ivre ; plus tard, il sera tout heureux de s'être enivré et se fera gloire d'avoir su imiter son père.

Parfois, la mère aussi est une alcoolique ; les exemples de ce genre ne sont pas rares dans les villes ; à l'état d'ivresse, elle tient le langage le plus obscène, le plus immoral, en présence de ses enfants, et leur apprend ce que, dans une autre classe, on ignore à vingt ans.

Ailleurs, c'est la paresse incurable des parents. L'enfant mendie, la famille vit à ses dépens. Peu après, on l'envoie à la manufacture ou au chantier, le plus tôt possible, bien entendu. Aussitôt qu'un industriel veut l'admettre, on le soumet aux travaux les plus pénibles afin d'obtenir un salaire élevé et de se créer avec le produit de son travail ce bien-être relatif que l'oisiveté recherche toujours. Le jeune homme, chétif, malingre, use ses forces et sa santé. Comprenant enfin qu'il est victime de la fainéantise de ses parents, il rompt avec eux, cherche d'autres relations et noue ces liaisons qui l'éloignent souvent pour toujours de l'atelier (Raux.) (1).

Une fois tombé dans la société des malfaiteurs de profession, il s'enfoncera de plus en plus profondément dans le mal : au récit des exploits de ses compagnons, il éprouvera le désir de les imiter et même de les surpasser. Bientôt il s'accoutumera à cette vie d'oisiveté et de désordre et il deviendra incapable de pourvoir à sa subsistance par les moyens réguliers.

Déshabitué de tout frein moral, le criminel d'habitude ou le sujet en voie de le devenir subit facilement l'entraînement qui saisit aujourd'hui toutes les classes de la société vers la poursuite des richesses, vers l'acquisition de la fortune. Jouir, s'amuser, paraît être le but suprême de la vie.

(1) *Loc. cit.*

Seulement, comme le disait Lebiez, ce précoce assassin, dans une conférence qu'il donna sur le *Darwinisme* et l'*Eglise*, quinze jours après le crime :

Au banquet de la nature, il n'y a pas de place pour tout le monde ; chacun lutte pour se faire place, *le plus fort cherche à étouffer le plus faible* (1).

Dans le combat pour l'existence, le criminel a choisi comme armes le crime, le vol : ce sont les mieux adaptées à ses moyens, à ses ressources.

Indépendamment des facteurs spéciaux, indivi-duels, que nous venons d'énumérer il y a des facteurs communs, des influences générales résultant des mœurs, des idées du milieu. Lacassagne l'a dit avec infiniment de vérité : « Les sociétés ont les criminels qu'elles méritent. »

Une société qui chasse la Religion de l'école, qui sacrifie toute éducation à l'instruction, qui tolère une presse licencieuse, une littérature dévergondée, qui protège un théâtre corrupteur et des arts obscènes, qui n'a d'autre souci que l'acquisition de la fortune, d'autre idéal que la jouissance et les plaisirs, cette société constitue un milieu admirablement approprié à l'éclosion de tous les crimes.

Pendant longtemps l'efficacité de l'instruction comme agent moralisateur a été tenue pour un dogme, pour une vérité sacro-sainte. Malheur à qui se serait permis d'y porter la main !

Aujourd'hui que l'expérience confirme d'une manière si éclatante les prévisions du bon sens et de la raison, ce dogme est singulièrement ébranlé et, de toutes parts, les observateurs impartiaux et désinté-ressés proclament l'impuissance de l'instruction.

Dans un travail couronné par l'Académie des

______

(1) Voir Joly, *Le Crime*, p. 101.

sciences morales et politiques, Guerry (1) affirme
que les départements les plus instruits sont ceux qui
fournissent le plus de criminels.

D'après Moreau-Christophe :

Dans nos prisons les plus effrontés coquins sont ceux
qui ont aiguisé dans les écoles leur intelligence... Les
directeurs de prison sont à peu près unanimes pour
l'attester ; sans l'éducation, l'instruction n'est qu'une
cause de ruine.

Je crois, dit Laurent (2), que l'instruction seule est
impuissante à faire rétrograder le crime. Sans doute,
l'instruction supérieure élève l'âme, ennoblit le cœur,
enseigne le culte du beau et du vrai. Malgré tout, elle
restera impuissante, si elle n'a pour fidèle alliée l'éducation.

D'après Lacassagne (3), l'instruction ne détruit pas
la criminalité ; elle la déplace et la transforme.

Bournet (4) va encore plus loin :

Comme la folie, comme le suicide, dit-il, la criminalité générale augmente avec les progrès de l'instruction.

L'instruction est dangereuse, dit Corre (5), quand elle
n'est pas appuyée sur l'éducation. Chez l'enfant et le
jeune homme qui la possèdent sans la seconde, elle est
comme une fleur de mal en terrain vierge dont le parfum corrompt.

L'instruction qui ne consiste qu'à savoir lire et écrire,
a dit Quetelet, devient la plupart du temps, un nouvel
instrument du crime, c'est mieux que cela, maintes fois,

---

(1) Guerry, *Statistique morale de l'Angleterre comparée avec la
statistique morale de la France*, Paris, 1864, in-fol.
(2) *Op. citat,*, p. 597.
(3) Cité par Laurent, p. 597.
(4) *Ibidem.*
(5) Corre, *Crime et suicide*, p. 449.

c'est l'initiation au crime. Mais on peut étendre l'observation à l'instruction plus complète.

Garofalo (1) se borne à constater que l'influence bienfaisante de l'instruction est tout à fait nulle, du moins pour ce qui est du nombre total des crimes.

L'instruction, en développant des aptitudes et des connaissances, peut déterminer des *spécialités* criminelles.

Comment l'instruction pourrait-elle agir sur le cœur, sur la volonté, puisqu'elle s'adresse à l'intelligence ? Ce qu'il faut c'est l'éducation, c'est l'apprentissage de la vertu par l'exemple, par les conseils, par les encouragements et les réprimandes. Or, combien l'éducation est négligée et comme tout conspire pour la contrarier, pour l'entraver : les enseignements de la rue, les enseignements du journal et du livre, les enseignements du théâtre et des beaux-arts !

Veut-on des faits précis ?

Je me trouvais un jour, dit Corre (2), chez un libraire, quand un garçon d'une douzaine d'années vint demander en location le roman de Zola, *Nana!* Sa mère l'envoyait chercher ce livre, et c'était lui qui, le soir, était chargé de l'édifiante lecture.

Il me tombait récemment sous la main un supplément de la *Lanterne*, feuille très répandue parmi les ouvriers ; j'y observais sous le titre : *l'Armure*, l'image d'une jolie femme, toute nue, couchée auprès d'un homme en chemise, tous les deux riant de l'ébahissement d'une jeune servante en train de les regarder.

J'ai ramassé, dans la rue, des prospectus d'ouvrages illustrés qu'on distribuait aux enfants comme aux grandes

____

(1) Garofalo, *La criminologie*, p. 136.
(2) *Crime et suicide*, p. 451.

personnes; l'un d'eux était l'annonce d'une réédition des *Enfants du peuple* (d'E. Sue) et le frontispice réprésentait une ronde de femmes nues..., plus que nues, car chacune avait une pièce de costume différente, donnant plus d'indécence à la nudité et à la pose; sur un autre, au titre de *l'Armée du crime,* on assistait à l'atroce supplice d'un gendarme, garrotté sur une planche, abandonné sur l'eau et servant de cible à une bande de misérables, qui le lapidaient joyeusement du haut d'un pont.

Partout le vice étale ses séductions, partout il insinue ses enseignements délétères.

L'honnêteté de la rue disparaît, a dit Macé (1). L'ordure n'est plus seulement sur le sol, elle s'étale autour des colonnes indispensables, aux devantures des kiosques, et monte le long des murailles par des affiches aux images coloriées annonçant des publications d'ouvrages condamnés, sous les précédents régimes, et qui n'ont rien de politique. Aux étalages des petites librairies, figurent des dessins naturalistes, expliquant les sous-entendus de l'imprimé, puis des photographies représentant des inconnues en costume primitif. Les crimes, les viols, les attentats à la pudeur ont leurs illustrateurs spéciaux représentant sous leurs différentes phases les constatations judiciaires. C'est en face de ces horribles gravures noires enluminées de rouge, que les enfants se groupent le matin, en se rendant à l'école. On infiltre ainsi à la jeunesse le poison intellectuel, non moins dangereux que le poison alimentaire. Le mal est tellement grand, que le réjouissant Guignol devient pornographe; il écœure les mères de famille et n'amuse plus les bébés.

Que de fois les mauvais livres, les récits des crimes extraordinaires, des causes célèbres ont été le prin-

(1) G. Macé, *Un joli monde,* p. 331.

cipal instrument de la perversion morale et ont servi d'entraînement au crime.

Joseph Bernard, ce jeune criminel, qui s'introduisit dans la chambre de madame Desvallières et la frappa de deux coups de couteau, avait la tête farcie de romans. Une partie du jour, il restait couché, lisant des romans judiciaires, des comptes-rendus des tribunaux. On a retrouvé dans sa chambre, l'*Idiote*, le *Péché d'une Vierge*, le *Crime de la Comtesse*, la collection du *Tribunal illustré* (1).

Lemaître, assassin d'un garçon de six ans, lisait la plus grande partie de la journée, étendu sur son lit : lui aussi avait une prédilection spéciale pour les drames judiciaires (2).

Joseph Wentzeis, âgé de treize ans, assassin de son patron, expliqua devant la cour d'assises qu'il avait conçu l'idée de son crime après avoir lu un roman de M. Mathey, *la Belle-Julie*, dont le héros est précisément un assassin de quatorze ans, qui tue dans les mêmes conditions, rassuré d'ailleurs sur les conséquences de son crime, parce qu'il sait bien qu'on ne peut que l'envoyer dans une maison de correction jusqu'à vingt-et-un ans (3).

Pour réagir contre cette conspiration de toutes les influences, qui cherchent à étouffer le sens du bien, il faut une éducation forte et vigilante. L'éducation n'est que l'apprentissage de la morale, et la morale n'est pas possible sans religion.

Qu'une morale dépourvue de base religieuse convienne à certains esprits qui savent se payer de mots et qui se contentent du sentiment idéal, de la notion abstraite du bien, c'est possible. Elle ne suffit

(1) A. Bataille, *Causes criminelles et mondaines de* 1881, p. 252.
(2) *Ibid*, p. 265.
(3) A. Bataille, *Causes criminelles et mondaines de* 1884, p. 298.

pas au peuple qui, privé des biens de la terre, attaché à un rude labeur, a besoin pour faire son devoir d'une loi positive, pourvue d'une sanction.

L'expérience proclame si nettement cette vérité que les hommes les plus hostiles à toute religion se sont vus forcés de la reconnaître, au moins en partie.

Il n'est pas douteux pour les positivistes, dit Garofalo (1), que la religion ne soit une des plus actives parmi les forces de l'éducation.

Corre (2) reconnaît aussi l'influence de la religion.

Il est certain, dit-il, que l'idée religieuse a joué un rôle utile au sein des collectivités. Elle a appris des devoirs de relation qui parfois ont touché de bien près à la formule socialiste, par l'exaltation des principes d'égalité et de fraternité entre fils d'un même père. Elle a, dans notre Europe, dompté la barbarie, sauvé du naufrage la civilisation latine, aidé plus tard au développement des civilisations nationales. Partout, elle a contribué à maintenir quelque discipline entre les citoyens par la crainte d'un châtiment aux mauvais et l'espoir d'une récompense aux bons, dans un au delà où règne l'impartiale justice.

Voici maintenant l'opinion de Tarde (3).

Relativement à la religion, dit-il, il n'est pas douteux que la peur de l'enfer, pour l'appeler par son nom, a eu beau s'affaiblir et aura beau même s'évanouir tout à fait, au moins chez les adultes, ainsi que le désir du ciel et l'amour de Dieu, les règles et les habitudes morales de nos pères et aussi de notre enfance que ces sentiments ont contribué à former n'en subsistent et n'en subsis-

(1) Garofalo, *La criminologie*, p. 138.
(2) Corre, *Crime et suicide*, p. 458.
(3) Tarde, *La criminalité comparée*, p. 114.

Francotte. — Anthropologie criminelle.   22

teront pas moins, mais chaque jour plus ébranlées, plus incapables de résister à l'assaut des convoitises.

A la vérité, ces aveux que nous venons de consigner sont singulièrement atténués par les réserves dont les auteurs les ont entourés. Ils n'en conservent pas moins leur valeur.

Et puisque la religion est la base de la morale, faut-il s'étonner des progrès incessants de la criminalité à une époque où l'indifférence religieuse, l'incroyance se sont tant répandues, dans les classes inférieures particulièrement?

Faut-il s'étonner de la précocité croissante des malfaiteurs ? Parmi tant d'exemples que je pourrais citer, je me borne à mentionner le crime tout récent de Courbevoie. Les auteurs de ce crime sont des adolescents appartenant tous, à l'exception du dernier, à d'honnêtes familles : Chotin âgé de 16 ans, Deville âgé de 17 ans, Gustave Doré âgé de 18 ans et Berland âgé de 19 ans (1).

Ce n'est pas d'emblée que le criminel de profession atteint ce degré de perversion où le mal devient une habitude.

Observez bien le criminel par une recherche approfondie de ses antécédents, remontez avec lui jusqu'à sa première faute. appliquez-vous à découvrir le petit fait, le besoin, l'intérêt, la passion, que sais-je encore, par lesquels s'est faite à sa conscience une félure d'abord insensible, puis s'agrandissant chaque jour au point de la rendre désormais incapable de contenir quoi que ce soit de bon et de généreux; suivez la trame de cette perversion dont les fils se resserrent de plus en plus, vous comprendrez à merveille comment cet homme, par sa manière de vivre, par ses capitulations successives, s'est mis lui-

(1) Laurent, *L'année criminelle* (*1889-1890*), Paris, 1890, p. 187.

même dans une sorte d'engrenage où il a fini par passer tout entier ; alors vous n'aurez pas besoin, pour expliquer une chose aussi logique, de prendre un instrument de précision et de mesurer la dimension de ses orbites(1). »

A l'appui de cette opinion, nous pouvons invoquer l'histoire de bien des criminels. Qu'on relise la biographie de Lacenaire que nous avons reproduite plus haut ; qu'on étudie la vie de Georges Ducret, le fils du concierge de madame Fould, qui a tué et volé une dame demeurant dans la maison : on y trouvera la marche progressive dans la voie du crime, l'oblitération graduelle de la conscience, du sens moral.

Le jeune Georges Ducret, arrêté le 26 mai et condamné le 15 avril 1887, est un assassin de vingt ans. Le crime qui l'a fait condamner est son premier et sera vraisemblablement son dernier crime. Il ne semble pas l'avoir prémédité. L'a-t-il commis, comme il le dit, dans un moment d'égarement ? La confession qu'il a écrite, les lettres et les papiers recueillis sur sa personne, toutes les pièces enfin de l'instruction nous permettent de reconstituer, non seulement le drame final, mais toute la suite des troubles intérieurs et des événements qui l'ont amené.

Georges Ducret avait d'excellents parents qui ont fait pour lui, il le reconnaît, « plus qu'ils ne pouvaient ». Il avait été bien élevé : il avait quelque instruction. De deux photographies jointes à son dossier, la première fait voir un adolescent de quatorze à quinze ans, aux yeux amoureux, à la bouche sensuelle. C'est une figure de joli garçon rêveur et tendre, probablement lascif et porté à la jouissance autant qu'à la mélancolie. La seconde a été faite après son arrestation. Là, le charme

(1) Guillot, *Les prisons de Paris*, 1890, p. 140.

de la première jeunesse est parti : on lit aisément la fatigue avec une certaine dureté, mais peu accentuée ; le regard est fixe, et les yeux largement ouverts ; mais rien n'y accuse la bassesse, ni la lâcheté, ni la cruauté, ni la fourberie, enfin rien qui puisse faire conjecturer un seul instant qu'on ait devant soi un criminel-né.

Jusqu'à treize ans, sa vie n'avait rien eu d'insolite. A partir de cet âge, il avait beaucoup lu des romans et des vers, et son imagination s'en était ressentie. Il s'éprit d'une jeune fille un peu plus âgée que lui ; et, sans que ce sentiment lui occasionnât de violents chagrins, il était tombé dans le « marasme » amoureux, composant des poésies élégiaques médiocres, essais passables d'un écolier. A dix-sept ans et demi, ayant 30 francs dans sa poche, il était parti pour Bruxelles, pour essayer de revoir celle qu'il aimait. Expulsé, on ne sait précisément pour quel motif il était revenu à pied jusqu'à Paris.

« Depuis ce temps, dit-il, mon caractère changea complètement, je devins taciturne, d'humeur vagabonde. » Il partait au hasard dans une direction ou dans une autre. Retourné en Belgique pour le même motif qui l'y avait conduit une première fois, il fait la contrebande pour se procurer de l'argent ; il est condamné à la prison. Sorti de prison, il mendie. Placé dans une maison de commerce, il prend 250 francs à son patron, toujours pour aller à Bruxelles ; mais pris de remords, il restitue l'argent par l'entremise de sa mère. Il n'était donc pas encore un malfaiteur, et il répugnait sincèrement à l'idée de le devenir.

Sur ces entrefaites, il se rendit amoureux d'une autre jeune fille pour laquelle il composa aussi des vers. Nouveau chagrin d'amour, et, cette fois, il tente de s'empoisonner. Sa vie et ses allures commencent alors à devenir celles d'un paresseux libertin qui s'expose à bien des dangers. Il était sans place, il avait vendu des livres pour aller le soir à un bal suspect, quand son père lui adressa des reproches plus vifs que de coutume et mérités. Il avait sous la main une bouteille de rhum qu'il avala tout entière, « pensant s'étourdir ». Bientôt troublé par une ivresse extraordinaire, il alla frapper à la porte d'une voisine, se jeta sur elle, l'étrangla avec une corde qu'il avait apportée de sa chambre, prit le porte-monnaie de la victime, prit d'abord et puis quitta des valeurs, et s'enfuit. Quatre jours après, harassé de fatigue et de remords, il se livra lui-même ; il fit des aveux complets à la suite desquels il fut condamné à perpétuité, bien qu'il se fut écrié à l'audience même : « Celui qui m'accorderait des circonstances atténuantes (1) serait un lâche ! »

Ce jeune Ducret était donc d'abord un adolescent d'une tournure d'esprit mélancolique et amoureuse. La rêverie le rendit paresseux, puis vagabond : car il manifesta de bonne heure cette inaptitude à la vie ordonnée et laborieuse qui suit toujours de telles habitudes d'esprit. Il était capable de bons sentiments ; il a eu des remords indéniables. Ses lettres, ses aveux, les prières qu'il adressa en faveur de ses parents, l'abandon qu'il est venu faire de sa personne, en témoignent. Au moment où il s'est constitué prisonnier, il avait sur lui, copiée de sa main au crayon, toute la pièce de Victor Hugo sur la Conscience. Il était donc suivi jusque dans ses remords par une préoccupation romanesque, il eût eu la vanité de dire : poétique. Mais il est probable qu'en laissant voir tout cela, il n'avouait pas encore tout, et qu'un certain goût du vice accompagnait ses amours de tête. La façon dont il passa les quelques jours qui suivirent le meurtre n'a pas été bien éclaircie ; mais le vagabond qu'il rencontra, qui lui négocia des reconnais-

(1) Peut-être, après tout, est-ce à cause même de ce cri qu'il les obtint.

sances du Mont-de-Piété et partagea sa chambre ne devait pas être un modèle de vertu. La tentative de suicide avait révélé de plus comme une familiarité naissante avec des idées lugubres et avec l'image de la violence exercée sur la vie humaine. Il essaya d'abord de traduire ces idées sous des couleurs tendres et fades. Il les traduisit malheureusement sous une autre forme, plus réaliste et singulièrement plus dangereuse ; car avec la pièce de Victor Hugo, on retrouva sur lui, écrit également au crayon, le couplet suivant :

> La dernière fois que je l'ai vu
> Il avait le torse tout nu,
> Et la tête dans la lunette
> A la Roquette.

Avait-il assisté, comme tant de malfaiteurs, à une exécution capitale ? Y avait-il gagné le vertige de la mort violente et cette tentation d'une fin théâtrale qu'en rapportent si souvent les imaginations épuisées ? Il est au moins évident que soupirs amoureux, paresse et vagabondage, vice, imaginations tragiques, tentations et remords, poésie sentimentale et rêves lugubres, formaient dans sa tête un mélange confus. Son cas éclaire, ce semble, d'un jour vif, la distinction que le précédent chapitre a établie entre l'occasion et l'accident. Tout porte à croire que son crime n'a pas été prémédité. Peut-on cependant l'appeler un crime d'occasion ? Non, puisque sa victime ne s'offre pas à lui, qu'il monte chez elle sans nécessité, peut-être sans but. C'est donc plutôt un accident, mais un accident préparé, car s'il s'est précipité au meutre subitement et sous le coup d'une ivresse violente, cette ivresse n'avait fait que réveiller et exaspérer en lui les plus sinistres des visions qu'il entretenait depuis longtemps.

Supposons maintenant que Ducret n'eût pas été arrêté,

qu'il eût reculé devant le suicide et que les plaisirs destinés à lui donner l'oubli l'eussent définitivement endurci ; nous aurions eu certainement un criminel d'habitude et un criminel de profession (Joly) (1).

Oui, les criminels de profession débutent par de légères fautes et arrivent peu à peu aux grands crimes.

Dans le principe, leur conscience faisait entendre ses protestations et ses reproches ; mais, toujours, ils ont étouffé sa voix et ils ont fini par la réduire à un imperturbable silence.

C'est ainsi qu'ils sont devenus des criminels d'habitude, adonnés à tous les vices, prêts à tous les crimes et, en apparence, tout à fait inaccessibles aux remords.

Aucune fatalité ne pèse sur eux : ils ne sont pas comme les criminels-nés, des êtres à part, munis de caractères spéciaux, et tandis que ceux-ci, même dans les conditions les plus avantageuses, n'ont qu'une honnêteté instable, eux, dans ces conditions, seraient sans grand effort des vertueux (2).

Si la distinction entre le « criminel-né », ou plutôt l'aliéné criminel, et le criminel d'habitude, rencontre parfois quelque difficulté, il ne s'ensuit pas que cette distinction ne soit très légitime.

Le crime est dans le domaine des actes ce que l'erreur est dans le domaine de l'intelligence. En bien des cas, il est malaisé de distinguer l'erreur, phénomène normal, de l'idée fausse de l'aliéné, de la conception délirante. Ces deux ordres de faits n'en sont pas moins nettement distincts, et toujours le bon sens les a séparés.

Toujours aussi le bon sens a reconnu la différence

(1) *Le Crime*, p. 93.
(2) Marandon de Montyel, *L'Encéphale*, 1888, p. 30.

entre l'aliéné criminel et le criminel vrai, et toujours, il a jugé autrement les actes commis par l'un ou par l'autre.

Le crime exécuté par le malfaiteur d'habitude est le fruit de sa volonté libre : il en porte la responsabilité. Au contraire, l'acte coupable exécuté par l'aliéné résulte d'un entraînement fatal, irrésistible, et ne lui est pas imputable.

Les méfaits du criminel vrai doivent être punis, parce que, comme le dit Tarde, ils sont susceptibles d'être répétés par imitation, tandis que l'exemple des crimes des fous restés impunis ne suffit pas à rendre fou.

Résumons les considérations qui viennent d'être exposées.

Parmi les criminels de profession, c'est-à-dire parmi les êtres pervers pour lesquels le crime est une habitude, qui ignorent tout scrupule de conscience et tout repentir, il faut distinguer deux catégories.

La première comprend ce que l'on peut appeler les *criminels-nés* ou plus exactement les *aliénés criminels* : c'est la maladie, folie morale, épilepsie, alcoolisme, dégénérescence psychique, etc., qui altère leur sens moral, qui leur inculque des penchants vicieux, qui les entraîne à des actes nuisibles. Ils sont incorrigibles et irresponsables dans la mesure de leur état morbide. Le crime n'est qu'une manifestation de cet état morbide, et pour être autorisé à admettre ce dernier, il est nécessaire de constater les autres symptômes de la maladie fondamentale, comme les stigmates psychiques, les stigmates physiques, la tare héréditaire en cas de dégénérescence.

La seconde catégorie comprend les *criminels d'habitude vrais*. Au point de vue moral, ils peuvent ressembler absolument aux aliénés criminels. Mais la genèse, la nature intime de leur dépravation est tout autre. Ils ne subissent point d'influences internes et ne présentent dans leur organisation aucune marque pathologique. Ils ne sont pas nés pervers, mais ils sont devenus tels. Ils portent la responsabilité de leurs actes. C'est leur volonté qui a faibli et qui les a poussés au mal : leur volonté pourra les régénérer et les faire sortir de leur abjection morale.

Lombroso et ses partisans suppriment toute séparation entre ces deux catégories : ils font de l'habitude criminelle elle-même un état morbide spécial, se caractérisant dans tous les cas par l'incorrigibilité et entraînant toujours l'irresponsabilité. Je crois avoir suffisamment démontré que leur manière de voir est tout à fait injustifiable.

TROISIÈME PARTIE

APPLICATIONS DES DOCTRINES
DE L'ANTHROPOLOGIE CRIMINELLE
A LA LÉGISLATION PÉNALE

L'anthropologie criminelle n'entend point se renfermer dans la spéculation pure : elle a l'ambition d'exercer son influence dans le domaine des choses pratiques, de substituer à des *préjugés surannés*, à une *métaphysique démodée*, des bases scientifiques.

Elle se croit appelée à renouveler de fond en comble la législation pénale, à réformer le système pénitentiaire, à établir tout un ensemble de mesures rationnelles et vraiment efficaces pour arrêter les progrès de la criminalité et pour enrayer l'accroissement de la récidive. A en croire Lombroso, ce travail de rénovation serait en pleine efflorescence ; il célèbre (1), en termes dithyrambiques, les conquêtes et les succès de son école, et il salue avec enthousiasme, « tous ces nobles esprits qui, entraînés par le flot puissant des vérités nouvelles, ont renoncé à des convictions qui, formées dans leur jeunesse,

(1) Lombroso, *L'anthropologie criminelle*.

grandies avec leur gloire, devaient leur être double-
ment précieuses. »

Cet enthousiasme est gros d'illusions et ces chants
de victoire me paraissent prématurés.

Il est vrai que les doctrines de l'école d'anthropologie criminelle se trouvent en contradiction absolue
avec les principes qui, de tout temps, dans les sociétés civilisées, ont inspiré la législation pénale, et
qu'elles sont de nature à bouleverser complètement
les idées reçues.

Elles aboutissent, ni plus ni moins, à la négation
du libre arbitre, à la suppression de la responsabilité. Le fatalisme serait-il une conception nouvelle?
En quoi se rattache-t-il aux études et aux recherches
propres et vraiment originales de l'école anthropologique? Je ne m'égarerai point à le discuter, mais,
fidèle à mon programme, je m'en tiens à l'exposé et
à la critique des données dont cette école peut à
juste titre revendiquer la paternité.

Or, parmi ces données, la plus importante est
celle qui, dans la masse des criminels, établit des
catégories distinctes basées sur la nature intime des
délinquants et sur l'étiologie des actes coupables.

Les classifications des différents auteurs ne sont
point absolument concordantes. Lombroso admet
deux grandes classes :

1° Celle des criminels ayant agi sous l'influence de
causes extérieures. Elle comprend : les délinquants
par occasion ; les délinquants d'habitude ; les délinquants passionnels.

2° Celle des criminels victimes d'une organisation
vicieuse.

Les vices de l'organisation sont acquis ou congé-
nitaux ; ces derniers comprennent: l'épilepsie ; la
folie morale ; la psychose congénitale ; la criminalité
congénitale.

La classification de Ferri (1), plus simple que celle de Lombroso, n'en diffère pas essentiellement. Elle distingue : 1° le criminel-né ou criminel d'instinct ; 2° le fou criminel ; 3° le criminel d'occasion ; 4° le criminel passionnel ; 5° le criminel d'habitude.

Corre établit quatre catégories :

1° Les faux criminels ou criminels aliénés ; 2° les criminels accidentels ; 3° les criminels d'état ou de *profession* ; où se rangent : *a*) les *criminels-nés* ou *d'instinct* ; *a*) les *criminels d'habitude*, 4° les *criminels latents* ou *faux honnêtes gens*.

Mais de toutes ces distinctions, il n'en est qu'une seule qu'il importe de retenir : c'est la distinction entre les *criminels accidentels* et les *criminels de profession*. Un abîme les sépare, et les mesures à prendre vis-à-vis des uns et des autres sont essentiellement différentes.

Pour les criminels accidentels, Lombroso se renferme dans la sphère des lois communes. Toutefois, se ralliant aux vœux exprimés par le Congrès d'Amsterdam, il constate que pour les délinquants d'occasion, les débutants, ceux qui n'ont pas subi de condamnations antérieures, la prison est plus nuisible qu'efficace, et il signale les différentes mesures qu'on a proposé de substituer à la prison, telles que l'admonestation, l'internement chez soi, la réforme du système des amendes, les travaux publics à l'air libre, et la plus large application de la condamnation conditionnelle, qui permet le relèvement du condamné coupable d'un entraînement passager, en ne le livrant pas au voisinage pervertissant des récidivistes, délinquants d'habitude (2).

Vis-à-vis de ces derniers s'imposent des mesures bien différentes.

(1) *Archives de l'anthropologie criminelle*, t. IV, 1889, p. 560.
(2) *L'Anthropologie criminelle*, p. 155.

Puisqu'ils sont incorrigibles, fatalement voués au crime, que, suivant les termes de l'école, ils sont *incapables de s'adapter à la société*, celle-ci doit les éliminer, les retrancher de son sein. Comment se fera cette élimination ? Détention perpétuelle, transportation, réclusion dans un hospice d'aliénés, décapitation, chacun de ces moyens a ses partisans.

La constatation d'une classe de criminels incorrigibles, l'application d'une mesure radicale, vraiment protectrice, à savoir l'élimination, voilà évidemment une donnée pratique du plus haut intérêt social.

Cette donnée renferme un corollaire, non moins important. S'il est possible de reconnaître sûrement le criminel-né, il ne sera pas nécessaire d'attendre qu'il ait pu donner cours à ses penchants vicieux. On l'éliminera par mesure préventive, on réalisera la *prophylaxie criminelle*.

Malheureusement, ce système très séduisant pèche par la base. Il suppose que tous les criminels d'habitude sont incorrigibles. Nous avons démontré que cette proposition est fausse.

Ce système suppose encore qu'il existe un type criminel aisément reconnaissable. Or, après les considérations que j'ai fait valoir, j'ai le droit de penser que le lecteur ne conserve aucune illusion à cet égard et qu'il est bien convaincu de l'inanité du type criminel.

La doctrine de Lombroso relative au criminel-né, au criminel d'habitude est donc une utopie, utopie funeste, dangereuse, car elle est de nature à paralyser tout effort en vue de l'amendement des malfaiteurs d'habitude.

Ces appréhensions sont exprimées par Bertillon (1),

(1) *Archives de l'anthropologie criminelle*, t. IV, 1889, p. 578.

qui n'est pas suspect de sympathies pour la *méta-physique.*

Il est à craindre, dit-il, que du jour où les directeurs de prison seront invités à croire à l'anthropologie criminelle, ils ne soient entraînés à négliger leurs devoirs d'amendement et de relèvement moraux.

Que penser de l'influence que ces doctrines exerceraient sur les criminels eux-mêmes si elles arrivaient jusqu'à eux ? Ils y trouveraient l'excuse à tous leurs forfaits et renonceraient à toute résistance contre le « fatal entraînement de leur nature dégénérée. »

Je ne puis mieux faire que de laisser la parole à un philosophe éminent, F. Bouillier (1), pour exposer cette trop évidente vérité.

Ce n'est pas impunément, dit-il, que se répandent dans les esprits des doctrines qui tendent à soumettre l'homme à la fatalité et à lui ôter l'empire sur lui-même. L'abandon à toutes les passions ou tout au moins l'abaissement des caractères et un relâchement général des mœurs sont des conséquences qui suivent tout naturellement. D'abord, il y a les esprits cultivés qui peuvent les puiser à leur source même, dans les livres et les leçons des maîtres. Supposez qu'ils soient prédisposés à mal faire par quelques-unes de leurs inclinations, au lieu de lutter, ils s'en autoriseront peut-être, à leurs propres yeux et à ceux des autres, pour les satisfaire et pour combattre leurs scrupules. C'est là ce que M. Paul Bourget a mis en action, avec un rare talent d'analyse morale, dans son roman du *Disciple,* dont la thèse principale a été si bien commentée et défendue par Ch.-Paul Janet,

____

(1) F. Bouillier, *Complot contre la dignité humaine. Le Correspondant,* 10 février 1891.

dans un mémoire lu à l'Académie des sciences morales
et politiques, et par l'excellent critique de la *Revue des
Deux-Mondes*, M. Brunetière (1). Non, le philosophe
Sixte de M. Bourget, bien que vivant comme un sage,
bien qu'enfermé dans la pure spéculation, n'est pas sans
avoir sa part de responsabilité dans le crime de Greslou,
son disciple trop fidèle, trop conséquent, trop convaincu
des doctrines desséchantes et fatalistes de son *Anatomie
du cœur humain* ou de sa *Psychologie de Dieu*. Avec
quel bon sens et avec quelle verve M. Brunetière ne
fait-il pas justice de ces beaux et libres esprits qui
s'imaginent rehausser la science en prétendant que tout
lui est permis et qu'elle n'exerce aucune influence morale sur les esprits? Quel que soit le libéralisme d'esprit
de M. Janet et son attachement à la liberté philosophique
en son sens le plus étendu, il ne peut accorder qu'au
point de vue moral les doctrines philosophiques soient
inoffensives, ni leurs auteurs irresponsables du mal
qu'elles peuvent faire. Or, la négation du libre arbitre
est au premier rang de ces doctrines dangereuses.

Si les recherches de l'école d'anthropologie criminelle n'ont point abouti à des déductions pratiques
vraiment utiles, si elles ont même servi de prétexte à
la réhabilitation de théories dangereuses, elles ont
cependant imprimé une puissante et, à certains
égards, bienfaisante impulsion à l'étude des questions de criminalité et de pénalité dans leurs rapports avec l'anthropologie et la pathologie mentale.

Elles auront largement contribué à faire ressortir
le rôle considérable qui revient de droit et de nécessité à la médecine légale et à la pathologie mentale, en particulier dans les affaires de la justice.

(1) Brunetière, *Nouvelles questions de critique, à propos du
Disciple, et une question de morale.*

Assurément, le temps n'est plus où l'on affirmait (1) que le bon sens suffit parfaitement pour reconnaître la folie, pour distinguer le prévenu responsable du prévenu non responsable. Il s'en faut pourtant que la médecine légale ait la place qui lui revient; et pour qu'on ne m'accuse pas de plaider *pro domo*, j'invoquerai le témoignage d'Albert Lemoine (2).

Un homme est accusé d'un crime; les affaires criminelles doivent, selon la loi, être soumises au jury; que le jury s'assemble. L'accusé doit avoir agi sous l'influence de la folie ou son défenseur le présente comme fou; il n'y a pas encore lieu de le distraire de ses juges ordinaires, car l'accusé est peut-être bien un coupable qu'il faudra frapper tout à l'heure et dont les jurés seuls doivent déclarer la culpabilité. Mais que cette question de folie soit résolue d'abord, et cela par les juges seuls compétents pour la résoudre, par des médecins. Que la loi rassemble, comme elle le croira le plus sage, ces nouveaux juges, qu'elle les constitue comme un tribunal ou les appelle au hasard comme un jury, qu'elle les choisisse parmi les médecins spéciaux ou parmi tous, ou qu'elle mêle plus prudemment encore dans une proportion déterminée les médecins des asiles et les autres : ce sont des détails que n'auraient pas de peine à régler au mieux nos législateurs. Mais que ce soient de vrais arbitres et non de simples conseils; que leur verdict ait le pouvoir d'emporter l'innocence de l'accusé s'il est déclaré fou; qu'il ne l'absolve pas, ce que le jury seul peut faire, mais qu'il ait pour résultat de faire tomber l'accusation, de soustraire le fou à un jugement, fût-ce à un acquittement inutile, et de l'envoyer directement du banc des prévenus dans un asile. Si le prévenu est reconnu avoir joui de sa

(1) Elias Regnault, Troplong.
(2) *L'aliéné devant la philosophie, la morale et la société,* Paris, 1865, p. 544.

raison, que le verdict des médecins le livre comme un accusé vulgaire aux autres juges qui l'attendent; le fantôme de la folie n'épouvantera pas leur conscience et ils seront devenus vraiment compétents.

Le cas est-il tellement difficile que plusieurs médecins ne puissent ou s'accorder dans une même opinion ou former une majorité, ou rendre un verdict catégorique : comment douze jurés pourraient-ils rendre le leur ? Que le doute s'interprète alors en faveur de l'accusé, la stricte justice l'exige ; mais qu'il soit placé comme un homme dangereux et surveillé dans un asile, la sûreté publique et l'intérêt de la société le réclament. S'il est réellement fou, l'asile est sa place; ne l'est-il pas par hasard, la loi laisse, il est vrai, échapper en partie sa vengeance, mais au moins le coupable est désormais hors d'état de nuire. La société n'a pas perdu sa sécurité; elle peut se consoler de cette imperfection de sa justice par la pensée qu'une autre méprise eût été plus grave, qu'un innocent au bagne, qu'un fou mort sur l'échafaud est un plus grand malheur qu'un coupable condamné à vivre et à mourir dans un asile.

Tant que l'intervention de la science médicale dans les affaires où la folie est un élément capital du procès sera comme aujourd'hui indirecte et précaire ; tant que des médecins, seuls compétents en pareille matière, ne seront pas chargés de décider souverainement de l'état de raison ou de folie des défendeurs et des prévenus; tant que des jurés devront juger avec leur bon sens, non pas de la culpabilité, mais de la démence des accusés, ni l'aliéné ne sera protégé convenablement contre les rigueur du code pénal, ni la société ne sera suffisamment défendue contre les malfaiteurs dont le crime se couvrirait de quelque apparence de folie...

De quelque façon qu'une loi future corrige les imperfections de la loi présente, elle devra, pour être juste, donner à l'aliéné des juges compétents, séparer pour cela les deux questions distinctes de folie et de culpabilité, proposer l'une aux médecins, l'autre aux jurés. La réforme est si facile, le principe en est si juste, les conséquences si graves, que ne pouvant en hâter le moment, nous devons au moins l'appeler de nos vœux.

Pour que ces vœux se réalisent, il faut que les juristes eux-mêmes s'initient à la médecine légale.

On peut, je crois, appliquer à la Belgique, et à d'autres pays encore, la constatation faite par un avocat français (1), à savoir que la magistrature et le barreau, à part de rares et brillantes exceptions, sont étrangers, pour ne pas dire hostiles aux recherches de la criminologie positive.

Or, on n'aperçoit pas les difficultés d'une science que l'on ignore, et l'on ne reconnaît son incompétence dans une matière donnée qu'à la condition d'avoir pu en mesurer l'étendue et la complexité.

En étudiant la médecine légale, les juristes en constateront bientôt les difficultés, et ils se convaincront que, pour résoudre les problèmes qu'elle soulève, il faut une longue et sérieuse préparation, une pratique de tous les jours.

Abandonnant donc les questions de médecine aux experts seuls compétents, c'est-à-dire les médecins, ils ne seront pourtant pas réduits à un simple rôle d'enregistrement. Grâce à leurs connaissances, ils sauront discerner les conclusions mal fondées, les déductions arbitraires, et combattre, autrement que par des exclamations indignées et des protestations plus ou moins éloquentes, des doctrines dont les progrès les alarment à si juste raison.

(1) Abadane, *Le Barreau français et la criminologie positive. Archives de l'anthropologie criminelle,* t. III, 1888, p. 113.

APPENDICE

MÉTHODE
DES SIGNALEMENTS ANTHROPOMÉTRIQUES
DE BERTILLON (¹)

Le récidiviste, qu'une nouvelle infraction amène devant la justice, a tout intérêt à dissimuler son identité et à se cacher sous un nom d'emprunt qui autant que possible, sera celui d'une personne exempte de tout antécédent judiciaire.

En effet, il échappe de la sorte à la majoration de la peine qui frappe la récidive.

De plus, il peut arriver que le prévenu soit recherché pour d'autres délits, pour des condamnations par contumace, des infractions au service militaire.

On cite, dit Alph. Bertillon, des exemples authentiques d'individus recherchés par la police pour un assassinat qui, de propos délibéré, ont commis de menus

(1) Voir Alph. Bertillon, *De l'identification par les signalements anthropométriques. Archives de l'anthropologie criminelle*, t. I, p. 193 et *Sur le fonctionnement du service des signalements anthropométriques. Ibid.*, t. III, p. 138. Voir aussi *L'onthropométrie judiciaire à Paris en* 1889. *Ibid.*, t. V, p. 473.

délits pour se faire incarcérer et se cacher au Dépôt sous de faux noms.

Les criminels internationaux qui se font arrêter dans les pays étrangers ou qui se donnent la qualité d'étranger ont encore plus de facilités pour échapper à la reconnaissance. Tout nom déclaré est forcément accepté pour bon et il n'y a aucun moyen de contrôle.

Il y a quelques années, on ne possédait pour établir l'identité des prévenus que des moyens très aléatoires. Ou bien, il fallait s'en remettre aux souvenirs des gardiens et des inspecteurs, ou bien, on avait recours aux photographies.

Mais, si l'on considère le nombre énorme des prévenus qui, chaque jour, passent sous les yeux des agents (il y a environ 250 entrées par jour, à Paris, au seul dépôt de la Préfecture) ; si l'on tient compte des modifications que subit la physionomie sous l'influence de l'âge, des maladies, de la manière de vivre, on comprendra que ce procédé se soit souvent trouvé en défaut.

L'ingénieuse méthode de Alph. Bertillon est venue apporter aux recherches d'identification une précision rigoureuse.

ARTICLE PREMIER. — PRINCIPE DE LA MÉTHODE

Nous laisserons M. Alph. Bertillon nous exposer lui-même le principe de sa méthode :

Les photographies sont d'abord partagées suivant le sexe : les hommes d'un côté, les femmes de l'autre. Ces dernières, beaucoup moins nombreuses que les hommes, n'atteignent pas 20,000.

Quant au groupe des 60,000 hommes restant, nous

supposons qu'on puisse le partager en trois divisions basées sur la taille, savoir les récidivistes de :

taille petite comprenant environ 20,000 photographies
 —   moyenne   —   —   20,000   —
 —   grande   —   —   20,000   —

Pour que ces trois divisions soient approximativement égales, il faut évidemment que la série des tailles moyennes soit moins étendue que celle des petites ou des grandes tailles, et ne comprenne, par exemple, que les individus de 1^m 62 à 1^m 67, tandis que la catégorie des grandes tailles comprendra tous les individus plus élevés, depuis 1^m 68 jusqu'au géant de 2 mètres, et celle des petites tailles tous les individus depuis 1^m 71 jusqu'au lilliputien de 1 mètre et quelques centimètres.

Chacune de ces trois divisions primordiales devra ensuite être partagée *suivant le même principe*, et, sans plus s'occuper aucunement de la taille, en trois séries suivant la largeur de la tête d'un chacun. Ces nouvelles subdivisions, au nombre de neuf, ne contiendraient plus alors, savoir :

têtes petites, que 6,000 photographies et quelques
 —   moyennes — 6,000   —   —
 —   grandes — 6,000   —   —

Ces subdivisions de 6,000 seront elles-mêmes partagées en trois groupes, suivant la longueur du pied, et compteront alors chacune, savoir :

Celle des pieds petits, 2,000 photographies
        —   moyens, 2,000   —
        —   grands, 2,000   —

La longueur des bras étendus en croix ou grande envergure nous donnera une quatrième indication qui divisera encore chacun des paquets de photographies précédents en trois et les réduira à des séries de 600, que l'on pourra encore réduire à des éléments plus petits en prenant pour base l'âge approximatif de l'individu, la couleur de ses yeux et la longueur de son doigt médius.

C'est ainsi qu'au moyen seulement de quatre coefficients anthropométriques nouveaux (le sexe, la taille, l'âge et la couleur des yeux ont été relevés de tout temps), la collection des 75,000 photographies de la Préfecture pourra être divisée en groupes d'une cinquantaine de photographies qu'il sera dès lors facile de parcourir rapidement. Est-il nécessaire d'indiquer comment on consulte le répertoire ? On voit de suite que la détermination de la taille d'un individu permet de limiter les recherches à un certain nombre de casiers, que la largeur de sa tête restreint encore mieux le lieu des recherches ; que la longueur des pieds, l'envergure, la couleur des yeux permettent successivement par une série d'éliminations fort simples d'arriver à un nombre de moins en moins grand de photographies où la constatation se fait d'un coup d'œil.

Le lecteur s'imagine peut-être qu'une difficulté sérieuse doit se produire lorsqu'il s'agit de tailles *limites*, qui peuvent à peu près indifféremment appartenir aux tailles petites et moyennes par exemple, ou bien encore moyennes et grandes ; il n'en est rien, si l'on veut songer que rien n'empêche, dans ce cas, d'opérer comme dans un dictionnaire où on reporte à des places différentes les mots pouvant s'écrire de diverses façons. Les mesures limites donnent lieu, en effet, tout simplement à un double classement.

ARTICLE II. — MANIÈRE DE PROCÉDER

L'appareil instrumental comprend un compas d'épaisseur et deux autres à glissière.

1° *Taille*. — La mensuration de la taille se fait

à l'aide d'un mètre ordinaire, rigide, d'une valeur de 5o centimètres peut-être, fixé au mur, à la hauteur d'un mètre au-dessus du sol. Le sujet, pieds nus, est adossé à côté de la graduation sur laquelle la hauteur est projetée au moyen d'une équerre spéciale à deux plans qui a la forme d'un livre à moitié ouvert.

2° *Longueur de la tête.* — La détermination du diamètre antéro-postérieur se fait avec le compas d'épaisseur dont on applique une des boules dans la concavité de la racine du nez et l'autre à la partie la plus saillante de l'occiput de façon à obtenir la longueur maximum (voir fig. 36).

Au moyen de la vis d'arrêt, on fixe l'ouverture des branches à la longueur trouvée et l'on contrôle en recommençant l'opération, les branches étant immobilisées. L'instrument est tellement précis que si, en première lecture, on s'était trompé d'un millimètre *en moins*, les branches ne passeraient pas. Si, au contraire, les branches étaient écartées d'un *seul* millimètre *en plus*, la branche mobile cesserait de toucher le cuir chevelu.

3° *Largeur maximum de la tête.* — Elle se prend également avec le compas d'épaisseur d'un pariétal à l'autre.

4° *Longueur du médius gauche.* — Les branches opposées mais plus petites du compas à glissière des cordonniers servent à obtenir la mesure du doigt médius replié à angle droit ; on augmente ainsi la longueur du doigt de l'épaisseur de la tête du métacarpien avec lequel s'articule le médius, mais on obtient un résultat beaucoup plus précis et surtout beaucoup plus rapide.

Cette mesure a l'inconvénient que, chez certains individus, il faut tenir compte de la longueur exagérée de l'ongle.

5° *Longueur maximum du pied gauche.* — Elle se

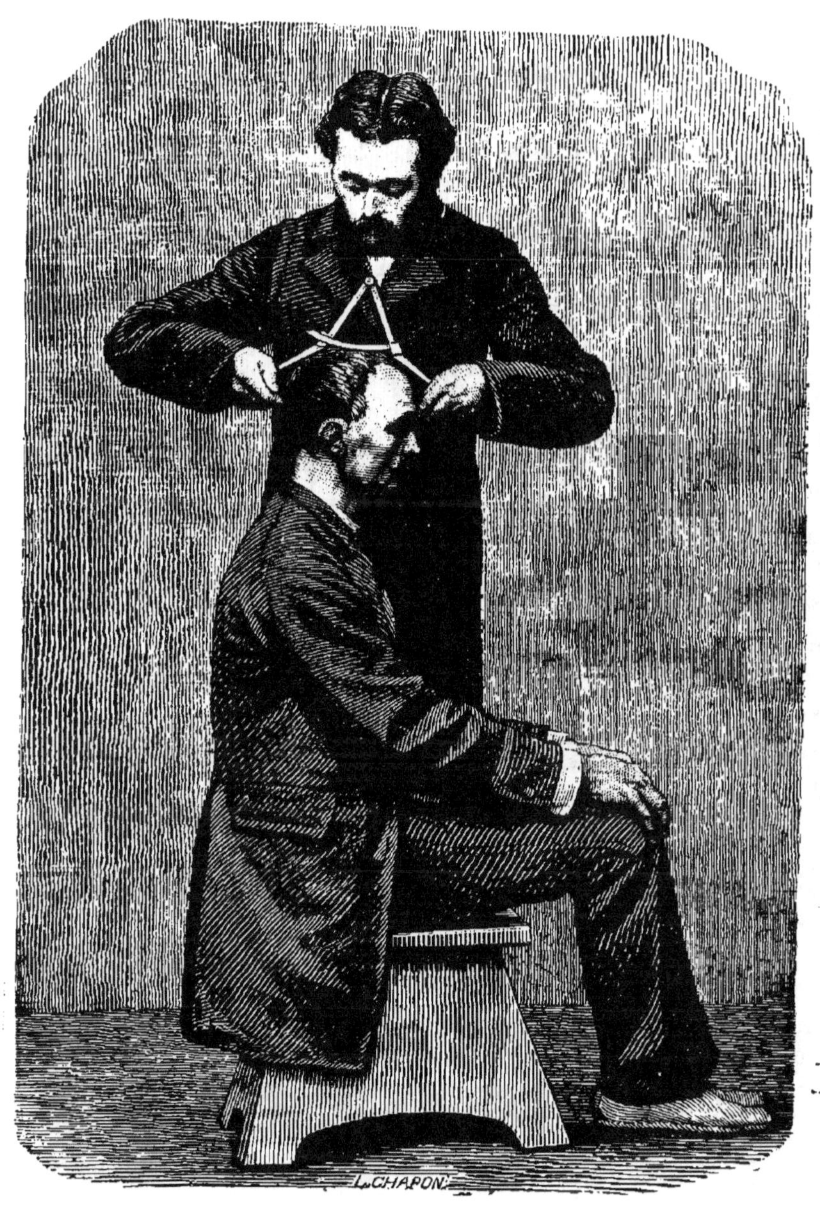

Fig. 36. — Détermination du diamètre de la tête avec le compas à glissière, d'après une photographie communiquée par M. A. Bertillon.

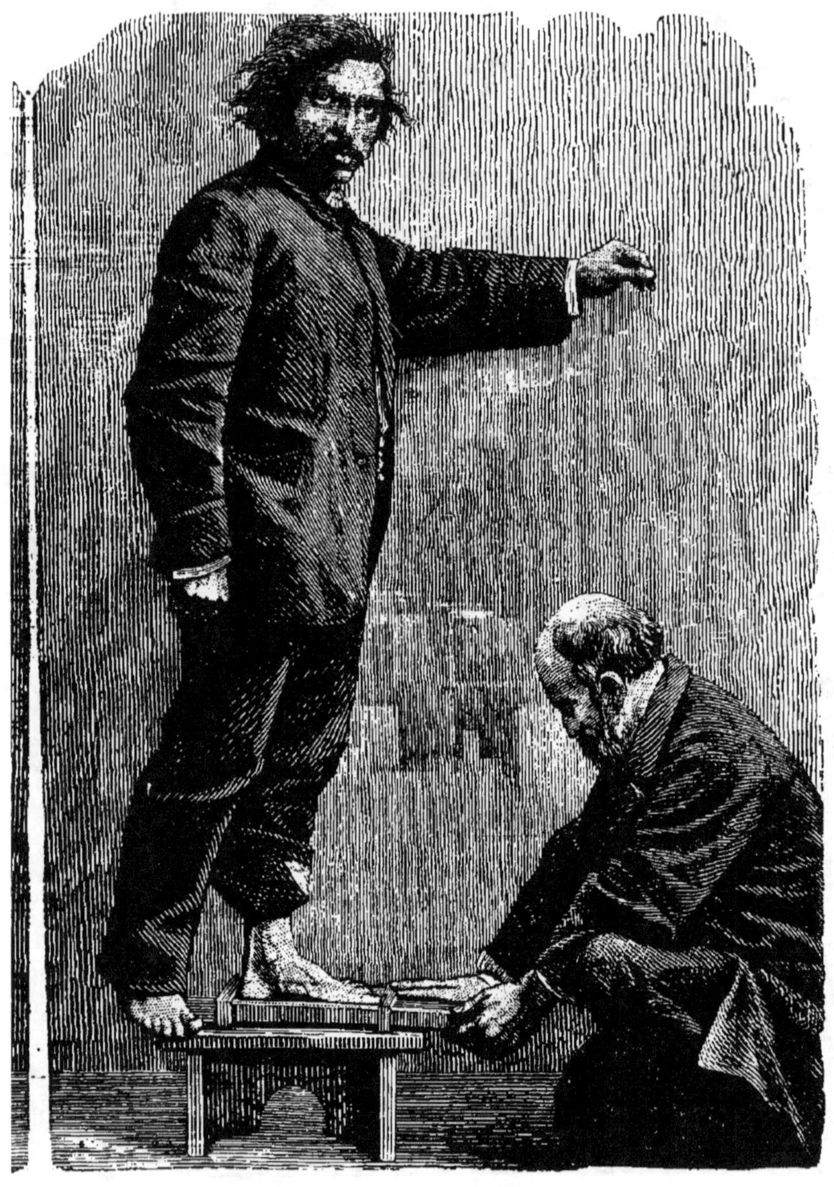

Fig. 37. — Mesure du pied à l'aide du compas à glissière des cordonniers, d'après une photographie communiquée par M. A. Bertillon.

prend au moyen du compas à glissière des cordonniers (voir fig. 37). Comme pour la mensuration de la taille, le sujet doit être déchaussé ; afin d'éviter toute tricherie, on l'invite à ne reposer à terre que sur la jambe gauche qui est celle que l'on mesure et à plier le genou correspondant.

6° *Grande envergure ou longueur maximum des bras étendus en croix.* — Cette mensuration, qui passe pour être toujours égale à la taille, lui est en réalité supérieure de 5, 10, 15, 20 centimètres, et quelquefois inférieure de plusieurs centimètres. Elle permet donc encore une certaine classification, même après la taille.

7° *Couleur de l'œil gauche.* — Alph. Bertillon a adopté, pour la couleur de l'œil, une notation spéciale qui donne sept catégories basées sur l'intensité de la pigmentation de l'iris. Cette indication a l'inconvénient de demander un apprentissage de quelques jours : elle n'est d'ailleurs pas indispensable.

8° *Autres indications.* — Par surcroît de précautions, il reste d'usage de décrire en outre au verso de la photographie les cicatrices, tatouages, déformations ou autres signes présentés par le détenu ; mais il est juste d'ajouter que ces moyens, si précieux qu'ils soient, sont de véritables indications de luxe qui viennent plutôt confirmer que faciliter la découverte d'un récidiviste.

ARTICLE III. — RÉSULTATS DE LA MÉTHODE

Si l'on veut apprécier sur le fait les avantages de la méthode de Alph. Bertillon, il suffira de jeter un coup d'œil sur le diagramme suivant (voir fig. 38).

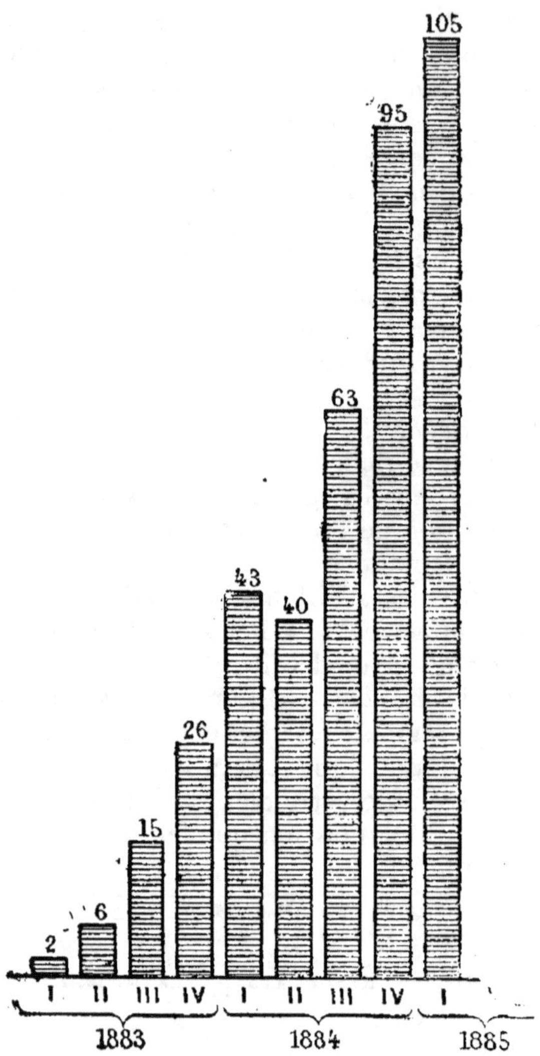

Fig. 38. — Diagramme des reconnaissances de récidivistes sous faux noms, signalées par le *service d'identification* depuis sa fondation jusqu'au 1er avril 1885. La hauteur de chaque colonne est proportionnelle au nombre des reconnaissances effectuées trimestre par trimestre (1 millimètre par reconnaissance).

Ce diagramme, dont les chiffres sont empruntés aux publications statistiques de la ville de Paris, montre que le nombre de reconnaissances, de 2 le premier trimestre, de 6 le deuxième, de 15 le troisième, de 26 le quatrième a permis par conséquent d'effectuer 70 reconnaissances en 1883. Or, le nombre de fiches était fort restreint puisqu'on était au début de l'organisation. Depuis, le chiffre des fiches croissant chaque jour, on voit que le nombre des reconnaissances augmente de même puisqu'il est de 241 pour l'année 1884 et de 105 pour le premier trimestre seulement de l'année 1885 (1).

Le répertoire des signalements anthropométriques, commencé en janvier 1883, comptait en novembre 1887 environ 60,000 signalements et a amené, tant à Paris qu'en province, la reconnaissance d'environ 1,500 récidivistes, écroués sous faux noms, dont la véritable identité n'a été retrouvée que grâce à l'intervention de l'administration pénitentiaire et du service spécial près la Préfecture de police.

Nous donnons ici le résumé statistique des opérations de ce service pour l'année 1886.

	Français.	Étrangers	Totaux.
Individus reconnus pour avoir été écroués sous de faux noms........	303	49	352
Individus revenus sous le même nom.	4.521	173	4.694
Individus mesurés pour la première fois............................	9.517	1.140	10.657

On remarquera que pour les Français, il n'y a que 303 mutations d'identité sur 4,521 récidivistes arrêtés et mesurés dans l'année, soit environ 1 sur 15, tandis que les étrangers en fournissent 49 sur 173, près de 1 sur 3.

(1) *Science et nature*, 25 août 1885, p. 202.

Les difficultés que la vérification des états civils rencontrent dans les pays étrangers rendaient ces résultats faciles à prévoir.

L'efficacité de l'identification anthropométrique ressort encore de la faible proportion des erreurs commises.

Or, nous voyons dans l'*Annuaire statistique de la Ville de Paris* paru en 1889 que, sur un ensemble de plus de 600 reconnaissances signalées dans l'année par le service spécial, le nombre des échecs ne s'est élevé qu'au chiffre 14, sur lesquels 10 se rapportent à des individus qui, n'ayant jamais été mesurés antérieurement, ne pouvaient être reconnus par le service. Restent quatre omissions à répartir sur les 31,000 individus examinés dans l'année entière. C'est presque l'infaillibilité (1).

(1) *L'anthropométrie judiciaire à Paris en 1889. Archives de l'anthropologie criminelle*, t. V, 1890, p. 473.

FIN

TABLE DES MATIERES

ÉMILE COLIN. — IMPRIMERIE DE LAGNY

LES MERVEILLES DE LA NATURE

L'HOMME ET LES ANIMAUX
Par A.-E. BREHM

DESCRIPTION POPULAIRE DES RACES HUMAINES ET DU RÈGNE ANIMAL
CARACTÈRES, MŒURS, INSTINCTS, HABITUDES ET RÉGIME
CHASSES, COMBATS, CAPTIVITÉ, DOMESTICITÉ, ACCLIMATATION, USAGE ET PRODUITS

10 volumes grand in-8 de chacun 800 pages,
avec environ **6,000** *figures intercalées dans le texte et 176 planches*
tirées hors texte sur papier teinté.. . . . . . **110** *fr.*

Chaque volume se vend séparément

Broché. . . . . 11 fr.
Relié en demi-chagrin, plats toile, tranches dorées. . . 16 fr.

LES RACES HUMAINES
ÉDITION FRANÇAISE PAR R. VERNEAU

1 vol. gr. in-8, avec 500 figures . . . . 11 fr.

LES MAMMIFÈRES
ÉDITION FRANÇAISE PAR Z. GERBE

2 vol. gr. in-8, avec 770 figures et 40 planches. . . . 22 fr.

LES OISEAUX
ÉDITION FRANÇAISE PAR Z. GERBE

2 vol. gr. in-8, avec 500 figures et 40 planches. . . . 22 fr.

LES REPTILES ET LES BATRACIENS
ÉDITION FRANÇAISE PAR E. SAUVAGE

1 vol. gr. in-8, avec 600 figures et 20 planches. . . . 11 fr.

LES POISSONS ET LES CRUSTACÉS
ÉDITION FRANÇAISE, PAR E. SAUVAGE ET J. KUNCKEL D'HERCULAIS

1 vol. gr. in-8 de 750 p. avec 524 figures et 20 planches. 11 fr.

LES INSECTES
LES MYRIAPODES, LES ARACHNIDES
ÉDITION FRANÇAISE PAR J. KUNCKEL D'HERCULAIS

2 vol. gr. in-8, avec 2060 figures et 36 planches. . . . 22 fr.

LES VERS, LES MOLLUSQUES
LES ÉCHINODERMES, LES ZOOPHYTES, LES PROTOZOAIRES
ET LES ANIMAUX DES GRANDES PROFONDEURS
ÉDITION FRANÇAISE PAR A.-T. DE ROCHEBRUNE

1 vol. gr. in-8, avec 1200 figures et 20 planches. . . . 11 fr.

ENVOI FRANCO CONTRE UN MANDAT SUR LA POSTE

G. DALLET

LE MONDE VU PAR LES SAVANTS

DU XIXᵉ SIÈCLE

Illustré de 800 figures

Un splendide volume de 1100 pages gr. in-8 à deux colonnes

Broché, sous couverture artistique. . . . . 18 fr.

Cartonné, tranches dorées. . . . . 22 fr.

Au moment où la France vient de célébrer les merveilleux progrès de so[n] industrie, il serait injuste de ne pas associer à ce triomphe des ingénieurs et d[e] industriels les savants illustres aux travaux desquels nous devons les conquête[s] innombrables que la science a réalisées pendant le siècle qui s'achève, et qui es[t] vraiment le *siècle de la science*.

Le monde que nous habitons offre à nos yeux un merveilleux spectacle ; d[e] jour en jour plus étudié et mieux connu, il se présente à nous avec ses tableau[x] variés qui provoquent notre admiration et dont les savants modernes ont surpr[is] les secrets jusqu'alors impénétrables, grâce aux admirables instruments d[e] travail qui ont déc[u]plé leur puissance d'investigation.

Nous avons pensé qu'il fallait donner la parole aux maîtres eux-mêmes et le[s] laisser exposer leurs découvertes dans ce magnifique langage qui leur es[t] propre et qui porte avec lui le cachet de leur puissante individualité en mêm[e] temps que de leur lumineuse et persuasive conviction.

Le Monde vu par les savants s'adresse à tous ceux, petits ou grands, qui so[nt] curieux des choses de la nature, qui cherchent dans les lectures sérieus[e]s de[s] joies douces et des émotions vraies, à ceux qui ne possèdent sur l'histoire d[e] notre globe aucune notion positive ; il apportera profit et plaisir, une instructio[n] amusante et un amusement instructif ; il exercera l'active curiosité de l'enfance[;] il sera un sujet de méditations pour l'âge mûr ; mis à la portée de tous, i[l] répandra partout, au foyer de la famille, les salutaires leçons de la science.

Les figures, semées à profusion et, pour ainsi dire, à chaque page, sont due[s] à nos meilleurs artistes ; elles sont le commentaire vivant de ces tableaux qui se déroulent devant le lecteur.

Cette encyclopépie, où le vrai luxe de l'exécution est uni à un bon marché inusité, constitue à la fois un riche album et un livre intéressant, qui parle à l[a] fois à l'esprit et aux yeux, assez sérieux pour instruire, assez original pou[r] charmer.